Adrian Thiessen | Carla Eysel (Hrsg.)

Wissensmanagement im Gesundheitswesen

Medizinisch Wissenschaftliche Verlagsgesellschaft

Adrian Thiessen | Carla Eysel (Hrsg.)

Wissensmanagement im Gesundheitswesen

Zukunftsfähige Strategien für Qualitätsversorgung

mit Beiträgen von
T. Althammer | V. Amelung | C. Bamberg | I. Bergen | A. Büscher | C. Eysel
A. Frühauf | H. Haeske-Seeberg | M. Haring | I. Jarchov-Jádi | J. Korte
T. Lauterborn | S. Maassen | H. Maucher | P. Merke | M. Müller
S. Oberhollenzer | M. Oldhafer | M. Palazzo | T. Peterson | K. Roos
S. Rotthaus | C. Rybak | V. Schulte | A. Schwarz | V. Starker | A. Thiessen
R. Thomas | C. Vogler | L. von Weitershausen | M. Wilkesmann
U. Wilkesmann | J. Woithon | F. Wunderlich

Medizinisch Wissenschaftliche Verlagsgesellschaft

Das Herausgeber-Team

Adrian Thiessen
Relias Learning GmbH
Berlin

Carla Eysel
Charité – Universitätsmedizin Berlin

Medizinisch Wissenschaftliche Verlagsgesellschaft mbH & Co. KG
Unterbaumstraße 4
10117 Berlin
www.mwv-berlin.de

ISBN 978-3-7753-0016-2

Bibliografische Information der Deutschen Nationalbibliothek
Die Deutsche Nationalbibliothek verzeichnet diese Publikation in der Deutschen Nationalbibliografie; detaillierte bibliografische Informationen sind im Internet über http://dnb.d-nb.de abrufbar.

Projektmanagement: Dennis Roll, Berlin
Copy-Editing: Monika Laut-Zimmermann, Berlin
Layout & Satz: primustype Robert Hurler GmbH, Notzingen
Coverbild: © Delmaine Donson/peopleimages.com (Adobe Stock)
Druck: ADverts printing house

MIX
Papier | Fördert gute Waldnutzung
FSC
www.fsc.org
FSC® C008457

Zuschriften und Kritik an:
MWV Medizinisch Wissenschaftliche Verlagsgesellschaft mbH & Co. KG, Unterbaumstraße 4, 10117 Berlin,
lektorat@mwv-berlin.de

Vorwort

Wie sichern wir Versorgung, Qualität und Wirtschaftlichkeit in einem Gesundheitssystem, das zugleich unter Personalknappheit, steigenden Qualitätsanforderungen, digitalem Wandel und dem berechtigten Ruf der Beschäftigten nach Sinn und Flexibilität steht?

Diese Frage begegnet uns täglich – wenn auch aus unterschiedlichen Perspektiven: Die eine von uns erlebt sie im operativen Alltag einer der größten Universitätskliniken Europas, wo Tausende Mitarbeitende täglich Höchstleistungen in Versorgung, Forschung und Lehre erbringen. Der andere begleitet Hunderte Gesundheits- und Sozialeinrichtungen dabei, digitales Qualifikations- und Wissensmanagement so zu gestalten, dass sie Teams *ent*lasten, statt sie zusätzlich zu *be*lasten.

Aus diesem Dialog zwischen Praxis und Enablement, zwischen Versorgungsrealität und digitaler Infrastruktur, ist die Idee zu diesem Buch entstanden. Unsere gemeinsame Überzeugung: Wissensmanagement – verstanden als Zusammenspiel von Bildung, Kompetenzen, Kultur, Struktur und Technologie – gehört in das Zentrum operativer und strategischer Steuerung und ist damit Vorstandsaufgabe.

Drei Entwicklungen erzwingen diesen Ansatz: Der demografische Umbruch dünnt Belegschaften aus und verschiebt Qualifikationsprofile. Regulatorik und Finanzierung koppeln Leistungen enger an prüfbare Qualität. Digitalisierung und KI verschieben Tätigkeitsprofile und Prozesslogiken grundlegend.

In dieser Gemengelage ist „Wissen" nicht nur Inhalt, sondern Infrastruktur: Was Teams wissen und wie sie es teilen, aktualisieren und anwenden, entscheidet über Patientensicherheit, Time-to-Productivity, Arbeitgeberattraktivität – und damit letztlich über die Versorgungsqualität.

Für wen ist dieser Band? Er richtet sich an Vorstände, Geschäftsführungen und Führungskräfte in Krankenhäusern, Rehakliniken und anderen Gesundheits- und Sozialeinrichtungen, die Wissensmanagement nicht als Randthema, sondern als strategischen Hebel verstehen; ebenso an Fach- und Projektverantwortliche, die konkrete Ansätze für ihre Praxis suchen – unabhängig davon, ob sie in einem 2.000-Betten-Haus oder einer 50-Personen-Einrichtung arbeiten.

Die Beiträge dieses Buches spannen den Bogen von strategischen Grundhaltungen über konkrete Werkzeuge bis zu belastbaren Implementierungswegen:

- **Kultur & Sicherheit**: Psychologische Sicherheit und lernorientierte Fehlerkultur sind Voraussetzungen dafür, dass Wissen fließt und wirksam wird.
- **Struktur & Prozesse**: Klare Rollen, Standards und Kommunikationsmuster machen Wissen reproduzierbar und revisionssicher.
- **Technologie & Daten**: Plattformen und KI-Assistenz entfalten Wirkung, wenn sie mit der Praxis co-designt werden.
- **Kompetenzen & Onboarding**: Gap-Analysen, systematisches Onboarding und andere Tools erzeugen „Quick Wins" mit wenig Aufwand und klarem ROI.

Gemeinsam entsteht so ein roter Faden: Erfolgreiches Wissensmanagement ist kein IT-Synonym. Es verbindet Haltung (Sicherheit, Offenheit, Verantwortung), Handwerk (Prozesse, Rollen, Standards), Hilfsmittel (Plattformen, Wikis, KI) und Hebel (Qualifikationsprofile, Delegation, Onboarding). Wirkung zeigt sich dort, wo gesichertes Wissen Entscheidungen stützt, Kompetenzen erweitert und Ergebnisse verbessert.

Wie Sie diesen Band nutzen können:

1. Beginnen Sie strategisch mit den Grundlagenkapiteln und legen Sie 1–2 Prioritäten für ihre Einrichtung fest.
2. Starten Sie mit den Praxisbeispielen für direkt übertragbare Ansätze.
3. Oder greifen Sie konkrete Werkzeuge auf – von Kompetenzarchitekturen bis zu digitalen Onboarding-Konzepten.

Nicht jede Organisation muss alles zugleich tun. Aber jede kann jetzt beginnen – mit einer klar umrissenen Problemdefinition, einem gemeinsamen Verständnis und der Bereitschaft, transparent zu lernen. So entstehen aus einzelnen Projekten Inseln der Sicherheit, die Schritt für Schritt zu einer lern- und wissensbasierten Organisation zusammenwachsen.

Allen Autorinnen und Autoren danken wir herzlich für ihre Klarheit, ihren Mut zur Differenzierung und den konsequenten Fokus auf Umsetzbarkeit. Die Zusammenarbeit hat uns gezeigt, wie wertvoll der Austausch zwischen unterschiedlichen Professionen, Organisationsformen und Perspektiven ist – und dass die besten Lösungen dort entstehen, wo wissenschaftliche Fundierung auf praktische Erfahrung trifft.

Mit herzlichen Grüßen

Adrian Thiessen
Relias Learning GmbH
Berlin, im Dezember 2025

Carla Eysel
Charité – Universitätsmedizin Berlin

Die Autorinnen und Autoren

Thomas Althammer
Althammer & Kill GmbH & Co. KG
Hannover

Prof. Dr. Volker E. Amelung
Medizinische Hochschule Hannover (MHH)
Institut für Epidemiologie, Sozialmedizin und Gesundheitssystemforschung

Dr. Christian Bamberg
ZEQ AG
Mannheim

Inga Bergen
Visionäre der Gesundheit
Potsdam

Prof. Dr. Dr. h.c. Andreas Büscher
Hochschule Osnabrück
Fakultät Wirtschafts- und Sozialwissenschaften
Deutsches Netzwerk für Qualitätsentwicklung in der Pflege (DNQP)

Carla Eysel
Charité – Universitätsmedizin Berlin

Anne Frühauf
Relias Learning GmbH
Berlin

Dr. Heidemarie Haeske-Seeberg
München

Dr. Malte Haring
inav – privates Institut für angewandte Versorgungsforschung GmbH
Berlin

Ina Jarchov-Jádi
Alexianer St. Hedwig-Krankenhaus
Berlin

Julia Korte
Relias Learning GmbH
Berlin

Tobias Lauterborn
Healthcare Consulting Lauterborn
Horbruch

Dr. Susanne Maassen
Erasmus MC University Medical Center
Department of Quality & Patientcare
Rotterdam
Niederlande

Dr. Helene Maucher
RKU Ulm und
Sana Kliniken AG
Ismaning

Patrick Merke
frankfurter akademie für neue arbeitskultur und neue führung
Frankfurt am Main

Prof. Dr. Michael Müller
Hochschule Ansbach

Stefanie Oberhollenzer
ZEQ AG
Mannheim

Dr. Martina Oldhafer MBA
MediChange
Wulfsen

Marco Palazzo
Relias Learning GmbH
Berlin

Tanja Peterson
DR. FONTHEIM Mentale Gesundheit
Liebenburg

Dr. Katharina Roos
Netzwert Partner GmbH
München

Stephan Rotthaus
rotthaus medical GmbH
Berlin/Köln/Zürich

Dr. iur. Christian Rybak
Greenberg Traurig
München

Prof. Dr. Volker Schulte
traf academy
Kehrsatz
Schweiz

Anne Schwarz
Charité – Universitätsmedizin Berlin

Vera Starker
Next Work Innovation
Berlin

Adrian Thiessen
Relias Learning GmbH
Berlin

Rebecca Thomas
ZEQ AG
Mannheim

Christine Vogler
BBG Berliner Bildungscampus für Gesundheitsberufe gGmbH und
Deutscher Pflegerat e.V.

Luis von Weitershausen
Greenberg Traurig
München

Prof. Dr. Maximiliane Wilkesmann
Technische Universität Dortmund

Prof. Dr. Uwe Wilkesmann
Technische Universität Dortmund

Johannes Woithon
orgavision GmbH
Berlin

Felix Wunderlich
Lingoda GmbH
Berlin

Inhalt

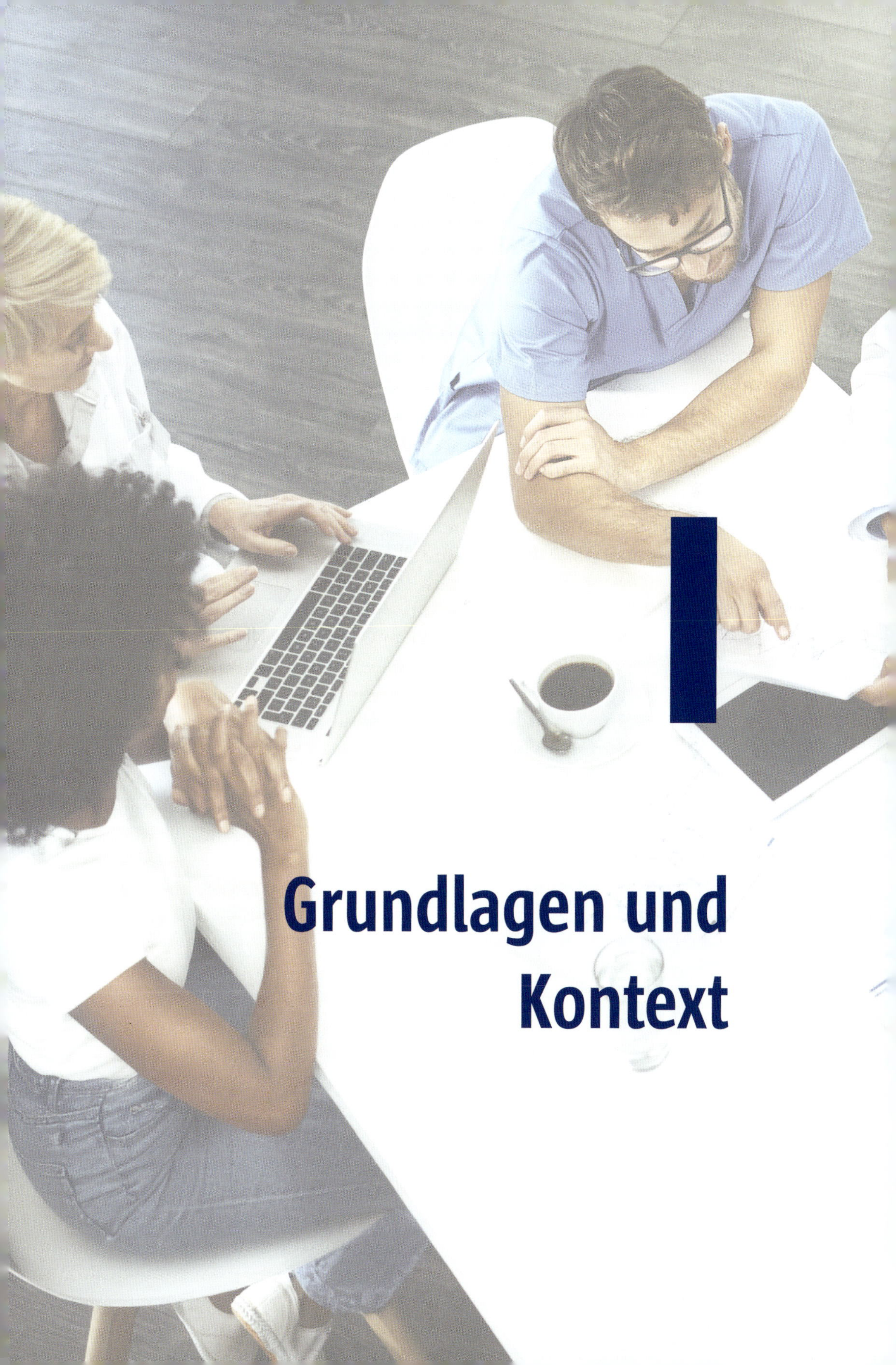

I

Grundlagen und Kontext

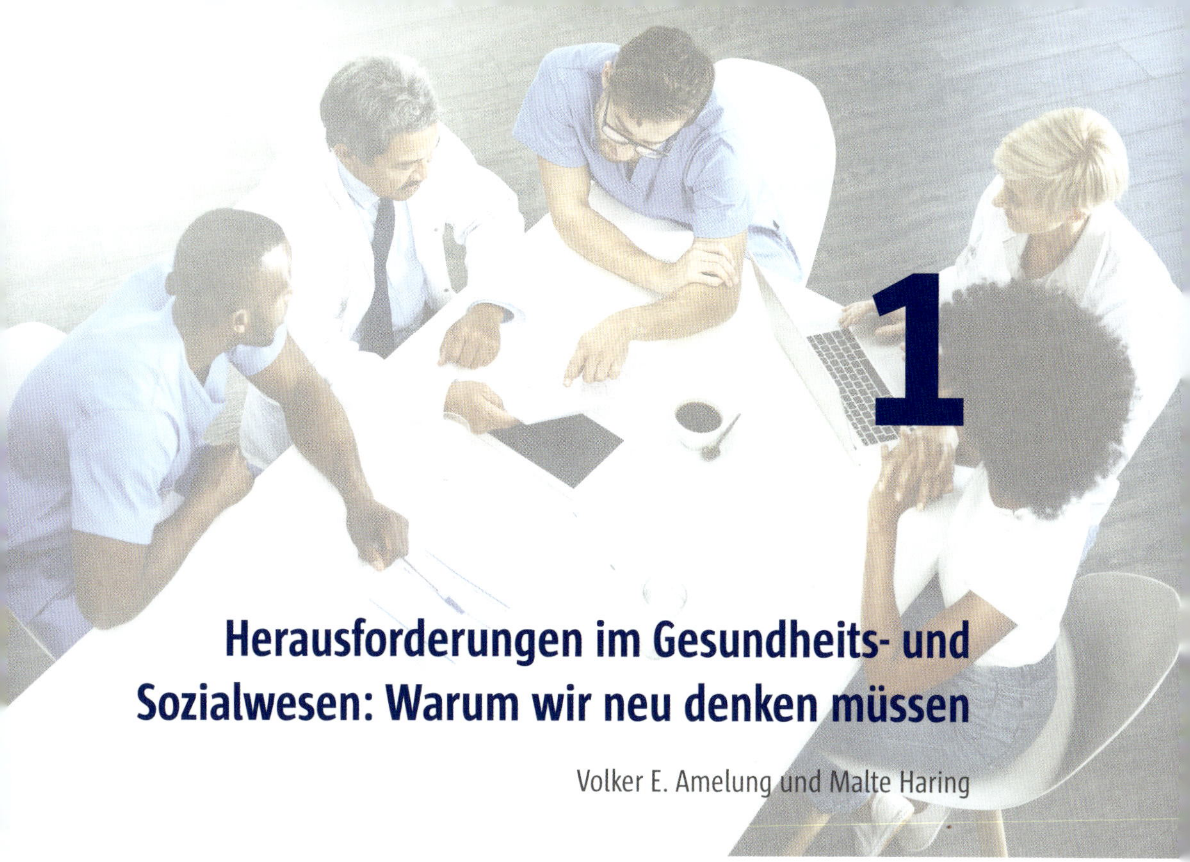

1 Herausforderungen im Gesundheits- und Sozialwesen: Warum wir neu denken müssen

Volker E. Amelung und Malte Haring

1.1 Unbequeme Wahrheiten

Die Debatten um das deutsche Gesundheitswesen klingen wie eine Dauerschleife: demografischer Wandel, medizinisch-technologischer Fortschritt, Digitalisierungsrückstau, Fachkräftemangel – und über allem schwebend: der Kostendruck! Der Gesundheitsökonom Hartmut Reiners hat diese Katastrophenszenarien schon vor mehr als zwei Jahrzehnten als Mythen entlarvt (Braun, Kühn u. Reiners 1998; Reiners 2009). Vieles von dem, was Reiners beschreibt, ist noch immer aktuell: Die tatsächlichen Herausforderungen sind vielschichtiger als die Mythen, die sich darum herumspinnen. Gleichzeitig sind sie aber lösbar, würde man den Hebel an der richtigen Stelle ansetzen.

Wahr ist, dass die vielbeschworene Kostenexplosion im Gesundheitswesen bisher ausgeblieben ist. Angemessener ist es, von kontinuierlichen Kostensteigerungen zu sprechen und allenfalls von Sondereffekten, wie sie beispielsweise durch die Corona-Pandemie temporär ausgelöst wurden. Dass die Einnahmensteigerungen seit 2015 nicht mit den Kostensteigerungen mithalten konnten, ist problematisch. Dieses Defizit den Versicherten in Form von Beitragssatzerhöhungen bzw. Zusatzbeiträgen aufzubürden, wäre aber zu kurz gesprungen.

Eine weitere und deutlich unbequemere Wahrheit ist nämlich: In Deutschland bekommen die Versicherten erheblich weniger für ihr Geld als in anderen Ländern. Im internationalen OECD-Vergleich liegen wir mit knapp 8.000 USD pro Kopf weit über dem Mittelwert von etwa 5.000 USD (OECD 2023). Diese hohen Pro-Kopf-Ausgaben spiegeln sich aber weder in der Leistungsfähigkeit unseres Gesundheitssystems noch im Gesundheitszustand der Bevölkerung wider. In einer internationalen Vergleichsstudie des Commonwealth Fund zur Leistungsfähigkeit von Gesundheitssystemen lagen wir im Jahr 2021 noch auf Platz 5 unter den elf verglichenen Industrienationen (Commonwealth Fund 2021). 2024 mussten wir uns gar mit Platz 9 zufriedengeben (Commonwealth Fund 2024). Zur Messung wurden Indikatoren aus den Bereichen Zugang zur Gesundheitsversorgung, Versorgungsprozess, Verwaltungseffizienz, Gerechtigkeit und Ergebnisse der Gesundheitsversorgung (Outcomes) herangezogen. Bei der Lebenserwartung liegen wir mit 81,2 Jahren unter dem EU-Durchschnitt von 81,5 Jahren (Eurostat 2025). Dasselbe gilt im Hinblick auf die Morbidität: Wir verzeichnen mehr Todesfälle durch Krebs als der OECD-Durchschnitt (OECD 2023) und weniger erwartete gesunde Lebensjahre bei 65-Jährigen als der EU-Durchschnitt (Eurostat 2025a).

All diese Zahlen legen den Schluss nahe, dass noch mehr Geld im System nicht zu besseren Ergebnissen führen wird. Die Frage muss vielmehr lauten: Wie setzen wir die vorhandenen Ressourcen sinnvoll ein? Gemeint ist damit nicht nur die Allokation der finanziellen Mittel, sondern es geht auch um andere Faktoren, die einen wesentlichen Einfluss auf die „Produktion“ bzw. Erhaltung von Gesundheit haben. Dazu gehören – um nur einige Beispiele zu nennen – der Umgang mit Fachkräften sowie ihre Rollen und Zuständigkeiten, Digitalisierung, regulatorische und systemische Rahmenbedingungen (Stichwort: Selbstverwaltung), das Mindset der Akteure sowie unsere generelle Perspektive auf das Thema Gesundheit (Stichwort: *Health in All Policies*). Ein effizienteres Gesundheitssystem werden wir nur dann realisieren, wenn wir an mehreren dieser Stellschrauben gleichzeitig drehen.

Ein effizienteres Gesundheitssystem werden wir nur dann realisieren, wenn wir an mehreren dieser Stellschrauben gleichzeitig drehen.

1.2 Value-based Care – oder das fehlende Geschäftsmodell für Qualität

Ein wesentliches Problem des deutschen Gesundheitssystems besteht darin, dass wir vorrangig Menge honorieren statt Qualität. Auf den Einheitlichen Bewertungsmaßstab (EBM), der das dominante Vergütungsraster für den ambulanten Bereich darstellt, trifft dies ohnehin zu. Aber auch die Diagnosis Related Groups (DRG), die im stationären Bereich eine Pauschalvergütung pro Fall vorsehen, stellen nicht den Qualitätsgedanken in den Vordergrund, sondern zielen in erster Linie auf Effizienz und Kostenkontrolle ab. De facto hat die Einführung von DRGs allerdings weder zu einer Verkürzung der durchschnittlichen Verweildauer noch zu Kosteneinsparungen geführt (Messerle u. Schreyögg 2024). Ein kleines positives Beispiel ist dagegen die Einführung von Selektivverträgen, die sowohl qualitäts- als auch effizienzorientierte Vergütungskomponenten beinhalten können. Allerdings machen Selektivverträge nur einen Anteil von geschätzt 2% der Gesamtausgaben in der GKV aus.

Was wir brauchen, ist also ein echter Paradigmenwechsel in der Finanzierungslogik des Systems (Arnold et al. 2020). Das Konzept *Value-based Care* könnte dafür einen Orientierungsrahmen bieten (Hager et al. 2024). Anstatt Leistungsmengen (*Output*) zu vergüten, richtet es den Fokus auf Behandlungsergebnisse (*Outcomes*). Qualität bekommt damit einen neuen Stellenwert. Für Leistungserbringer heißt das: Je mehr Gesundheit sie durch ihr (Be-)Handeln hervorbringen, umso besser fällt die Vergütung aus.

Einige exemplarische Beispiele aus dem internationalen Umfeld zeigen, wie eine Vergütung nach dem Value-based Care-Prinzip aussehen kann:

- In Taiwan konnte für einen *Bundled-Payment-Ansatz* bei Brustkrebsbehandlungen in einer Studie mit 17.000 Patientinnen aufgezeigt werden, dass die 5-Jahres-Überlebensquoten höher waren und die Behandlungskosten stabil blieben, während sie im *Fee-for-Service-Modell* stiegen (Wang et al. 2016).
- Im Rahmen des Programms *Bundled Payments for Care Improvement* (BPCI) der US Medicare/Medicaid konnte die Cleveland Clinic eine ganzheitliche Versorgung bei Knie- bzw. Hüftgelenksersatz realisieren. Der Ansatz führte u.a. zu kürzeren Krankenhausaufenthalten und Kosteneinsparungen bei leicht verbesserten Outcomes und gleichbleibender Patientenzufriedenheit. (Mouille 2016)
- Ein Scoping Review zu *Bundled Payments* im Bereich der orthopädischen Chirurgie ergab, dass diese zu Kosteneinsparungen führen ohne Einbußen im Hinblick auf die klinischen Ergebnisse (Hider et al. 2023).

Was wir brauchen, ist also ein echter Paradigmenwechsel in der Finanzierungslogik des Systems.

Dem Konzept Value-based Care liegt zudem die Annahme zugrunde, dass schlanke Prozesse und gute Organisation eher zu besseren Ergebnissen führen als umständliche Prozesse und schlechte Organisation. Somit liefert eine Outcome-orientierte Vergütung gleichzeitig Anreize für Effizienzsteigerungen. Weiterhin gehört interdisziplinäre, berufsgruppenübergreifende Zusammenarbeit zu den Erfolgsfaktoren von Value-based Care. Aber auch in diesem Bereich hinkt Deutschland hinterher.

1.3 Ressource Personal: Was macht Deutschland falsch?

Der Fachkräftemangel gehört sicherlich zu den meistdiskutierten Entwicklungen der letzten Jahre. Insbesondere im Gesundheitswesen wird schon jetzt vielfach der Notstand ausgerufen. Tatsächlich befindet sich Deutschland aber in einer vergleichsweise komfortablen Situation: Mit 4,5 praktizierenden Ärztinnen und Ärzten pro 1.000 Einwohner belegen wir Platz 5 unter den 37 OECD-Ländern (Durchschnitt: 3,7). Ebenso liegen wir mit 12 Pflegekräften pro 1.000 Einwohner deutlich über dem OECD-Durchschnitt von 9,2. (OECD 2023).

Diese Zahlen bedeuten keineswegs, dass sich in deutschen Krankenhäusern irgendjemand auf einem übererfüllten Personalschlüssel ausruhen könnte. Sie zeigen lediglich einmal mehr, dass es uns nicht gelingt, effizient mit der Ressource Personal umzugehen. So bescheinigt etwa das Gutachten 2024 des *Sachverständigenrats Gesundheit & Pflege* dem deutschen Gesundheitswesen „strukturelle Defizite", die zu einer „Über-, Unter- und Fehlallokation vorhandener Fachkräfte" führen (Sachverständigenrat Gesundheit & Pflege 2024).

Eine Ursache dürfte in der Aufgabenverteilung liegen: In unserem arztzentrierten Gesundheitssystem werden viele Aufgaben, die auch von Pflegefachkräften oder Medizinischen Fachangestellten (MFA) erledigt werden könnten, nach wie vor von Ärztinnen und Ärzten durchgeführt. Das bindet zum einen wertvolle ärztliche Ressourcen. Zum anderen vergibt es Chancen, die auf die Attraktivität nicht-ärztlicher Gesundheitsberufe einzahlen würden – von einem breiteren Tätigkeitsspektrum über verantwortungsvollere Aufgaben bis hin zu mehr interdisziplinärer Zusammenarbeit.

International zeigen Teammodelle, dass Aufgaben sinnvoll delegiert, Zufriedenheit gesteigert und Versorgung effizienter gestaltet werden können – und zwar ohne Einbußen in der Versorgungsqualität (Chukwu et al. 2023). Daran gekoppelt ist auch eine stärkere Differenzierung bei den Gesundheitsberufen, etwa in Form von Advanced Practice Nurses, Physician Assistants oder Spezialisierungen in Bereichen wie Mental Health oder Palliativmedizin. Mehr Vielfalt bei den Gesundheitsberufen ermöglicht interessante Karrierepfade und trägt zu einer höheren Attraktivität der Branche bei. Deutschland steht hier erst am Anfang einer Entwicklung, die beispielsweise in Großbritannien bereits weit fortgeschritten ist und auf eine lange Tradition zurückblicken kann.

Zudem könnte der konsequente Einsatz digitaler Anwendungen sämtliche Gesundheitsberufe entlasten, sei es in Form von automatischen Dokumentationen, Spracherkennungssystemen, Pflegerobotik oder Medikationsunterstützung.

Nicht zuletzt agieren viele Arbeitgeber an den Bedürfnissen der Mitarbeitenden vorbei. Verschiedene Umfragen zeigen, dass neben einer attraktiven Vergütung die Vereinbarkeit von Familie und Beruf, verlässliche Arbeitszeiten und ein partizipativer Führungsstil zu den wichtigsten Aspekten für einen Verbleib im Beruf zählen (Bundesministerium für Gesundheit 2023). Eine Studie der Arbeitnehmerkammer Bremen ermittelte ein Potenzial von zusätzlichen 300.000 Vollzeit-Pflegefachkräften, wenn die Arbeitsbedingungen in der Pflege verbessert würden. Diese Zahl ergibt sich aus Pflegefachkräften in Teilzeit, die unter besseren Bedingungen ihre Arbeitszeit aufstocken würden, und aus ausgeschiedenen Pflegefachkräften, die dann bereit wären, in ihren Beruf zurückzukehren. (Auffenberg et al. 2022).

1.4 Die Zukunft ist (noch immer) weiblich

In Bezug auf die Ressource Personal bleibt zu hoffen, dass die Zeit zugunsten einer „automatischen" Systemtransformation spielt. Zum einen geht mit der Generation der sog. *Boomer* eine relevante Anzahl männlicher Ärzte in den nächsten Jahren in den Ruhestand. Zum anderen hat sich der Anteil der Frauen an den Medizinstudierenden in den letzten zwei Jahrzehnten kontinuierlich erhöht. Im Jahr 2023 betrug er mit 63% deutlich mehr als die Hälfte. Zahlreiche Studien belegen, dass Frauen in Führungspositionen einen stärker partizipativen, team- und konsensorientierten Führungsstil pflegen als Männer (van Engen u. Willemsen 2004; Amelung et al. 2020). Vor diesem Hintergrund dürften sich (noch immer) extrem hierarchisch organisierte Einrichtungen wie Krankenhäuser stärker öffnen in Bezug auf Aspekte wie Kollaboration, Wertschätzung und die Vereinbarkeit von Familie und Beruf. Aber auch regulatorische Themen, die traditionell mit der Souveränität der ärztlichen Tätigkeit verknüpft werden, können in diesem Zuge neuen Schub bekommen. Dazu gehören etwa Delegation und Substitution, die interdisziplinäre und sektorenübergreifende Versorgung und die bereits angesprochene Flexibilisierung der Berufsbilder.

Denn seien wir ehrlich: Unser Gesundheitssystem, wie es heute funktioniert, wurde vorrangig von den vielzitierten „alten weißen Männern" gestaltet, die ihre Positionen in den Selbstverwaltungsgremien, Verbänden, Körperschaften und Fachgesellschaften teilweise seit Jahrzehnten innehaben.

Ein konsequentes Hinterfragen der Selbstverwaltungsstrukturen könnte ebenfalls zu Effizienzgewinnen im System beitragen.

1.5 Population Health: Vom Reparaturbetrieb zum Gesunderhaltungssystem

Mutig wäre es, in diesem Zusammenhang nicht nur die Systemstrukturen, sondern unsere Sichtweise auf das Gesundheitssystem insgesamt einmal auf den Prüfstand zu stellen. Wir wissen seit Langem, dass Gesundheit in hohem Maße von verschiedenen sozialen Determinanten beeinflusst wird (Marmot u. Wilkinson 2003). Dazu gehören beispielsweise Bildung, Geschlecht, Ethnizität, sozioökonomischer Status, Arbeitsbedingungen, politische Verhältnisse sowie soziale und kulturelle Normen. Ein gesunder Lebensstil, Umwelteinflüsse und Gene sind weitere Faktoren, die sich auf unsere Gesundheit auswirken (Tarlov 1999). Die unmittelbare medizinisch-pflegerische Behandlung hat in diesem Einflussmix einen verhältnismäßig geringen Anteil von 10% – aber es fließen 88% der Gesundheitsausgaben hinein (OECD 2014)!

Aktuell gleicht unser Gesundheitssystem einem Reparaturbetrieb: Gehandelt wird in der Regel erst, wenn Krankheit sich bereits manifestiert hat.

Abbildung 1 verdeutlicht das Missverhältnis: Wenn soziale Gegebenheiten und ein gesunder Lebensstil 70% unserer Gesundheit determinieren, kann es nicht richtig sein, dass nur 4% unserer Gesundheitsausgaben für Prävention verwendet werden. Aktuell gleicht unser Gesundheitssystem einem Reparaturbetrieb: Gehandelt wird in der Regel erst, wenn Krankheit sich bereits manifestiert hat. Ein Grundsatz aus der Kybernetik besagt, dass es weniger aufwendig ist, Störungen zu antizipieren und zu vermeiden, als Schäden im Nachhinein zu korrigieren (Forrester 1961) – oder wie es die WHO (2008) formuliert: „Prevention is better than cure" (Vorbeugen ist besser als Heilen). Ein System, das gesundheitsorientiert statt krankheitsorientiert agiert, ist nicht nur mit mehr Lebensqualität für die Betroffenen verbunden, sondern würde auch erhebliche Kapazitäten aufseiten des Gesundheitspersonals freisetzen. Mit anderen Worten: Wir müssen die Prävention aus der „Mottenecke" holen, ihr einen höheren Stellenwert verschaffen und alle verfügbaren Instrumente einsetzen – von Online-Kampagnen über Schulunterricht bis hin zu *Predictive Modelling* und personalisierter Prävention.

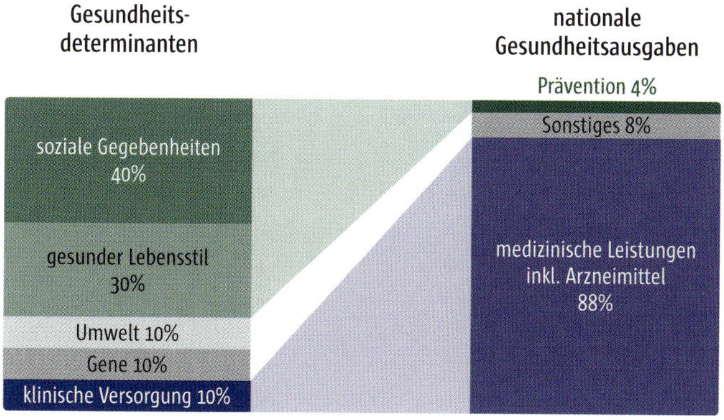

Abb. 1 Soziale Determinanten der Gesundheit vs. nationale Gesundheitsausgaben. Eigene Darstellung in Anlehnung an Tarlov (1999) und OECD (2014)

Natürlich ruft das den Widerstand derjenigen auf den Plan, die sich im jetzigen System gut eingerichtet haben. Aber abgesehen davon, dass den Behandelnden sicher nicht so bald die Patientinnen und Patienten ausgehen werden, kann ein präventives System ohnehin nicht allein auf den Schultern des Gesundheitsressorts lasten.

Dem Umstand, dass es zahlreiche Berührungspunkte zwischen gesundheitlicher und sozialer Versorgung gibt, wird mittlerweile an einigen Orten Rechnung getragen: Lokale Gesundheitszentren, wie sie beispielsweise von der Robert Bosch Stiftung gefördert werden, decken ein breites Leistungsspektrum ab, das von primärmedizinischen Leistungen bis hin zu Sozialberatung und Gemeinwesenarbeit reicht. Umfassende Prävention geht aber noch weit darüber hinaus: Im Sinne von *Health in All Policies* (Gesundheit in allen Politikbereichen) wird Gesundheit hier zu einer Querschnittsaufgabe, an der zahlreiche Sektoren wie Bildung, Arbeit, Umwelt, Landwirtschaft, Stadtentwicklung, Energie, Forschung, Verkehr und Wirtschaft mitwirken. Die große Herausforderung besteht darin, Verantwortlichkeiten für Maßnahmen und deren Finanzierung zu orchestrieren.

1.6 Erfolg messen: Ohne Evaluation keine Entwicklung

Die Wege zu einem effizienteren, gesundheitsorientierten System sind vielfältig. Doch wo immer wir auch ansetzen, ist es unerlässlich, das Messen der jeweiligen Maßnahme von vornherein mitzudenken. Entwicklung wird nur sichtbar, wenn wir markieren, von wo aus wir gestartet sind, und Erfolge können wir nur feiern, wenn wir vorab ein messbares Ziel formulieren.

Wissenschaftliche Evaluationen zeigen anhand von validen Zahlen auf, welche Effekte eine Maßnahme hervorgebracht hat. Sie schaffen Transparenz darüber, ob die Ressourcen aller beteiligten Akteure sinnvoll und zielführend eingesetzt wurden. Nicht zuletzt liefern sie eine Orientierungshilfe für Verbesserungsmöglichkeiten und stellen somit einen wichtigen Baustein der Qualitätssicherung dar.

Auch die Politik hat mittlerweile den Nutzen von Evaluationen erkannt. Begleitstudien zu Gesetzesreformen, wie sie beispielsweise im Rahmen des Krankenhauszukunftsgesetzes mit dem *DigitalRadar Krankenhaus* durchgeführt werden, sind ein wertvolles Instrument zur Politikfolgenabschätzung. Die Bedeutung einer kritischen Überprüfung der eigenen politischen Entscheidungen wird vor dem Hintergrund angespannter Haushaltslagen vermutlich zukünftig weiter zunehmen.

1.7 Fazit: Mut zur Transformation

Dass wir am deutschen Gesundheitssystem etwas ändern müssen, liegt auf der Hand. Das schlechte Verhältnis zwischen Gesundheitsausgaben (*Input*) und Ergebnissen (*Outcomes*), wie sie eingangs dargestellt wurden, ist für ein Land, das sich über Jahrzehnte hinweg für die Leistungsfähigkeit seines Gesundheitssystems rühmen konnte, nicht akzeptabel. Unser „Code“ im Hinblick auf Sektorengrenzen ebenso wie auf das Thema Delegation und Substitution ist veraltet. Wir brauchen Updates in Bezug auf Vergütungslogiken und verkrustete Strukturen. Zudem sind neue Komponenten wie das Zusammendenken von *Health Care* und *Social Care* sowie echte Investitionen in Prävention dringend notwendig.

Wer auch nur ansatzweise mit den Mechanismen und Funktionsweisen des Gesundheitssystems vertraut ist, wird kaum erwarten, dass wir all diese Module gleichzeitig neu programmieren können. Aber an irgendeiner Stelle müssen wir anfangen, wenn wir das System am Laufen halten wollen. Expertise, Personal, finanzielle Mittel und auch Erkenntnisse über diverse „Fehlfunktionen" des Systems sind vorhanden. Für einen echten Paradigmenwechsel braucht es nun noch Mut und das entsprechende Mindset.

> Der Text basiert in weiten Teilen auf Amelung V, Haring M (2025) Mehr hilft nicht mehr – Warum Geld nicht die Probleme des Gesundheitssystems löst. In: Gesundheits- und Sozialpolitik 4(25) oAdS

Literatur

Amelung V E, Eble S, Sjuts R, Ballast T, Hildebrandt H, Knieps F, Lägel R, Ex P (Hrsg.) (2020) Die Zukunft der Arbeit im Gesundheitswesen. Medizinisch Wissenschaftliche Verlagsgesellschaft

Amelung V E, Stein V, Suter E, Goodwin N, Nolte E, Balicer R (Hrsg.) (2021) Handbook Integrated Care. 2nd ed. Springer

Arnold M, Klähn A K, Dubois C, Walter D, Walker J, Amelung V E (2020) How Would Bundled Payment Look Like in Germany? A Simulation for the Case of Heart Disease. Value in Health 23(2)

Auffenberg J, Becka D, Evans M, Kokott N, Schleicher S, Braun E (2022) „Ich pflege wieder, wenn …" Potenzialanalyse zur Berufsrückkehr und Arbeitsplatzaufstockung von Pflegefachkräften. Arbeitnehmerkammer Bremen (Hrsg.)

Braun B, Kühn H, Reiners H (1998) Das Märchen von der Kostenexplosion: Populäre Irrtümer zur Gesundheitspolitik. Fischer

Bundesministerium für Gesundheit (2023) Pflegearbeitsplatz mit Zukunft. Die Ergebnisse der Studie zur Arbeitsplatzsituation in der Akut- und Langzeitpflege auf einen Blick. Broschüre

Chukwu O A, Nnogo C C, Essue B (2023) Task shifting to nonphysician health workers for improving access to care and treatment for cancer in low- and middle-income countries– a systematic review. Research in Social And Administrative Pharmacy 19(12), 1511–1519. https://doi.org/10.1016/j.sapharm.2023.08.010

Commonwealth Fund (2021) Mirror, Mirror 2021: Reflecting Poorly: Health Care in the U.S. Compared to Other High-Income Countries. Commonwealth Fund. URL: https://www.commonwealthfund.org/publications/fund-reports/2021/aug/mirror-mirror-2021-reflecting-poorly (abgerufen am 09.10.2025)

Commonwealth Fund (2024) Mirror, Mirror 2024: A Portrait of the Failing U.S. Health System. Commonwealth Fund. Mirror, Mirror 2024: A Portrait of the Failing U.S. Health System – Comparing Performance in 10 Nations

van Engen M L, Willemsen T M (2004) Sex and leadership styles: A meta-analysis of Research Published in the 1990s. Psychological Reports 94(1), 3–18. https://doi.org/10.2466/PR0.94.1.3-18

Eurostat (2025) Europäische Union: Lebenserwartung bei der Geburt in den Mitgliedstaaten im Jahr 2023. URL: https://de.statista.com/statistik/daten/studie/954/umfrage/lebenserwartung-bei-geburt-in-ausgewaehlten-laendern-der-europaeischen-region/ (abgerufen am 09.10.2025)

Eurostat (2025a) Gesunde Lebensjahre im Alter von 65 Jahren, nach Geschlecht. URL: https://ec.europa.eu/eurostat/databrowser/view/tepsr_sp320/default/table?lang=de (abgerufen am 09.10.2025)

Forrester J W (1961) Industrial Dynamics. MIT Press

Hager L, Hahn U, Knieps F, Klapper B, Lutz B, Simon B, Nüsken J (Hrsg.) (2024) Gemeinschaftsprojekt Gesundheit. Wie Value-Based Care das Gesundheitswesen neu erfindet. Medizinisch Wissenschaftliche Verlagsgesellschaft

Hider A M, Gomez-Rexrode A E, Agius J, MacEachern, M P, Ibrahim A M, Regenbogen S E, Berlin N L (2023) Association of bundled payments with spending, utilization, and quality for surgical conditions: A scoping review. The American Journal Of Surgery 229, 83–91. https://doi.org/10.1016/j.amjsurg.2023.12.009

Marmot M, Wilkinson R (Hrsg.) (2003) Social Determinants of Health. The Solid Facts. WHO, 2. Aufl. Regional Office for Europe. URL: https://iris.who.int/handle/10665/326568 (abgerufen am 09.10.2025)

Messerle R, Schreyögg J (2023) Country-level effects of diagnosis-related groups: evidence from Germany's comprehensive reform of hospital payments. The European Journal Of Health Economics 25(6), 1013–1030. https://doi.org/10.1007/s10198-023-01645-z

Mouille B, Higuera C, Woicehovich L, Deadwiler M (2016) How to Succeed in Bundled Payments for Total Joint Replacement. NEJM Catalyst. https://catalyst.nejm.org/doi/full/10.1056/CAT.16.0596

OECD (2014) Health at a Glance: Europe 2014. OECD Publishing

OECD (2023) Health at a Glance 2023: OECD Indicators. OECD Publishing

Reiners H (2009) Mythen der Gesundheitspolitik. Hans Huber

Sachverständigenrat Gesundheit & Pflege (2024) Fachkräfte im Gesundheitswesen. Nachhaltiger Einsatz einer knappen Ressource. https://www.svr-gesundheit.de

Wang C J, Cheng S H, Wu J, Lin Y, Kao W, Lin C, Chen Y, Tsai S, Kao F, Huang A T (2016) Association of a Bundled-Payment Program With Cost and Outcomes in Full-Cycle Breast Cancer Care. JAMA Oncology 3(3), 327. https://doi.org/10.1001/jamaoncol.2016.4549

WHO (2008) Closing the gap in a generation: Health equity through action on the social determinants of health. Commission on Social Determinants of Health. https://www.who.int/publications/i/item/WHO-IER-CSDH-08.1

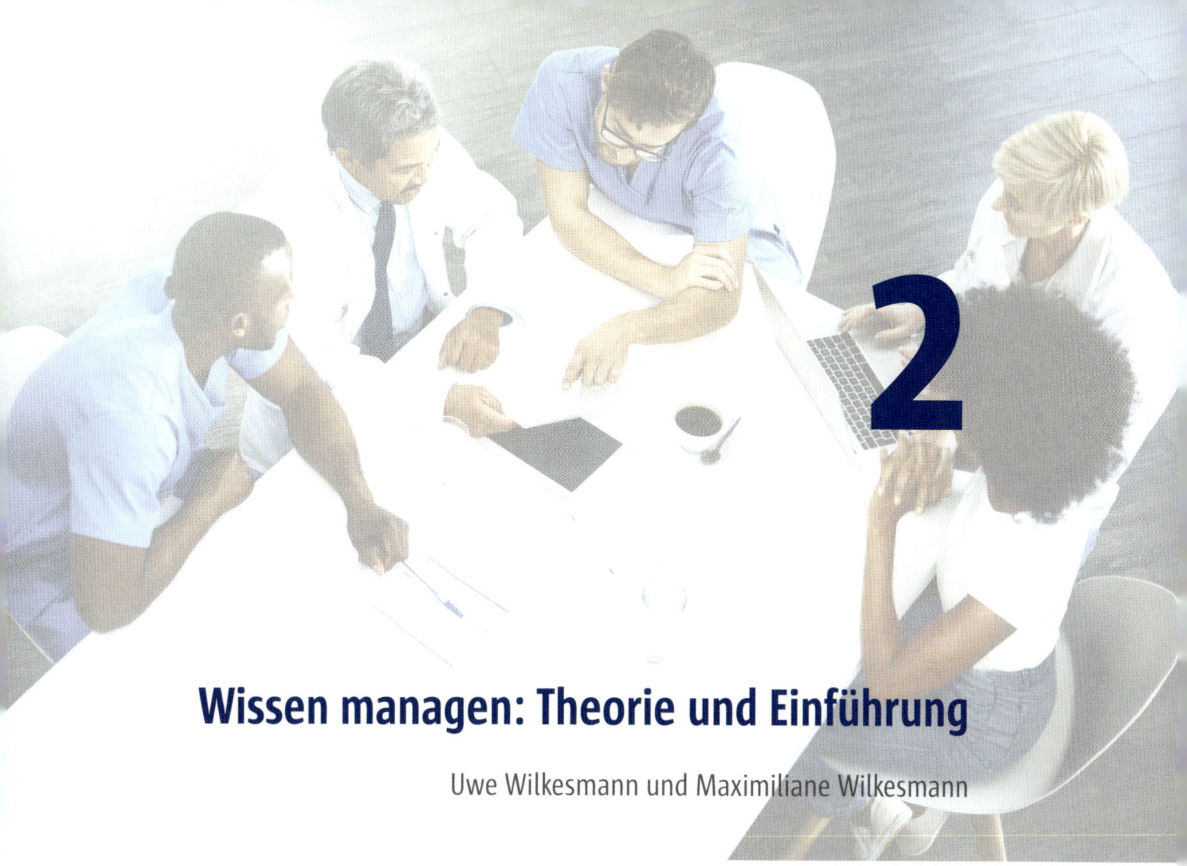

2 Wissen managen: Theorie und Einführung

Uwe Wilkesmann und Maximiliane Wilkesmann

Wissen ist der wichtigste Rohstoff in der Wissensökonomie. Um kompetent über Wissenstransfer im Gesundheitswesen reden zu können, müssen zuerst die Grundbegriffe geklärt werden. Was ist Wissen? Was ist Wissenstransfer? Welche Modelle von Wissensmanagement existieren? Anschließend werden verschiedene Wissensarten in der Gesundheitsökonomie thematisiert, um abschließend die Bedingungsfaktoren des Wissensmanagement zu benennen. Durch welche Faktoren wird Wissenstransfer und Wissensmanagement unterstützt und welche Faktoren stellen Barrieren dar?

2.1 Was ist Wissen?

2.1.1 Daten, Information, Wissen

In Texten, Berichten oder Datenbanken werden zuerst, wie es im Begriff „Datenbank" schon ausgedrückt ist, Daten abgespeichert. Der Datenbankeintrag „PSA" bei einem Patienten bzw. einer Patientin ist erst einmal ein Datum. Damit Information daraus wird, muss die Person, die diesen Datenbankeintrag liest, die Bedeutung von „PSA" kennen. Die Daten müssen in einen ersten Relevanzkontext eingebunden werden. Neben der Bedeutung „Prostata-spezifisches Antigen" werden die Daten zu Informationen, wenn bekannt ist, für welche Altersgruppe welcher PSA-Wert ng/ml normal und welcher Wert als Schwellenwert gilt. Zu Wissen wird es dann durch den Einbezug eines zweiten Relevanzkontextes, wenn die Vorwerte des Patienten bzw. der Patientin bekannt sind und damit klar ist, ob der Wert im Vergleich zum letzten Jahr gestiegen und um wie viel Prozent er gestiegen ist. Erst dann kann geschlussfolgert werden, ob ein Verdacht auf Prostatakrebs möglicherweise vorliegt oder nicht (vgl. Wilkesmann 2019).

Diese Abfolge von Daten, Information und Wissen ist in einigen Modellen erweitert worden. So ergänzt Rowley (2006) in seiner „Daten-Information-Knowledge-Wisdom"-Pyramide (DIKW; Rowley 2006) die Abfolge noch um die Weisheit, die über dem Wissen steht. In der DIKW-Pyramide steigt die Personengebundenheit von unten nach oben an. Die Künstliche Intelligenz (KI) verarbeitet Daten und Informationen. Ob daraus auch Wissen werden kann, in diesem empathischen Sinne, muss die Zukunft zeigen. Weise kann nur eine lebenskluge Person sein.

North (2021) stellt in seiner „Wissenstreppe" noch das Handeln, die Kompetenz und die Wettbewerbsfähigkeit als weitere Stufen über das Wissen (North 2021, 37). Es reicht aber aus, mit der Differenzierung der drei Begriffe oder der DIKW-Pyramide zu arbeiten, da die weiteren Stufen der Wissenstreppe, wie Handeln und Kompetenz, Ermöglichungsbedingungen des Wissenstransfers sind und deshalb in diesem Beitrag gesondert behandelt werden.

2.1.2 Explizites vs. implizites Wissen

Auf Polanyi (1966) geht die Unterscheidung von implizitem (im Englischen: *tacit knowledge*) und explizitem Wissen zurück. Er stellt fest, dass Menschen mehr wissen, als sie sagen können (Polanyi 1966, 4). Explizites Wissen kann verbalisiert und kodifiziert werden. In Sprache, als Schrift oder Formel kann es als Daten oder Information weitergegeben werden. Implizites Wissen ist (noch) nicht kodifizierbar, lässt sich aber prinzipiell explizieren. Dies umfasst auch Wissen, das verinnerlicht wurde. Diese Verinnerlichung ist häufig als körperliche Routine abgespeichert (Wilkesmann u. Wilkesmann 2019, 328). Am Beispiel des Fahrradfahrens kann dies verdeutlicht werden. Beim Fahren eines Fahrrads braucht man sich nicht ständig bewusstmachen, wie das Fahren genau funktioniert. Wer während des Fahrens darüber nachdenkt, kann möglicherweise merken, dass dies hinderlich ist. Die eingespielte Körperroutine funktioniert durch das Nachdenken nicht mehr automatisch und eventuell fällt man sogar um. An dem Beispiel wird deutlich, dass implizites Wissen durchaus einmal explizit gelernt wurde, aber eben verinnerlicht und damit nicht als explizites Wissen aktualisiert werden muss.

Explizites Wissen kann verbalisiert und kodifiziert werden.

KI verarbeitet explizites Wissen. Ob sie auch einmal implizites Wissen in „körpergebundenen" Routinen erreichen kann, wird die Zukunft zeigen.

2.1.3 Definition von Wissensmanagement und Wissenstransfer

Die Forschung zum Wissensmanagement speist sich aus verschiedenen Disziplinen. So gibt es Beiträge aus den Wirtschaftswissenschaften, den Sozialwissenschaften und der Informatik (für einen Überblick vgl. Wilkesmann u. Wilkesmann 2019, 325f.).

> Aus allen Bereichen lässt sich folgende Definition des Wissensmanagements zusammenfassen:
> „Der Begriff Wissensmanagement umfasst die Gesamtheit der individuellen, organisationalen, kulturellen und technischen Praktiken, die in einer Organisation bzw. einem Netzwerk auf eine effiziente Nutzung der Ressource Wissen zielen. Die beiden übergeordneten Ziele des Wissensmanagements liegen darin, (1) bereits vorhandenes Wissen innerhalb der Organisation zu erhalten und (2) neues Wissen mit Hilfe der Beschäftigten für die Organisation zu generieren. Wissensmanagement bezieht sich daher auf Prozesse, die eine Einheit (Person, Abteilung, Organisation) durchführt, um Wissen zu erfassen, zu klassifizieren, zu speichern, zu suchen und wieder zu finden sowie um neues Wissen zu generieren. Der Wissenstransfer ist dabei einer der wichtigsten Prozesse des Wissensmanagements." (Wilkesmann u. Wilkesmann 2019, 326)

Eine zentrale und wichtige Rolle im Wissensmanagement nimmt der Wissenstransfer ein (Argote u. Ingram 2000; Wilkesmann et al. 2009). Wissenstransfer findet zwischen Personen statt, kann aber auch zwischen der KI und Personen möglich sein. Der Begriff „Transfer" legt die Metapher der Übertragung nahe, die aber in diesem Fall nicht zutrifft, wie schon Luhmann (1985) anmerkte: „Sie [die Übertragungsmetapher] suggeriert, daß der Absender etwas übergibt, was der Empfänger erhält. Das trifft schon deshalb nicht zu, weil der Absender nichts weggibt in dem Sinne, daß er selbst es verliert." (Luhmann 1985: 193) Wissenstransfer kann also nicht wie ein Paket verstanden werden, welches von Person A nach Person B übergeben wird. Alle Personen, die eine Fremdsprache lernen, wünschten sich zwar, dass es so wäre, denn dann würde sich das Vokabellernen erübrigen. Aber jede Information muss sich erst selbst angeeignet werden, muss in das eigene Vorwissen eingebaut werden, um zu neuem Wissen zu werden. Dies ist beim Lernen unvermeidlich. Aus diesem Grund kann Wissenstransfer nur als Interaktionsmodell aufgefasst werden, indem B die Information von A interpretiert und in sein Vorwissen einbaut und damit auch verändert.

> Wissenstransfer kann zusammenfassend wie folgt definiert werden:
> „Wissenstransfer wird als Wissensumwandlung in sozialen Prozessen verstanden (Argote u. Ingram 2000) und umfasst die Prozesse der Wissensverbreitung und des Wissenserwerbs. Die Prozesse des Wissenstransfers können sowohl implizit als auch explizit erfolgen (Wilkesmann et al. 2009). Damit Wissenstransfer in Organisationen auf der Handlungsebene stattfinden kann, bedarf es bestimmter Rahmenbedingungen." (Wilkesmann u. Wilkesmann 2018, 461)

2.2 Einführung in zentrale Modelle des Wissensmanagements

2.2.1 Bausteine

Eines der bekanntesten Modelle des Wissensmanagements im deutschsprachigen Raum stammt von Probst et al. (1998) und ist unter dem Namen „Wissensbausteine" berühmt geworden.

Im Folgenden werden die Bausteine einzeln erläutert.

1. **Wissensziele**: Die Leitung eines Krankenhauses möchte KI in Zukunft nutzen, um Daten im Haus zusammenzuführen und Unterstützung bei der Diagnose zu bekommen. Das Ziel ist also das digitalisierte Krankenhaus mit KI.
2. **Wissensidentifikation**: Um das Ziel erreichen zu können, muss zuerst geschaut werden, ob die notwendigen Wissensbestände oder Teile davon im Krankenhaus schon vorhanden sind. Dazu muss herausgefunden werden, ob sich Mitarbeitende mit Digitalisierungsprozessen auskennen. Ebenso sind rechtliche Kenntnisse in diesem Fall wichtig: Was darf unter dem bestehenden Rechtsrahmen gemacht werden? Wo sind mögliche Probleme? Zusätzlich werden Spezialisten im Bereich KI benötigt. Die Krankenhausleitung muss wissen, ob es entsprechende Mitarbeitende im Hause gibt. Eine Möglichkeit dazu wäre z.B., sogenannte Yellow Pages anzulegen. Der Begriff kommt daher, weil sie als digitale Telefonbuchseiten verstanden werden können, kombiniert mit einem eigenen Homepage-Eintrag. Alle Mitarbeitenden können sich auf freiwilliger Basis in bestimmten Fachbereichen als Expert:innen ausweisen und den Grad der Expertise angeben. Damit für alle Beteiligten deutlich ist, ab wann jemand den Status der Expertise besitzt, muss ein einheitliches Operationalisierungsschema existieren. Expertise wird z.B. dann zugesprochen, wenn die Person in dem Bereich mehr als zwei Jahre gearbeitet hat oder mindestens eine Weiterbildung besucht hat, oder es werden andere Operationalisierungskriterien eingeführt. Solche Kriterien sind wichtig, damit sich die Mitarbeitenden nicht über- oder unterschätzen und Sicherheit in ihrem Vorgehen gewinnen. Ebenso handelt es sich um eine mitbestimmungspflichtige Veränderung, da persönliche Daten intern veröffentlicht werden. Deshalb muss der Betriebsrat/Personalrat zustimmen. Existiert solch eine Datenbank, kann jeder sehen, wer Expertise in welchem Feld hat, und die entsprechende Person kontaktieren.
3. **Wissenserwerb**: Da sicherlich nicht alle notwendigen Fachgebiete von internen Mitarbeitenden abgedeckt werden, bedarf es des Wissenserwerbs von außen. Dieser kann durch Beratung, Weiterbildung oder Neueinstellungen erfolgen. Dabei muss das Problem gelöst werden, ob die Beratung, die Neueinstellung auch das Wissen hat, das sie vorgibt zu haben.
4. **Wissensentwicklung**: Wenn das Wissen im Krankenhaus selbst entwickelt werden soll, können dafür Projekt- und Arbeitsgruppen eingerichtet werden, die jeweils Teilaspekte davon bearbeiten. Dazu muss sichergestellt werden, dass die entsprechende Expertise in der Arbeitsgruppe versammelt wird.
5. **Wissensverteilung**: Wenn neue digitale Prozesse eingeführt werden, müssen alle Mitarbeitenden im Krankenhaus „mitgenommen" werden. Alle Beteiligten müssen informiert und geschult werden. Dazu können Datenbanken, Wikis, Podcasts oder selbsterstellte Filme dienen. Aber auch interne Fortbildungen, Teamsitzungen oder Abteilungsbesprechungen können zur Wissensverteilung beitragen.

6. **Wissensnutzung**: Das neue Wissen muss natürlich genutzt und angewendet werden. Verschiedene Mitarbeitende haben dabei unterschiedliche Rezeptionsgewohnheiten und Expertise, auf die jeweils eingegangen werden muss.
7. **Wissensbewahrung**: Dieser Punkt wird insbesondere relevant, wenn Mitarbeitende in den Ruhestand gehen und ihr Wissen mit ihnen. Es ist sicherzustellen, dass relevantes Wissen von Personen, die das Krankenhaus verlassen, an andere Personen weitergegeben oder in entsprechender Form digitalisiert wird.
8. **Wissensbewertung**: Am Ende des Prozesses muss die Leitung des Krankenhauses überprüfen, ob die ursprünglichen Ziele auch erreicht wurden. Diese Überprüfung ist umso einfacher, je besser die Ziele am Anfang operationalisiert wurden.

2.2.2 SECI

Ein weiteres häufig zitiertes Modell stammt von Nonaka und Takeuchi (1995). Die beiden bauen auf die Differenzierung nach Polanyi (1966) zwischen implizitem und explizitem Wissen auf. Ihr Verdienst besteht darin, dass sie das Vorhandensein von implizitem Wissen erstmals auf die Organisation anwendeten und somit den Blick auf diese Wissensart in den Organisationen lenkten.

Die Wissenserzeugung findet laut Nonaka und Takeuchi auf zwei miteinander verbundenen Interaktionsebenen statt: einerseits auf der individuellen Ebene, wo eine Interaktion von implizitem und explizitem Wissen verortet wird; andererseits auch zwischen Individuen und der Organisation. Insgesamt unterscheiden sie vier verschiedene Arten der Wissensumwandlungen in sozialen Prozessen: Sozialisation (S), Externalisierung (E), Kombination (C) (engl. *Combination*) und Internalisierung (I).

Auf der individuellen Ebene bedeutet *Sozialisation* die Umwandlung ohne jede Artikulation und Formalisierung der Handlung vom impliziten Wissen einer Person zum impliziten Wissen einer anderen Person (z.B. ein Neuling, ein Novize, schaut sich einen bestimmten handwerklichen Griff bei seinem Experten ab). Bei der *Externalisierung* wird vorhandenes implizites Wissen in Form von Sprache oder Schrift expliziert und für andere Personen zugänglich gemacht (z.B. in Form von Dokumenten). Bei der *Internalisierung* wird explizites Wissen zu implizitem Wissen umgewandelt. Dies kann z.B. durch Einübung von Routinen erfolgen. Bei der *Kombination* wird explizites Wissen als explizites Wissen weitergegeben. Als Beispiel kann jede Arbeitsgruppensitzung oder Übergabe dienen.

Wissensmanagement umfasst demnach Prozesse auf der individuellen Ebene, aber auch der Gruppenebene sowie der Organisationsebene.

2.3 Abgrenzung verschiedener Wissensebenen

Wie wir gerade gesehen haben, können Daten und Informationen unabhängig vom Individuum auftreten. Deshalb können sie als Vorformen des Wissens betrachtet werden, da Wissen immer personengebunden ist. Im Diskurs des Wissensmanagements können drei Ebenen personengebundenen Wissens unterschieden werden: individuelles, kollektives und organisationales Wissen. Individuelles Wissen ist immer an die eigenen (Vor-)Erfahrungen und an das Bewusstsein geknüpft, aus denen individuell gerechtfertigte Überzeugungen entstehen. Aus dieser Perspektive fällt es daher (momentan noch) leicht, Künstlicher Intelligenz bzw. *Large Language Models* (LLMs), wie beispielsweise ChatGPT, Claude oder Perplexity, Formen des Wissens abzusprechen. Im Gegensatz zu menschlichen Individuen und deren Wissen besitzen LLMs kein Wissen, weil sie nicht überprüfen, ob etwas wahr ist, bevor sie es in Form von Texten oder Audios *sagen*, und sie (noch) keine eigenen Überzeugungen besitzen. Was LLMs *wissen*, ist nicht wie menschliches Wissen gespeichert, sondern besteht eher aus Wahrscheinlichkeitsbeziehungen zwischen Wörtern, Konzepten und Kontexten. Derzeit verfügen LLMs über keine Wahrheit, die auf eigenen Erfahrungen beruht, sondern über eine extrem gut komprimierte und verknüpfte Datenstruktur, aus der scheinbares Wissen entsteht. Die Unterschiede zwischen dem medizinischen Wissen von Menschen und den Fähigkeiten von LLMs im Gesundheitswesen verdeutlichen grundlegende Unterschiede in der Entstehung und Anwendung von Wissen. Menschliche Fachkräfte verfügen über medizinisch fundiertes Wissen, das durch systematische Ausbildung, klinische Praxis und jahrelange Erfahrung entsteht. Ihre diagnostischen Fähigkeiten basieren auf der direkten Interaktion mit realen Patient:innen, der Beobachtung von Symptomen, der Korrektur von Fehldiagnosen und dem schrittweisen Aufbau eines Erfahrungsschatzes. Wenn eine erfahrene Ärztin die Aussage „Das klingt nach einer Lungenentzündung" trifft, stützt sie sich dabei auf erlebte Fälle, überprüfbare medizinische Fakten und ein tiefgreifendes Verständnis der pathophysiologischen Ursachen. LLM-Gesundheitsmodelle basieren dagegen auf einer grundlegend anderen Wissensbasis. Diese Systeme haben noch nie Patient:innen untersucht, ein Stethoskop verwendet oder Befunde eigenständig interpretiert. Ihre scheinbare medizinische Kompetenz resultiert aus der Verarbeitung von Millionen medizinischer Texte, Studien, Leitlinien und Erfahrungsberichten. Dabei identifizieren sie Muster in diesen Datenmengen. Wenn ein LLM die Aussage „Das klingt nach einer Lungenentzündung" generiert, basiert diese auf statistischen Mustern und Korrelationen. Das System hat gelernt, dass die Kombination von Symptomen wie Husten, Fieber und Brustschmerz häufig mit dem Begriff „Lungenentzündung" assoziiert wird. Solche Aussagen können zwar präzise und fundiert klingen, doch dem System fehlt das echte Verständnis dafür, ob diese Diagnose im konkreten Einzelfall zutrifft, da es keine unmittelbare Wahrnehmung der klinischen Realität besitzt.

Diese Differenzierung ist entscheidend für die Unterscheidung zwischen Daten, Information und Wissen im medizinischen Kontext. LLMs verfügen über umfangreiche medizinische Informationen. Diese sind in Form von Mustern und Algorithmen als Daten gespeichert. Die Informationen sind jedoch nicht in einer strukturierten Datenbank gespeichert, sondern in komplexen neuronalen Repräsentationen. Echtes medizinisches Wissen entsteht beim Menschen hingegen durch die Verbindung von theoretischem Verständnis mit praktischer Erfahrung, Kontextverständnis und der Fähigkeit, in spezifischen klinischen Situationen zwischen relevanten und irrelevanten Informationen zu unterscheiden. Zusammenfassend lässt sich festhalten, dass LLMs über Informationsmuster verfügen, die auf den ersten Blick wie medizinisches Wissen erscheinen, jedoch nicht aus gelebter klinischer Erfahrung stammen. In Anlehnung an Korzybski (1958) kennt das LLM die detaillierte Landkarte der Medizin, war aber nie selbst in diesem Land und hat die dort herrschenden Bedingungen nicht am eigenen Leib erfahren.

Neben dem individuellen Wissen spielt im Gesundheitswesen auch kollektives Wissen eine wichtige Rolle. Kollektives Wissen entsteht immer dann, wenn unterschiedliche Sichtweisen ausgetauscht werden und durch deren Synthese eine gemeinsame Problemlösung entwickelt wird, die für eine Einzelperson nicht erkennbar gewesen wäre (Wilkesmann 1999). Die Qualität kollektiver Wissensgenerierung resultiert dabei nicht aus der simplen Addition individueller Wissensbestände, sondern aus der kreativen Kombination und wechselseitigen Bereicherung verschiedener Erkenntnisperspektiven. Ein klassisches Beispiel für kollektives Wissen im Gesundheitswesen sind multidisziplinäre Tumorboards bei komplexen Krebserkrankungen, bei denen Expert:innen aus verschiedenen Fachbereichen gemeinsam an der Diagnose und Behandlung von Patient:innen arbeiten.

Wichtig ist, dass individuelles und kollektives Lernen nicht automatisch zu organisationalem Lernen führt. Wenn einzelne Mitarbeitende wie Dr. Schmidt oder die Intensivpflegekraft Frau Weber neue Behandlungsmethoden erlernen, bedeutet dies noch nicht, dass ihr Krankenhaus ebenfalls lernt. Organisationales Lernen erfordert vielmehr Verhaltensänderungen vieler Beschäftigter, die durch neue Organisationsstrukturen und Routinen ermöglicht werden. In diesem Sinne übersteigt organisationales Wissen die Summe individueller Wissensbestände, sofern ein Organisationsgedächtnis für frühere Lernerfahrungen existiert (Wilkesmann 1999).

2.4 Analyse der strategischen, organisatorischen und technologischen Dimensionen: Mensch – Organisation – Technik

Bisherige Forschungsarbeiten haben gezeigt, dass sich die Determinanten von Wissensmanagementprozessen primär in den drei Kategorien *Mensch*, *Technologie* und *Organisation* gruppieren lassen (Howaldt et al. 2007). Die nachstehende Analyse widmet sich diesen drei Kategorien und ihrem interdependenten Verhältnis zueinander mit dem Ziel, einen holistischen Wissensmanagementansatz zu entwickeln.

2.4.1 Faktor Mensch

Der entscheidende menschliche Faktor beim Wissensmanagement ist weniger das Können als vielmehr das Wollen der Mitarbeitenden (Wilkesmann u. Wilkesmann 2019; Wilkesmann 2019). Wissenszurückhaltung entsteht häufig durch Arbeitsüberlastung, wenn etwa erfahrene Oberärzt:innen ständig zu komplexen Fällen konsultiert werden und dadurch ihre eigenen Aufgaben vernachlässigen müssen. Zudem macht sich Fachpersonal oft unentbehrlich, indem es spezielles Wissen nicht weitergibt: Eine Kardiologin behält innovative Katheter-Techniken für sich, um ihre Position zu stärken, oder eine erfahrene Intensivpflegekraft teilt ihr Erfahrungswissen über kritische Patientensituationen nicht mit jüngeren Kolleg:innen.

Im Wissensmanagementdiskurs gab es daher Überlegungen, Anreizsysteme für das Teilen von Wissen einzuführen (z.B. durch Bonussysteme für Einträge in einer Wissensdatenbank). Diese Anreizsysteme haben sich allerdings als problematisch erwiesen, weil die Belohnung von Quantität zu einer Flut minderwertiger Beiträge in Wissensdatenbanken geführt hat. Dies geschieht, wenn beispielsweise jeder Eintrag über Behandlungserfahrungen prämiert wird, unabhängig von dessen klinischer Relevanz. Das grundlegende Dilemma beim Setzen von Anreizen für die Wissensteilung besteht auch in der Bewertung der geleisteten Beiträge. Qualitätsbewertungen durch Peer-Review sind zum einen manipulierbar, besonders in kleineren Fachabteilungen, wo sich alle Beteiligten kennen. Zum anderen besteht das Problem der Qualitätskontrolle auch darin, dass Personen, die den Wert medizinischen Wissens bewerten sollen, es bereits besitzen müssten und dies würde die eigentliche Idee des Wissenstransfers überflüssig machen. Die einzige Ausnahme liegt im Wissenstransfer zwischen Novizen und Experten (Wilkesmann u. Wilkesmann 2011). So kann nur ein erfahrener Notfallmediziner beurteilen, ob die Beschreibung einer seltenen Reanimationstechnik richtig und wertvoll ist. Zwar benötigt er selbst diese Information nicht mehr, sie kann aber für Neulinge relevant sein.

Aufgrund dieser Überlegungen ist es vorteilhaft, wenn der Austausch von Wissen nicht durch materielle oder andere selektive Anreize motiviert werden muss, sondern wenn er beispielsweise aufgrund von sozialen Normen oder intrinsischer Motivation heraus geschieht. In gut funktionierenden Klinikteams teilen Ärzt:innen und Pflegekräfte ihr Wissen aufgrund professioneller Kollegialität und Reziprozität nach dem Motto: Heute hilfst du mir bei der Diagnose oder Versorgung der Patient:innen, morgen helfe ich dir.

Ergebnisse der Self-Determination Theory (Ryan u. Deci 2000) zeigen zudem, dass Amotivation entsteht, wenn die Arbeitsumgebung als fremdbestimmt erlebt wird (z.B. durch übermäßige Dokumentationspflichten und strenge Kontrollsysteme). Mitarbeitende beschränken sich in solchen Arbeitsumgebungen auf das Minimum und sind versucht, lediglich Dienst nach Vorschrift zu leisten. Erleben sie hingegen Autonomie in der Versorgung der Patient:innen und Handlungsspielraum bei der Wahl der Behandlungs- oder Pflegemethoden, steigt die intrinsische Motivation zum Wissensaustausch erheblich. Die Gestaltung von Arbeitssituationen in Organisationen ist daher ein möglicher Weg, um Wissensmanagementprozesse zu fördern (vgl. Wilkesmann u. Wilkesmann 2011).

2.4.2 Faktor Organisation

Wie wir gerade gesehen haben, ist das Auftreten von intrinsischer Motivation für den Wissenstransfer umso wahrscheinlicher, je höher die erlebte Handlungsautonomie ist. Studien (Wilkesmann et al. 2009) belegen zudem interessante Unterschiede zwischen formellen und informellen Austauschsettings: In offiziellen Meetings wie Fallbesprechungen oder Fortbildungen geben Mitarbeitende eher Wissen weiter, während sie in informellen Situationen (z.B. beim Kaffee in der Pause oder im Aufenthaltsraum) eher Wissen aufnehmen. Entscheidend ist also, dass die Organisation so gestaltet sein muss, dass Fachkräfte sowohl räumliche als auch zeitliche Möglichkeiten für den Wissenstransfer erhalten. In Krankenhäusern funktioniert dies beispielsweise durch regelmäßige interdisziplinäre Visiten, Tumorboards oder *Morning Reports*. Werden Wissensmanagementaktivitäten jedoch als Zusatzaufgabe nach Feierabend oder am Wochenende erwartet, beteiligt sich kaum jemand freiwillig.

Organisationsstrukturen entscheiden maßgeblich über die Gewährung von Freiräumen. Krankenhäuser funktionieren oft streng hierarchisch und top-down, sprich die Geschäftsführung ordnet neue Budgetgrenzen an, die über Chefärzt:innen an die Assistenzärzt:innen weitergegeben werden. Jedoch zeigen bottom-up Ansätze größeren Erfolg beim Wissensmanagement. Beispiele hierfür sind selbstorganisierte Qualitätszirkel, in denen Pflegekräfte verschiedener Stationen eigenständig Best-Practice-Lösungen entwickeln. Besonders erfolgreich sind hybride Ansätze mit Communitys. Hier erhalten interdisziplinäre Arbeitsgruppen wie Palliativteams oder Hygiene-Kommissionen inhaltliche und zeitliche Freiräume für gemeinschaftliche Arbeit an spezifischen Themen. Die Teilnahme erfolgt freiwillig, gesteuert wird über gemeinsame professionelle Standards, wie den ärztlichen Berufsethos oder pflegerische Qualitätsgrundsätze.

Im Zeitalter der Digitalisierung verschwimmen traditionelle Organisationsgrenzen zunehmend. Moderne Gesundheitsnetzwerke beziehen neben Krankenhauspersonal auch niedergelassene Ärzt:innen, Apotheker:innen, Therapeut:innen und sogar Patient:innen in den Wissensaustausch ein. Telemedizinische Konsile, digitale Patientenakten und Online-Fortbildungsplattformen ermöglichen einen sektorenübergreifenden Wissenstransfer zwischen verschiedenen Gesundheitsdienstleistern. Auch hierzu braucht es entsprechende Freiräume, damit der Wissenstransfer gelingt.

Organisationsstrukturen entscheiden maßgeblich über die Gewährung von Freiräumen.

2.4.3 Faktor Technik

Die Art der technischen Unterstützung in Wissensmanagementprozessen hängt in erster Linie vom jeweiligen Anwendungsbereich ab, der digitalisiert werden soll. Ein Überblick über die jeweiligen Wissensaktivitäten und deren softwaretechnischen Komponenten im Gesundheitskontext wird in Tabelle 1 gegeben.

In der deutschsprachigen wissenschaftlichen Literatur wird der Begriff *Digitalisierung* sehr unterschiedlich verwendet. Im englischsprachigen Raum erfolgt eine differenziertere Betrachtung durch die Unterscheidung zwischen *digitization*, *digitalization* (Tilson et al. 2010: 749) und der *digitalen Transformation* (Oswald et al. 2022).

Der Begriff *Digitization* bezeichnet den grundlegenden Prozess der Umwandlung analoger Daten in digitale Formate (Nullen und Einsen), damit Computer diese Informationen speichern, verarbeiten und übertragen können. Im Gesundheitswesen entspricht dies beispielsweise dem Scannen papierbasierter Patientenakten in PDF-Dateien oder der digitalen Erfassung von Röntgenbildern.

Die *Digitalization* geht darüber hinaus und beschreibt die systematische Nutzung digitaler Technologien zur Verbesserung von Arbeitsprozessen und Dienstleistungen. Ein Beispiel wäre die Einführung elektronischer Patientenakten mit integrierten Workflows, die es Ärzt:innen ermöglichen, Diagnosen direkt digital zu dokumentieren und automatisch an nachgelagerte Bereiche weiterzuleiten.

Die *digitale Transformation* führt durch den strategischen Einsatz digitaler Technologien zu grundlegenden Veränderungen von Geschäftsmodellen, Strategien, Arbeitsprozessen und Organisationsstrukturen. Im Krankenhaus manifestiert sich dies durch die vollständige Neugestaltung der Patientenversorgung, etwa von der telemedizinischen Erstberatung über KI-gestützte Diagnostik bis hin zu vernetzten Behandlungspfaden zwischen verschiedenen Gesundheitsdienstleistern, wodurch traditionelle Organisationsgrenzen aufgelöst werden.

Technologische Entwicklungen von der einfachen *Digitization* bis zur umfassenden *digitalen Transformation* stellen wichtige Enabler dar, können jedoch menschliche Expertise nicht ersetzen. Zwar verfügen KI-Systeme wie LLMs über umfangreiche Informationsmuster, doch echtes medizinisches Wissen entsteht nur durch die Verbindung von theoretischem Verständnis und praktischer Erfahrung. Nachhaltiges Wis-

Tab. 1 Digitale Technologien zur Unterstützung von Wissensmanagementprozessen

Wissensaktivität	Beispiele für Digitalisierungsmöglichkeiten
Wissen suchen, finden und abrufen	■ medizinische Suchmaschinen (z.B. PubMed, Cochrane Library) ■ klinische Leitliniendatenbanken ■ krankenhausinterne Wissensdatenbanken ■ Arzneimittelinformationssysteme
Wissen strukturieren und ablegen	■ elektronische Patientenakten (EPA) ■ klinische Wissensdatenbanken ■ medizinische Wikis ■ OP-Dokumentationssysteme ■ Fallsammlungen mit Verschlagwortung
Wissen verteilen, austauschen und kommunizieren	■ Newsletter ■ fachspezifische Online-Foren ■ interdisziplinäre E-Mail-Verteiler ■ telemedizinische Konsultationsplattformen ■ *Communities of Practice* ■ *Social Software* (z.B. WhatsApp-Gruppen)
Wissen darstellen	■ Expertendatenbanken (Gelbe Seiten) ■ Skill-Datenbanken für Behandlungsverfahren ■ Qualitätsberichte und Leistungsbilanzen ■ Prozessdokumentationen
neues Wissen gewinnen und explizieren	■ Data-Mining in Patientendaten ■ KI-gestützte Diagnosesysteme ■ *Internet of Medical Things* (IoMT) ■ Wearables und Sensortechnologien ■ *Predictive Analytics* für Behandlungsverläufe

sensmanagement erfordert daher die Transformation individueller Lernerfahrungen in organisationale Strukturen und Routinen, damit organisationales Wissen entsteht, das über Personalwechsel hinaus Bestand hat.

Literatur

Argote L, Ingram, P (2000) Knowledge Transfer: A Basis for Competitive Advantage in Firms. Organizational Behavior and Human Decision Processes 82(1), 150–169

Howaldt J, Kamp D, Katenkamp, Kopp R, Wilkesmann M, Wilkesmann U, Rascher I, Herrmann T, Jahnke I (2007) Wissensmanagement in kleinen und mittleren Unternehmen und öffentlicher Verwaltung. Ein Leitfaden. Berlin: Bundesministerium für Wirtschaft und Technologie

Korzybski A (1958) Science and sanity; an introduction to non-Aristotelian systems and general semantics. New York: Institute of General Semantics. International Non-Aristotelian Library Publishing Company

Luhmann N (1985) Soziale Systeme. Frankfurt a.M.: Suhrkamp

Nonaka I, Takeuchi H (1995) The Knowledge-Creating Company: How Japanese Companies Create the Dynamics of Innovation. Oxford: Oxford University Press

North K (2021) Wissensorientierte Unternehmensführung. Wiesbaden: Springer Gabler

Oswald G, Saueressig T, Krcmar H (2022) Digitale Transformation: Fallbeispiele und Branchenanalysen. Wiesbaden: Springer Fachmedien

Polanyi M (1966) The Tacit Dimension. Chicago: University of Chicago Press

Probst G, Raub S, Romhardt K (1998) Wissen managen. Wie Unternehmen ihre wertvollste Ressource optimal nutzen. Wiesbaden: Gabler

Rowley J (2006) The wisdom hierarchy: representations of the DIKW hierarchy. Journal of Information Science 33(2), 163–180

Ryan RM, Deci EL (2000) Self-determination theory and the facilitation of intrinsic motivation, social development and well-being. American Psychologist 55(1), 68–78

Tilson D, Lyytinen K, Sørensen C (2010) Research commentary – Digital infrastructures: The missing IS research agenda. Information Systems Research 21(4), 748–759

Wilkesmann M (2009) Wissenstransfer im Krankenhaus. Institutionelle und strukturelle Voraussetzungen. Wiesbaden: Springer VS

Wilkesmann M, Bassyiouny M, Steden S (2018) Zum Umgang mit Nichtwissen in Zahlen. In: Wilkesmann M, Steden S (Hrsg.) Nichtwissen stört mich (nicht): Zum Umgang mit Nichtwissen in Medizin und Pflege. 217–270. Wiesbaden: Springer

Wilkesmann M, Wilkesmann U (2011) A framework for knowledge transfer as interaction between experts and novices supported by technology. VINE Journal of Information and Knowledge Management Systems 41(2), 96–112

Wilkesmann U (1999) Lernen in Organisationen. Die Inszenierung von kollektiven Lernprozessen. Frankfurt a.M.: Campus

Wilkesmann U (2019) Motivation und Mitgliedschaft in Organisation. In: Apelt M, Bode I, Hasse R, Meyer U, Groddeck VV, Wilkesmann M, Windeler A (Hrsg.) Handbuch Organisationssoziologie. 1–20. Wiesbaden: Springer VS

Wilkesmann U, Wilkesmann M (2018) Wissensmanagement. In: Gessler M, Sebe-Opfermann A (Hrsg.) Handlungsfelder des Bildungsmanagements. Ein Handbuch. 449–474. Bremen: Universität Bremen (2., überarbeitete Auflage)

Wilkesmann U, Wilkesmann M (2019) Wissensmanagement. (Wie) Lässt sich Wissen in der öffentlichen Verwaltung managen? In: Werdes B, Porsch T. (Hrsg.) Lehrbuch Verwaltungspsychologie. 321–346. Göttingen: Hogrefe

Wilkesmann U, Wilkesmann M, Virgillito A (2009) The absence of cooperation is not necessarily defection: Structural and motivational constraints of knowledge transfer in a social dilemma situation. Organization Studies 30(10), 1141–1164

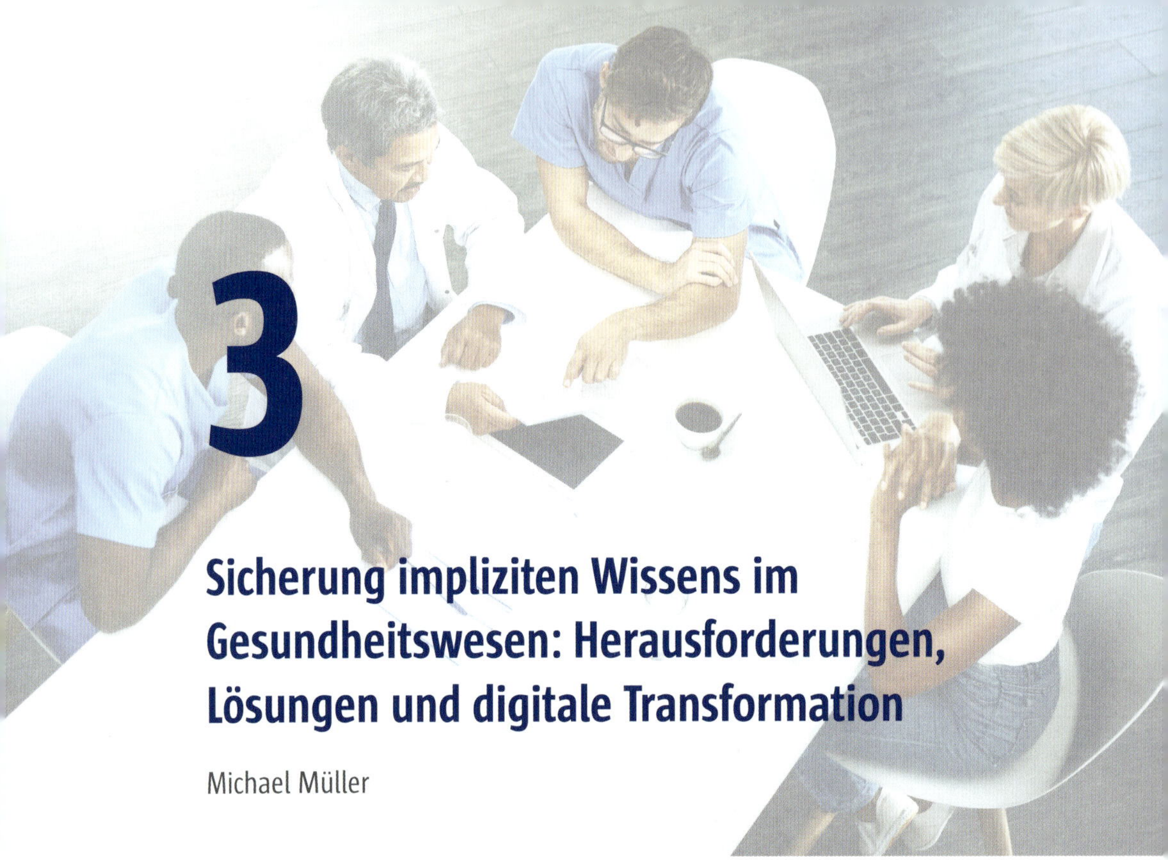

3 Sicherung impliziten Wissens im Gesundheitswesen: Herausforderungen, Lösungen und digitale Transformation

Michael Müller

3.1 Einführung

3.1.1 Motivation

Angesichts des Ausscheidens zahlreicher Wissensträger, des Fachkräftemangels, der klinischen Qualitätsansprüche sowie der wachsenden Dynamik und Komplexität des medizinischen Wissens nimmt auch im Gesundheitswesen die Bedeutung des professionellen Wissensmanagements und speziell der Wissenssicherung immer mehr zu. Weit über 50% des erfolgskritischen Wissens liegt lediglich in impliziter Form und zum Teil nur exklusiv bei einzelnen Wissensträgern vor (Wah 1999). Ende 2024 waren bereits 23% der berufstätigen Ärzte 60 Jahre oder älter (Bundesärztekammer 2024). Die vielfältigen qualitativen Risiken des drohenden Wissensverlusts wurden bereits wissenschaftlich analysiert, z.B. Renteneintritt, Personalfluktuation, Krankheit (Durst u. Zieba 2018). Auch existieren Ansätze, den Schaden durch *Knowledge Loss* und *Knowledge Hiding* quantitativ zu messen, z.B. lange Einarbeitungszeiten (Massingham 2018). Gleichzeitig nimmt der finanzielle Druck im Gesundheitswesen zu, es existieren komplexe Datenschutzrichtlinien und die Berichtspflichten entwickeln sich ständig weiter. Weiterhin laufen in Kliniken hochkomplexe und sicherheitsrelevante Prozesse mit vielen Sonderfällen und Komplikationen ab, die direkt über die Gesundheit von Menschen entscheiden. Die Sicherung des impliziten klinischen Wissens ist deshalb notwendig, um spezielle exklusive Erfahrungen zu sichern, unnötige Wiederholfehler zu vermeiden, die Qualität der Behandlung zu sichern und Risiken zu minimieren. Gleichzeitig wird damit die Lern- und Innovationsfähigkeit medizinischer Einrichtungen gewährleistet.

Generell besteht das Ziel, durch wissensbasierte und lernende Kliniken knappe Ressourcen effizienter einzusetzen sowie die Patientenzufriedenheit und die Wirtschaftlichkeit zu erhöhen. Um diese Potenziale zu heben, muss die Wissenssicherung jedoch ganzheitlich betrachtet werden, mit besonderem Fokus auf die zunehmende Arbeitsverdichtung, Synergien mit dem „Gesunden Führen“, moderne Weiterbildungsimpulse sowie die Integration in bestehende Prozesse wie Qualitätsmanagement und interkulturelles Wissensmanagement.

3.1.2 Zielsetzungen

Ausgehend von diesen Herausforderungen werden in diesem Beitrag die folgenden Fragestellungen zur Einführung digitaler Lösungen zur Wissenssicherung untersucht:

1. Welche Herausforderungen existieren für eine erfolgreiche Umsetzung der Wissenssicherung aus Sicht von Technik, Organisation und Mensch?
2. Welche Lösungen zur Sicherung und zum Transfer impliziten Erfahrungswissens werden in Kliniken bereits eingesetzt?
3. In welchen Reifestufen sollten die Lösungen zur Wissenssicherung im Rahmen der digitalen Transformation eingeführt werden? Mit welchen Aktivitäten des Change-Managements sollten sie begleitet werden?

Für die Beantwortung der Fragestellungen wird eine Literaturanalyse durchgeführt und um die jahrzehntelangen Erfahrungen des Autors im Bereich der Wissenssicherung ergänzt. Die Ausführungen werden anhand von bestehenden Best-Practice-Beispielen veranschaulicht. Der Beitrag fokussiert sich dabei auf den klinischen Kontext, die Wissenssicherung als Teilthema des Wissensmanagements und auf digitale Lösungen.

3.2 Wissensmanagement und Wissenssicherung im Gesundheitswesen

In diesem Kapitel wird der aktuelle Stand der Themen im Gesundheitswesen analysiert und ein strukturierter Handlungsrahmen für Wissensmanagement und Wissenssicherung vorgestellt.

3.2.1 Aktueller Stand des Wissensmanagements und der Wissenssicherung

Explizites und implizites Wissen spielen für die Behandlungsqualität im Gesundheitswesen schon immer eine herausragende Rolle, insbesondere diagnostisches Wissen (Ableitung von Diagnosen aus Anamnese und Symptomen) und therapeutisches Wissen (Ableitung von Medikamentengaben oder Behandlungen aus Anamnese, Symptomen und Diagnosen). Das strukturierte Management dieses Wissens als eigenes explizites Thema spielt im Gesundheitswesen bisher jedoch noch keine hervorgehobene Rolle (Bals et al. 2008).

Dennoch wird in vielen mit Wissensmanagement verwandten Prozessen auf vielfältige Art und Weise professionell mit Wissen umgegangen, z.B. in den Bereichen Qualitäts-, Prozess-, Risiko- und *Lean-Management* sowie Personalentwicklung. Beim Qualitätsmanagement geht es um die Einhaltung standardisierter Abläufe und Berichtspflichten, aber auch um den KVP (*kontinuierlicher Verbesserungsprozess*). Diese Rahmenbedingungen werden typischerweise durch regelmäßige Zertifizierungen geprüft und bestätigt. Beispiele sind die ISO- oder KTQ-Zertifizierung. Beim Prozessmanagement werden primäre und sekundäre klinische Prozesse modelliert, visualisiert und optimiert. Das klinische Risikomanagement identifiziert und teilt über CIRS (*Critical Incident Reporting System*) Beinahe-Fehler in den klinischen Abläufen. Ziel des *Lean Hospital* ist es, die Patientenzufriedenheit durch die Vermeidung von Verschwendungen effizient sicherzustellen. Im Rahmen der Personalentwicklung wird die Weiterbildung geplant sowie E-Learning betrieben.

Explizites und implizites Wissen spielen für die Behandlungsqualität im Gesundheitswesen schon immer eine herausragende Rolle.

Auch Wissensmanagement findet durchaus bereits statt. Beispiele sind die Nutzung medizinischer Fachliteratur, Übergaben nach Schichten, Peer-Reviews, medizinische Wikis und der informelle Wissensaustausch (Evans et al. 2023). In Kapitel I.3.5 werden konkrete Anwendungsbeispiele in Kliniken beschrieben. Die strukturierte Sicherung impliziten Wissens insbesondere beim Ausscheiden oder Wechsel langjähriger klinischer Wissensträger steht jedoch noch am Anfang (Trini 2020).

3.2.2 Das WM⁴-Modell des Wissensmanagements

Als strukturierter Handlungsrahmen ermöglicht das WM⁴-Modell, die diskutierten Maßnahmen entlang der Dimensionen Schalen, Prozesse und Ebenen sowie in Reifegraden systematisch zu analysieren und weiterzuentwickeln (s. Abb. 1) (Müller 2022, S. 31).
Die Dimensionen sind die folgenden:

1. **Schalenmodell:** Beim persönlichen Wissensmanagement geht es um die Kompetenzen und Tools der individuellen Mitarbeitenden in Kliniken. Beispiele sind die Kompetenzen und Tools zum arbeitsbegleitenden Festhalten aktueller Erfahrungen. Auf Teamebene wird das Wissensmanagement in den einzelnen klinischen Organisationseinheiten thematisiert. Das organisationale Wissensmanagement betrifft u.a. die Wissenskultur in der gesamten Klinik und das Commitment der obersten Klinikführung. In der externen Schale wird die Wissensteilung zwischen Kliniken sowie zwischen Kliniken und weiteren klinischen Stakeholdern behandelt.
2. **Prozessmodell:** Basis für das Prozessmodell sind zunächst die klinischen Prozesse mit den vier grundlegenden Phasen Aufnahme, Diagnose, Therapie und Entlassung. Um diese primären Prozesse „wickeln" sich quasi die Prozesse der Wissensarbeit in Form von Wissensnutzung, -entwicklung, -verteilung und -bewahrung (Bals et al. 2008).
3. **Ebenen- bzw. Eisbergmodell:** Dieses unterscheidet die drei Ebenen Technik, Organisation und Mensch. Auf der Ebene Technik geht es um die IT-Tools, die für Wissensmanagement eingesetzt werden, z.B. Wikis für medizinisches Wissen. Auf der mittleren Ebene werden die organisatorischen Rahmenbedingungen

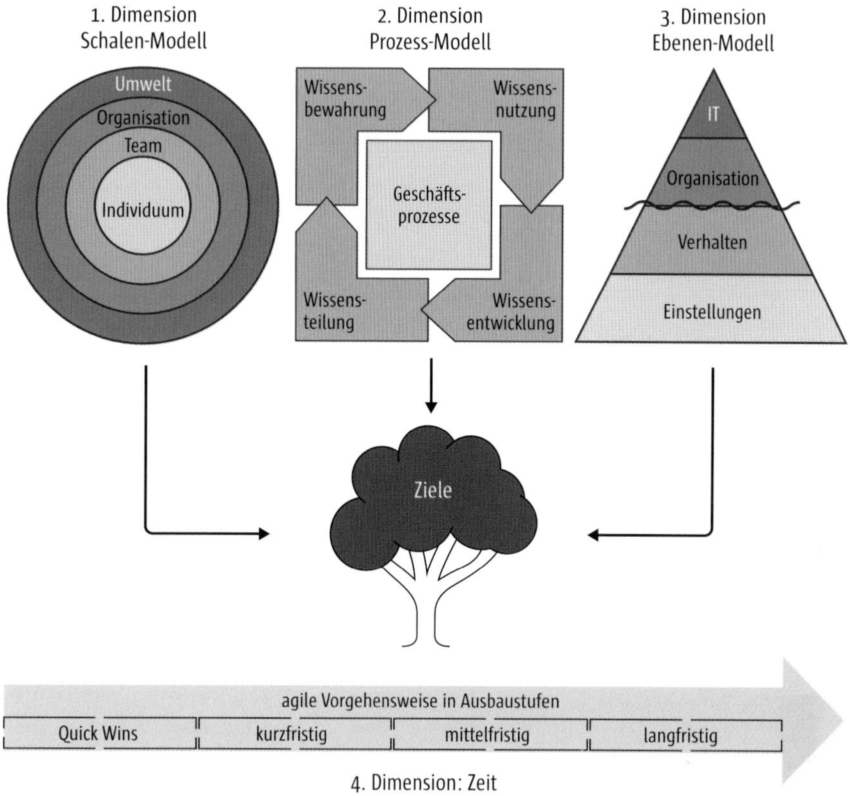

Abb. 1 WM⁴-Modell für Wissensmanagement. Quelle: Müller M (2022) Wissensmanagement klipp & klar. Springer Gabler Wiesbaden, S. 31

thematisiert, z.B. die Einführung eines klinischen Wissensmanagers. Auf der Ebene Mensch, die nochmals in Verhalten und Einstellungen unterteilt ist, besteht das Ziel darin, eine positive Wissenskultur in Kliniken zu etablieren sowie zur Wissensteilung zu motivieren.

4. **Zeitmodell**: Hier wird die zeitliche Einführung des Wissensmanagements in Reifestufen in Quick Wins sowie eine kurz-, mittel- und langfristige Perspektive unterteilt.

Im Mittelpunkt aller Aktivitäten des Wissensmanagements stehen die Ziele der hochqualitativen Patientenversorgung und der Wirtschaftlichkeit, aus denen Wissensziele auf normativer, strategischer und operativer Ebene abgeleitet werden. Die Dimensionen sind kombinierbar, sodass sich für die ersten drei Dimensionen 64 Handlungsfelder ableiten lassen, deren aktueller Stand in einer Readiness-Analyse erfasst wird und die in einer strategischen und operativen Planung weiterentwickelt werden.

Alle Handlungsfelder sind direkt, z.B. Ebene Technik, oder indirekt für die digitale Transformation hin zur wissensbasierten und lernenden Klinik von hoher Relevanz. Integratives Wissensmanagement bedeutet nicht nur die

Im Mittelpunkt aller Aktivitäten des Wissensmanagements stehen die Ziele der hochqualitativen Patientenversorgung und der Wirtschaftlichkeit.

Integration mit verwandten Disziplinen wie Qualitätsmanagement, sondern auch die Integration aller vier Dimensionen.

3.3 Ein Konzept zur digitalen Wissenssicherung in Kliniken

In diesem Kapitel wird auf der Basis der Analyse der vielfältigen Herausforderungen ein Konzept zur „Konfiguration“ einer digitalen Wissenssicherung bestehend aus einzelnen Lösungen erarbeitet.

3.3.1 Herausforderungen der Wissenssicherung im Gesundheitswesen

Die folgenden Aspekte der Ebene Mensch des WM4-Modells sind den Bereichen Organisation und Team des Schalenmodells zuzuordnen:

- **Arbeitszufriedenheit, Wertschätzung und Vertrauen**: Diese drei Faktoren sind Hygienefaktoren für die Wissensteilung und können nur langfristig optimiert werden.
- **Wissens-, Fehler- und Lernkultur**: Die Vision besteht auch in Kliniken darin, schrittweise die Wissenssicherung und das Lernen aus Fehlern als „New Normal“ zu etablieren.
- **Bedeutung und Übertragbarkeit des Wissens**: Die zukünftige Relevanz der Erfahrungen der klinischen Babyboomer sollte reflektiert werden (*Unlearning*). Und Offenheit für neue Ideen der nächsten Generationen ist zu praktizieren.
- **Rolle der Führungskräfte**: Die motivierende Rolle der Führungskräfte als aktive Wissensmanager ist erfolgskritisch, speziell im Top-Management.

Weitere Herausforderungen betreffen die individuellen Wissensträger:

- **Mindset „Wissen ist Macht“**: Diese Herausforderung wird mit IT-basierten Lösungen zur Wissenssicherung nur schwer zu überwinden sein.
- **Faktor Zeit**: Die knappe Zeit, um die eigenen Erfahrungen zu dokumentieren, kann mit IT-basierten Lösungen und speziell Lösungen der generativen KI überwunden werden.
- **Selbstverständlichkeit von Entscheidungen**: Aufgrund von langjährigen Erfahrungen, Routine und Intuition erscheint einem Wissensträger vieles selbstverständlich, ohne dass ihm die exklusive Implizitheit seines Wissens bewusst ist.
- **Intuition, Bauchgefühl und Kreativität**: Hier liegt wahrscheinlich die Grenze der Dokumentierbarkeit von *Tacit Knowledge*.

Weitere Herausforderungen sind der Ebene Organisation des WM4-Modells zuzuordnen. Insbesondere im medizinischen Kontext sind die Qualitätsbewertung des impliziten Wissens und die Aktualisierung des Wissens sicherzustellen (Bals et al. 2008). Ferner sollte Wissensmanagement nicht ein weiteres Silo darstellen, sondern mit bestehenden Ansätzen wie Qualitäts-, Risiko-, Innovations- und Ideenmanagement integriert werden (Zuchowski 2019). So ist Wissensmanagement 2015 in die ISO-Zertifizierung aufgenommen worden und *Lessons Learned* können das Qualitätsmanagement bereichern (Krause 2017). CIRS (*Critical Incident Reporting System*) kann auch durch die Wissenssicherung ausscheidender Ärzte gespeist werden. Wissen über Verschwendungen im Sinne des *Lean Hospital* kann Gegenstand von Lösungen der Wissenssicherung sein. Prozess- und Wissenslandkarten können fusioniert und durch prozessorientiertes Wissensmanagement und die Sicherung von Best Practices Synergien entfalten. Geteiltes Wissen und die Kombination mit neuen Ideen bei Übergaben können die Basis für Innovationen darstellen.

3.3.2 Lösungen zur digitalen Wissenssicherung

Dabei werden die Lösungen in unterschiedliche Kategorien eingeordnet, wobei idealerweise eine gezielte Kombination der verschiedenen Ausprägungen stattfinden sollte:

- **Wissensquelle**: Die personenbezogene Wissenssicherung bezieht sich auf ausscheidende oder wechselnde klinische Wissensträger. Insbesondere bei dieser Form der Wissenssicherung gilt es, noch brachliegende Potenziale in Kliniken auszuschöpfen. Aber auch projekt- oder fallbezogenes Wissen sollte gesichert werden.
- **Art der Wissenssicherung**: Die Dokumentation von Erfahrungswissen sollte mit dem mündlichen Wissenstransfer kombiniert werden, um die Vorteile beider Ansätze synergetisch auszuschöpfen. Die Wissensdokumentation stößt insbesondere bei Intuition und Anwendung der fünf Sinne im klinischen Kontext an ihre Grenzen.
- **Anwendungszeit**: Ferner sollte die Wissenssicherung arbeitsbegleitend und kurz vor dem Ausscheiden stattfinden. Die kontinuierliche Wissenssicherung ist gerade im klinischen Kontext aufgrund der Komplexität, Differenziertheit und Dynamik des Wissens notwendig.
- **Prozessbegleitung**: Wissenssicherung kann ohne und mit Prozessbegleitung durchgeführt werden. Insbesondere bei zeitlich stark eingebundenen klinischen Wissensträgern kann eine entsprechende Begleitung hilfreich sein (*Expert Debriefing*).
- **Digitalisierungsgrad und KI-Einsatz**: Es gibt Ansätze, die prinzipiell ohne IT auskommen, digitale Lösungen erhöhen jedoch die Effizienz der Ansätze.

Die Erstellung und Pflege von Wissenslandkarten mit Mindmapping-Tools stellen ein Beispiel für die digitale Wissenssicherung in Kliniken dar (Führer u. Gneisz 2017). Wichtig ist auch, die Priorisierung des Erfahrungswissens mit den folgenden Kriterien strukturiert durchzuführen, da nicht das gesamte Erfahrungswissen gesichert werden kann:

- **Exklusivität**: sofern nicht bei anderen Mitarbeitenden vorhanden
- **Implizitheit**: nicht dokumentiert
- **Zukunftsrelevanz**: für die zukünftigen Tätigkeiten weiterhin relevant
- **Risikopotenzial**: ohne diese Erfahrungen Qualitäts-, Zeit- und Kostenverluste möglich

Ferner wird die eigentliche Sicherung des Wissens ergänzt durch integrierte Lösungen zur Wissensnutzung in Form von wissensbasiertem Onboarding, E- und *Micro-Learning* sowie Decision-Support-Systems, wodurch die Potenziale der Integration der einzelnen Wissensprozesse im WM^4-Modell deutlich werden.

3.4 Digital Knowledge Retention Transformation für Kliniken

Generell schreitet die digitale Transformation im Gesundheitswesen zwar voran, jedoch nicht so schnell wie erhofft, z.B. bei der elektronischen Patientenakte (ePA) (Geibel 2025). Gründe dafür sind u.a. der fehlende Mut für das große Ganze, die Heterogenität der IT-Infrastrukturen, Abhängigkeiten von den Interessen kommerzieller IT-Anbieter und Datenschutzbestimmungen sowie generell politische Trägheit bzw. Versäumnisse.

> ***Generell schreitet die digitale Transformation im Gesundheitswesen zwar voran, jedoch nicht so schnell wie erhofft.***

Der Beitrag entwickelt Empfehlungen, in welchen Reifestufen die integrierten digitalen Lösungen zur Wissenssicherung eingeführt werden können. Die Herausforderungen auf der Ebene Technik des WM⁴-Modells umfassen nach dem Kano-Modell insbesondere:

- **IT-Hygienefaktoren:** konsequenter Datenschutz, hohe Performance, Ausfallsicherheit, einfache Bedienbarkeit, Assistenzcharakter der Funktionalität
- **IT-Leistungsfaktoren:** Metadaten wie Qualitätsstatus, Single-Source-Prinzip ohne Informationsredundanzen, multimediale Inhalte, integrierte Informationsquellen ohne Medienbrüche
- **IT-Begeisterungsfaktoren:** vernetzte und multidimensionale Inhalte, *Single Sign-On* (SSO) mit nur einem Passwort, Konvergenz zu einer einzigen App, individualisierte Dashboards, mobiler Zugriff

Daraus ergibt sich ein Konzept der *Digital Knowledge Transformation* mit dem Fokus auf Wissenssicherung:

1. **IT-Bordmittel:** Hier werden bestehende Tools wie MS Office (insbesondere Excel, Outlook) und MS Teams sowie die klinische IT-Infrastruktur wie Intranet ohne neue IT-Investitionen für Wissensmanagement eingesetzt.
2. **Wissenslandkarten:** Im nächsten Reifegrad können kostengünstige Softwarelösungen für das Wissensmanagement wie Mindmapping-Tools genutzt werden.
3. **Communities:** Zur Unterstützung der virtuellen Wissensteilung können Collaboration- und Videokonferenz-Tools wie MS Teams oder Slack sowie Blogging- und *Micro-Blogging-Systeme* eingesetzt werden.
4. **Wikis:** Wissensdatenbanken wie Wikis stellen die nächste Ausbaustufe dar. Deren Erfolg setzt jedoch „Wiki-Gärtner“ für die kontinuierliche Aktualisierung und ein reflektiertes Konzept zur Qualitätsbewertung der Inhalte voraus.
5. **KI-Lösungen:** Diese können u.a. für Onboarding, E-Learning und *Expert Debriefing* genutzt werden. Auch hierbei existieren wiederum eigene Ausbaustufen bis hin zur angewandten Forschung. Bereits verfügbar sind z.B. Transkriptionslösungen, Tools zur Informationsextraktion und intelligente Suchfunktionen. Weiterführende Lösungen der generativen KI können zukünftig das *Smart Expert Debriefing* unterstützen.

Parallel dazu muss es einen weiteren technischen Strang für Qualitätsmanagement usw. geben, der integriert und koordiniert weiterentwickelt wird – ohne Redundanzen, Silos und Doppelarbeiten (Zuchowski 2019).

Der parallele organisatorische Strang umfasst u.a. die Weiterbildung im Wissensmanagement, die Optimierung der Wissensprozesse, die organisatorische Verankerung des Themas (z.B. in der Personalentwicklung), die Etablierung eines *Clinical Chief Knowledge Officer* (CKO) wie im englischen National Health Service und ggf. Prozessbegleiter, unterstützt durch das Top-Management inklusive Budgetfreigabe (Bornemann 2007). Der Faktor Mensch zielt auf Motivation zur Wissensteilung durch Information, Partizipation und Qualifikation sowie auf schnelle konkrete Erfolgserlebnisse ab.

3.5 Best-Practice-Beispiele aus dem Gesundheitswesen

Die dargestellten Reifestufen werden anhand von bestehenden Best Practices aus dem Gesundheitswesen veranschaulicht, zunächst auf der Ebene Organisation:

- **strategisches Wissensmanagement:** Die Heiligenfeld Kliniken haben mit der „Wissensbilanz – Made in Germany" immaterielle Vermögenswerte erfasst und bewertet, um diese strategisch weiterzuentwickeln, z.B. durch gezielte Schließung von Wissenslücken (Bornemann 2007).
- **Weiterbildung zu Wissensmanagement:** Dies betrifft alle Zielgruppen: Mitarbeitende, Führungskräfte, Top-Manager und Wissensmanager. Im Zertifikatslehrgang „Leadership im Gesundheitswesen" an der HS Ansbach wird dies seit vielen Jahren betrieben. Seminare zum Wissensmanagement werden in der Charité und im Leopoldina-Krankenhaus angeboten.

Die folgenden Best Practices beschreiben Lösungen der Ebene Technik und sind weitgehend den entwickelten Reifegraden im Kapitel I.3.4 zugeordnet:

- **Wissenslandkarten in Kliniken:** Angesichts der bevorstehenden Pensionierung und Umschichtung mehrerer Wissensträger in einem kurzen Zeitraum wurden im Donauspital Wien Wissenslandkarten erstellt (Führer u. Gneisz 2017). Dies erfolgte ebenso für das exklusive Erfahrungswissen langjähriger Wissensträgerinnen zu Becken-Bein-Gipsen und beim Schreibdienst im Leopoldina-Krankenhaus (Kugler 2024, S. 61–63).
- **Knowledge Communities:** Durch ein Wissensportal u.a. mit Foren, Mediendatenbank und semantischer Suche wurde bei den Kliniken Oberallgäu die Kommunikation zwischen Medizin, Pflege und Verwaltung intensiviert und die Effizienz der Abläufe gesteigert (Geckle 2007). Das „Medical Valley"-Ökosystem in der Europäischen Metropolregion Nürnberg ermöglicht einen Austausch mit allen relevanten Akteuren, um Innovationen zu fördern (Medical Valley 2025).
- **Expert Debriefing:** Der Oberarzt Dr. Trini hat mit dem Autor ein Konzept zur Sicherung und zum Transfer des Erfahrungswissens ausscheidender oder wechselnder Ärzte am Beispiel leitender Ärzte im Klinikum Fürth entwickelt, beginnend mit Kontaktaufnahme über Mindmapping, *One Day Storytelling Light* anhand typischer Patientenwege im Klinikum sowie Erstellen von Mikroartikeln und Kurzvideos bis hin zum Team-Syntegrity-Ansatz (Trini 2020).

- **medizinische Wikis:** In der Klinik Adelheid AG wurde ein internes Wissensmanagement-System auf Basis eines Drupal-Wikis aufgebaut, mit zentralem Zugang zu technischem und organisatorischem Wissen sowie sicherer und strukturierter Ablage statt individuellen Dateien (Steiner 2025). Das KKB-Wiki (*Klinik Kompetenz Bayern eG*) fördert den Wissensaustausch zwischen den kommunalen Kliniken in Bayern und teilt u.a. Wissen zu gemeinsamen Arbeitskreisen (Müller 2022, S. 242–243).

Die Beispiele zeigen, dass digitale Wissenssicherung in Kliniken bereits umgesetzt wird, und bestätigen die Relevanz eines schrittweisen Vorgehens.

3.6 Fazit

3.6.1 Zusammenfassung

Bezüglich der drei zentralen Fragestellungen im Kapitel I.3.1 wurden die folgenden Erkenntnisse gewonnen:

1. In dem Beitrag wurden die wichtigsten Herausforderungen der Wissenssicherung im klinischen Kontext identifiziert: Ebene Mensch, z.B. Motivation zur Wissensteilung, Zeitknappheit der Wissensträger; Ebene Organisation, z.B. Qualitätsbewertung, Aktualisierung des Wissens, Integration mit bestehenden Ansätzen wie Qualitäts- und Risikomanagement; Ebene Technik, z.B. Single-Source-Prinzip.
2. Kliniken setzen bereits Methoden zum Wissenstransfer ein, z.B. Übergaben und Peer-Reviews. Aber auch spezielle Lösungen zur Wissenssicherung wie Wissenslandkarten, *Expert Debriefing*, Storytelling und Wikis können im Gesundheitswesen noch intensiver genutzt werden. Dabei sind die Dokumentierbarkeit klinischen Wissens und die Sicherung exklusiven Wissens bei Altersruhestand zu berücksichtigen.
3. Die agile Einführung digitaler Lösungen zur Wissenssicherung sollte in klar strukturierten Reifegraden über fünf bis zehn Jahre ausgehend von einer Readiness-Analyse in den drei parallelen, integrierten Strängen Technik, Organisation und Mensch erfolgen.

3.6.2 Diskussion

Die Übertragung der dargestellten Ansätze auf das gesamte Gesundheitswesen sowie auf ein umfassendes Wissensmanagement erfordert weitere empirische Validierung. Viele Ausführungen basieren auf aktueller Literatur und praktischen Erfahrungen des Autors; diese sollten künftig systematisch evaluiert und hinsichtlich Wirtschaftlichkeit und Wirkung überprüft werden. Bei den Herausforderungen im Change-Management müssen zudem Reformdruck, Arbeitsverdichtung, Compliance-Anforderungen und interkulturelle Aspekte berücksichtigt werden. Die Potenziale generativer KI wurden aufgezeigt, konnten jedoch aufgrund des begrenzten Umfangs nicht vertieft werden.

3.6.3 Ausblick

Angesichts der aktuellen Herausforderungen wie des demografischen Wandels und der Personalfluktuation wird die Bedeutung der Wissenssicherung im Gesundheitswesen weiter zunehmen, um Patientensicherheit, Behandlungsqualität und Kontinuität der Versorgung sicherzustellen. Gesichertes Wissen über bewährte Abläufe steigert Kosteneffizienz und Wirtschaftlichkeit der Kliniken.

Die bestehenden Lösungen zur Wissenssicherung müssen in Zukunft an die speziellen Anforderungen dieses Bereichs angepasst, evaluiert und optimiert werden, z.B. *Expert Debriefing* für Ärzte oder Storytelling für Pflegeleitungen. Dabei sind organisatorische Konzepte zu etablieren, mit denen implizites Erfahrungswissen systematisch evaluiert und aktualisiert sowie mit bereits konsolidiertem explizitem Fachwissen integriert wird.

Zukünftig muss Wissenssicherung enger mit etablierten Ansätzen des Qualitäts-, Prozess-, Projekt-, Risiko-, *Lean*- und agilen Managements sowie der Personalentwicklung und speziell des Onboardings und *Micro-Learnings* verknüpft werden, z.B. prozessorientiertes Wissensmanagement in Kliniken, Sicherung von Wissen zu klinischen Risiken oder agile Retrospektiven in Projekten. Bei der agilen Einführung digitaler Lösungen zur Wissenssicherung sind vor allem eine gezielte Schulung aller Stakeholder, ausreichende zeitliche Ressourcen und eine positive Fehler- und Wissenskultur entscheidend.

Die generative KI bietet auch beim Wissensmanagement im Gesundheitswesen enorme Produktivitätspotenziale, aber auch kritische Risiken (Geibel 2025). KI-basierte Assistenten und Chatbots können die Wissenssicherung, das Onboarding und die Weiterbildung in Kliniken deutlich unterstützen. Dabei müssen aber auch die spezifischen Herausforderungen der generativen KI wie Akzeptanz und Vertrauen, Kooperation von Mensch und Maschine, Vermittlung von KI-Wissen (*AI Literacy*) sowie Datenschutz berücksichtigt werden.

Literatur

Bals R, Middeke M, Klose, KJ (2008) Wissensmanagement in der Medizin: Die praktische Umsetzung ist komplex. Deutsches Ärzteblatt 105(4), 151–156

Bornemann M (2007) Der Gesundheit zuliebe. Wissensmanagement 3, 14–16

Bundesärztekammer (2024) Ergebnisse der Ärztestatistik zum 31.12.2024. Bundesärztekammer Berlin. URL: https://www.bundesaerztekammer.de/baek/ueber-uns/aerztestatistik/2024 (abgerufen am 27.10.2025)

Durst S, Zieba M (2019) Mapping knowledge risks: towards a better understanding of knowledge management. Knowledge Management Research & Practice 17(1), 1–13

Evans TR et al. (2023) A systematic scoping review on the evidence behind debriefing practices for the wellbeing/emotional outcomes of healthcare workers. Frontiers in Public Mental Health 14(March)

Führer M, Gneisz L (2017) SMZ Ost: Generationenwechsel managen – Eine „Wissenslandkarte" für mehr Patient-Innensicherheit im Spital. In: Bartz M et al. (Hrsg.) Unternehmen der nächsten Generation. 351–362. Springer-Verlag Wiesbaden

Geckle M (2007) Theorie und Praxis des Wissensmanagements: Erfolgskriterien der Implementation von Wissensmanagementsystemen im Krankenhauswesen – Am Beispiel der Kliniken Oberallgäu gGmbH. Diplomarbeit, Hochschule der Medien Stuttgart, Diplomica Hamburg

Geibel RC (2025) Die Chancen der Digitalisierung und KI im Krankenhaus-Bereich. Management & Krankenhaus. URL: https://www.management-krankenhaus.de/news/die-chancen-der-digitalisierung-und-ki-im-krankenhaus-bereich (abgerufen am 27.10.2025)

Krause T (2017) Schwerpunkt Wissensmanagement – Wissenssicherung im Krankenhaus und die Rolle des Qualitätsmanagements. Klinik-Wissen-Managen, Thieme & Frohberg GmbH Berlin. URL: https://klinik-wissen-managen.de/wp-content/uploads/2021/06/0417_Schwerpunkt_Wissensmanagement.pdf (abgerufen am 27.10.2025)

Kugler X (2024) Sicherung von implizitem Erfahrungswissen in Kliniken: Herausforderungen, Lösungspotenziale und Nutzeffekte. Masterarbeit, Hochschule Ansbach

Massingham PR (2018) Measuring the impact of knowledge loss: a longitudinal study. Journal of Knowledge Management 22(4), 721–758

Medical Valley (2025) URL: https://www.medical-valley-emn.de (abgerufen am 27.10.2025)

Müller M (2022) Wissensmanagement klipp & klar. Springer Gabler Wiesbaden

Steiner R (2025) Klinik Adelheid AG – Wissensmanagement mit Drupal Wiki. Referenzbericht in Drupal Wiki. URL: https://drupal-wiki.com/referenzen/klinik-adelheid/ (abgerufen am 27.10.2025)

Trini F (2020) Expert Debriefing of Physicians – Entwicklung eines Konzepts zur Sicherung und zum Transfer des Erfahrungswissens ausscheidender oder wechselnder Ärzte am Beispiel leitender Ärzte im Klinikum Fürth. Masterarbeit, Hochschule Ansbach

Wah L (1999) Making Knowledge Stick. Management Review 88(5), 24–33

Zuchowski ML (2019) Wissensmanagement in der Medizin: Wie Digitalisierungsprozesse das Gesundheitswesen verändern. Wissensmanagement 3, 40–42

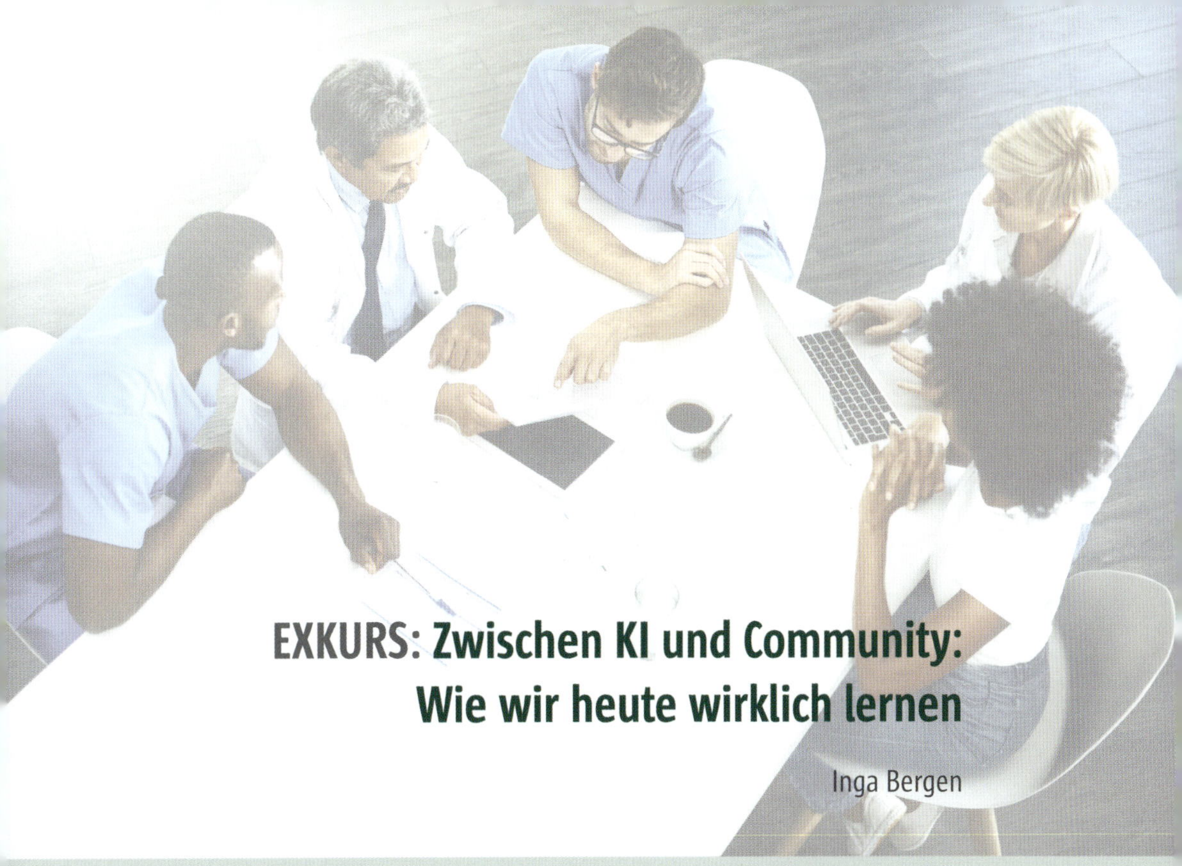

EXKURS: Zwischen KI und Community: Wie wir heute wirklich lernen

Inga Bergen

Meinem Artikel liegt eine persönliche Geschichte zugrunde. Zwar habe ich einen akademischen Abschluss, aber vieles von dem, was ich in meinem Leben gemeistert habe, habe ich nie formal gelernt. Ich habe mich immer wieder ins kalte Wasser geworfen und mir das nötige Wissen on the Job angeeignet: durch Bücher, durch das Internet, vor allem aber durch Menschen in meinem Netzwerk, deren Erfahrungen ich nutzen konnte. Ergänzt habe ich dieses Lernen durch gezielte Weiterbildungen, die mir genau das vermittelt haben, was ich in einer bestimmten Rolle brauchte, etwa das betriebswirtschaftliche Fundament, das für meine Arbeit als CEO entscheidend war. Damit war ich – ohne es bewusst zu planen – ein Trendsetter. Die klassischen Modelle der Wissensvermittlung, also mehrjährige Studiengänge mit festgelegten Curricula, passen nicht mehr in eine Welt, in der sich Wissen und Gesellschaft in rasantem Tempo verändern. Digitalisierung und Künstliche Intelligenz beschleunigen diese Dynamik zusätzlich. Gleichzeitig zeigt sich, dass nachhaltiges Lernen nicht allein durch die Vermittlung von Fakten gelingt, sondern vor allem durch Erfahrungen, Beziehungen und Eigenverantwortung. Ich habe das selbst in meinem Werdegang erlebt: Gelernt habe ich weniger aus Vorlesungen, sondern durch Learning by doing, durch Mentor:innen, durch Austausch mit Menschen. Dieser Artikel verbindet persönliche Erfahrungen mit aktuellen wissenschaftlichen Erkenntnissen und plädiert für eine Neuausrichtung der Lern- und Wissenskultur.

Warum wir die Speichermentalität loswerden müssen

Wenn ich auf meinen eigenen Weg zurückschaue, habe ich das Wichtigste nie in Lehrbüchern oder Prüfungsordnungen gelernt. Ich habe gelernt, indem ich Verantwortung übernommen habe, in Situationen, in denen es keine klaren Anleitungen gab. Ich habe gelernt, weil Menschen ihre Erfahrungen mit mir geteilt haben, weil ich ausprobieren durfte, Fehler machen durfte und durch Beziehungen in neue Rollen und Kontexte hineingewachsen bin.

Diese Erfahrung deckt sich mit einem Trend, den wir heute überall sehen: Wissen veraltet schneller, als Lehrpläne überarbeitet werden können. Die OECD spricht schon seit Jahren davon, dass die „Halbwertszeit" von Wissen schrumpft und Inhalte in vielen Fachgebieten bereits nach wenigen Jahren obsolet sind (OECD 2011). Gleichzeitig zeigen Studien, dass Künstliche Intelligenz in der Lage ist, Informationen in Sekunden aufzubereiten, die früher mühsam erarbeitet werden mussten. Damit wird klar: Informationen sind kein knappes Gut mehr. Knapp sind nur noch die Räume, in denen wir lernen, diese Informationen sinnvoll einzuordnen, zu hinterfragen und in Handlung zu übersetzen.

Wissen im Wandel

Die klassische Idee von Bildung als „Speicher" funktioniert in einer Welt, die sich immer schneller dreht, nicht mehr. Schon 2011 beschrieb die OECD, dass sich das Wissen in vielen Bereichen alle fünf bis zehn Jahre erneuert (OECD 2011). Die Stanford-Professorin Tina Seelig beschreibt Lernen heute als einen Prozess, in dem Inhalte nur eine Dimension sind, die eigentliche Kompetenz aber in der Fähigkeit liegt, Verbindungen herzustellen, Fragen zu stellen, Perspektiven zu wechseln (Seelig 2021).

Wenn KI heute schon medizinische Diagnoseaufgaben in Studien besser lösen kann als der Durchschnitt von Fachärzt:innen (Nori et al. 2023), dann zeigt das, wie stark sich die Rolle des Menschen verschiebt. Die Aufgabe ist nicht mehr, Fakten zu reproduzieren, sondern kritisch zu reflektieren, in Diskurse zu treten, zu kontextualisieren – und vor allen Dingen dann auch, dieses Wissen so weiterzugeben, dass Empfänger:innen es auch einordnen und ihm vertrauen können.

Die klassische Idee von Bildung als „Speicher" funktioniert in einer Welt, die sich immer schneller dreht, nicht mehr.

Auch in Unternehmen sehen wir diesen Wandel: Fachwissen allein reicht nicht mehr aus. Immer mehr Organisationen setzen auf kontinuierliche Lernprozesse, agiles Arbeiten und die Fähigkeit, Wissen im Team dynamisch zu verknüpfen. Statt Expertenwissen zu horten, geht es darum, Wissen offen zugänglich zu machen und kollektive Lernprozesse zu fördern.

Das ist eine *fundamental neue Herangehensweise*, insbesondere für die Medizin. Während es in der Wirtschaft längst üblich ist, Wissen offen zu teilen, gilt im Gesundheitswesen vielerorts noch eine klare Grenze: Ärztliches Wissen wird in Deutschland in zahlreichen Fällen nicht direkt an Patient:innen weitergegeben, etwa bei detaillierten Befundinterpretationen oder bei Leitlinien, die allein approbierten Ärzt:innen vorbehalten sind. Dieses *asymmetrische Wissensmodell* gründet auf der Annahme, dass medizinische Informationen für Laien zu komplex, missverständlich oder potenziell gefährlich sein könnten.

Doch gerade hier zeigt sich ein Widerspruch: Patient:innen sind längst nicht mehr passive Empfänger:innen von Informationen. Sie googeln Symptome, tauschen sich in Online-Communitys aus, sie folgen Influencern auf Social Media (um nur ein Beispiel zu nennen, der #ADHS ist einer der meistgeteilten auf TikTok) und nutzen digitale Tools, um eigene Gesundheitsdaten zu erheben und zu interpretieren. Damit wird ein erheblicher Teil von Wissen (trotz regulatorischer Beschränkungen) faktisch frei zugänglich und entwickelt ein komplexes Eigenleben. Problematisch ist, dass diese Informationen auch von Menschen konsumiert werden, die sich selbst nicht als gesundheitskompetent erleben, was die Gefahr von Fehldeutungen erhöht.

Vor diesem Hintergrund stellen sich mehrere Fragen:

- **regulatorische Dimension:** Welche Rolle spielen bestehende Vorgaben, etwa das Heilmittelwerbegesetz oder die Verschreibungspflicht, die medizinische und pharmakologische Informationen bewusst nur Fachkreisen zugänglich machen? Diese Dimension muss komplett neu betrachtet und neu gestaltet werden, weil sie nicht mehr passt.
- **interprofessionelle Dimension:** Wie beeinflusst der eingeschränkte Zugang zu Informationen den Austausch zwischen Berufsgruppen (z.B. Ärzt:innen und Pflege) und zwischen unterschiedlichen Qualifikationsstufen innerhalb derselben Profession (Pflegefachpersonen vs. Pflegehilfskräfte)? Das kann ich nicht beantworten, aber es ist ebenfalls eine Frage, die im digitalen Zeitalter neu gestellt werden muss.
- **gesellschaftliche Dimension:** Wenn nahezu alles Wissen über digitale Kanäle prinzipiell verfügbar ist, steigt die Bedeutung von verlässlichen und niedrigschwelligen Quellen sowie von Navigationshilfen (oder der Vermittlung von Navigationskompetenz) und Leitplanken, um Orientierung und Schutz vor Desinformation zu gewährleisten. Stichworte sind hier *Health Literacy*, Medienkompetenz und Digitalkompetenz. Diese drei Dimensionen können nicht mehr getrennt voneinander betrachtet werden.

Der veränderte Zugang zu Wissen hat übrigens auch direkte Auswirkungen auf die *ärztliche Aufklärungspflicht*. Ärzt:innen stehen heute nicht nur in der Verantwortung, Risiken, Alternativen und Nutzen medizinischer Maßnahmen darzulegen. Vielmehr müssen sie Informationen in einem Umfeld vermitteln, in dem Patient:innen bereits vorinformiert sind, mitunter durch Quellen zweifelhafter Qualität. Damit verschiebt sich die ärztliche Rolle zunehmend von der reinen Wissensweitergabe hin zur *kontextualisierenden Einordnung und Korrektur*. Das funktioniert sicher nicht in wenigen Minuten oder mit einem klassischen Aufklärungsbogen. Ärzt:innen (und medizinisches Personal im Allgemeinen) sind heute gar nicht dafür ausgebildet, in diesem Spannungsfeld zu navigieren. Eigentlich ist es noch dramatischer: es ist fraglich, ob sie immer wissen, dass sie es mit einer neuen Gemengelage zu tun haben.

Aus dieser Entwicklung ergeben sich *Chancen und Risiken* zugleich:

- **Chancen**, weil Patient:innen, die Zugang zu verständlich aufbereiteten Informationen haben, aktiver in die Therapie eingebunden werden können und bessere Behandlungsergebnisse erzielen
- **Risiken**, weil fehlende Strukturierung und unkontrollierter Zugang zu Halbwissen bei gleichzeitiger mangelnder Kommunikationsfähigkeit des medizinischen Fachpersonals zu Fehlinformation, unnötiger Verunsicherung oder sogar Therapieabbrüchen führen können

In einer digitalen, zunehmend von KI durchdrungenen Welt ist das alte, asymmetrische Wissensmodell daher nicht mehr zeitgemäß, so wie eben auch der Nicht-Fokus auf vermeintlich weiche Kompetenzen wie Kommunikation. Notwendig ist vielmehr ein neues Verständnis von *transparenter, aber zugleich qualitätsgesicherter Wissensvermittlung*, das Regulierungen, Professionengrenzen und Patientenrollen gleichermaßen berücksichtigt.

Lernen durch Beziehungen und Eigenverantwortung

Für mich persönlich war das schon immer der Weg. Ich habe nicht über starre Curricula gelernt, sondern über Recherche und Beziehungen. Wenn ich etwas im Kontext recherchiert habe, mir jemand etwas gezeigt hat, das er oder sie selbst erlebt hat, dann blieb es hängen. Wenn ich in Projekten Verantwortung übernommen habe, auch mit dem Risiko zu scheitern, dann habe ich wirklich gelernt. Und wenn ich mit Menschen im Dialog stand, dann habe ich den Sinn verstanden, nicht nur die Information.

Dieses erfahrungsbasierte Lernen ist nicht nur eine persönliche Haltung, sondern deckt sich auch mit Konzepten wie *Communities of Practice* (Wenger 1998), die zeigen, wie Wissen durch gemeinsame Praxis und Austausch entsteht. Mentoring, Coaching, kollektives Lernen – all das sind Formen, die implizites Wissen weitergeben, das sich in Lehrbüchern gar nicht abbilden lässt. Der Begriff *Communities of Practice* (CoP) wurde erstmals von Jean Lave und Etienne Wenger (1991) im Rahmen des Konzepts des *Situated Learning* geprägt. Wenger (1998) definiert *Communities of Practice* als:

> *„Gruppen von Menschen, die ein Anliegen, eine Reihe von Problemen oder eine Leidenschaft für ein Thema teilen und die durch kontinuierliche Interaktion ihr Wissen und ihre Expertise in diesem Bereich vertiefen." (Wenger 1998)*

Eine *Community of Practice* zeichnet sich durch drei zentrale Dimensionen aus:

1. **gemeinsames Anliegen (domain)**: ein klar umrissenes Interessens- oder Wissensgebiet, das die Mitglieder miteinander verbindet
2. **Gemeinschaft (community)**: soziale Beziehungen und ein Vertrauensraum, die durch wiederholte Interaktionen entstehen
3. **Praxis (practice)**: ein gemeinsames Repertoire an Erfahrungen, Werkzeugen, Methoden, Geschichten und Lösungsansätzen, das von den Mitgliedern gemeinsam entwickelt und gepflegt wird (Wenger 1998, 72ff.)

In meiner Laufbahn gab es viele Momente, in denen ich ohne formale Qualifikation in eine Rolle hineingewachsen bin. Als ich zum ersten Mal die Verantwortung als CEO übernommen habe, hatte ich kein klassisches betriebswirtschaftliches Studium. Das war kein Makel, im Gegenteil: Es war der Schlüssel, um flexibel und praxisnah zu handeln.

Eigenverantwortliches Lernen bedeutet, die Initiative zu übernehmen. Nicht darauf zu warten, dass ein Curriculum einen leitet, sondern aktiv nach den besten Quellen zu suchen. Das Internet hat hier neue Möglichkeiten eröffnet. Heute ist fast jedes Wissen zugänglich, aber die Kunst liegt darin, zu filtern, zu bewerten und in die eigene Praxis zu übersetzen.

KI im Klassenzimmer: Sparringspartner, aber kein Denk-Ersatz

Aktuell sorgt eine Studie aus dem MIT Media Lab für Aufsehen. In „Your Brain on ChatGPT" wurden 54 Studierende über vier Monate per EEG begleitet. Die Ergebnisse sind alarmierend: Die ChatGPT-Gruppe zeigte deutlich geringere Gehirnaktivität, schlechteres Erinnern, weniger originelle Essays und weniger Identifikation mit den eigenen Texten als Studierende, die ganz ohne KI oder nur mit Google gearbeitet hatten (MIT Media Lab 2025).

Künstliche Intelligenz verändert die Lernlandschaft fundamental. KI kann Wissen strukturieren, aktualisieren und adaptiv vermitteln. Sie kann Lernpfade personalisieren und uns Hinweise geben, wo wir Lücken haben. Gleichzeitig dient sie als Spiegel, als Sparringspartner für neue Ideen.

Aber KI ersetzt den menschlichen Teil nicht. Sie kann Informationen bereitstellen, aber nicht deren Bedeutung für ein konkretes Leben oder eine konkrete Entscheidung erklären. Sie kann simulieren, aber nicht die soziale Dimension von Lernen schaffen.

Was sich durch KI verändert, ist die Art, wie wir unsere Zeit im Lernen nutzen sollten: weniger für die Reproduktion von Fakten, mehr für den Austausch, die Reflexion, die Übersetzung in die Praxis. KI nimmt uns die Basisarbeit ab – aber sie verlangt von uns, dass wir unsere Fähigkeiten zum kritischen Denken und zum Beziehungslernen noch stärker einsetzen.

Lernen muss hybrid sein – digital und menschlich, faktenbasiert und erfahrungsorientiert, individuell und gemeinschaftlich.

Warum die Zukunft des Lernens menschlicher werden muss

Wir brauchen eine Lern- und Wissenskultur, die starre Strukturen durch lebendige Prozesse ersetzt. Lernen muss hybrid sein – digital und menschlich, faktenbasiert und erfahrungsorientiert, individuell und gemeinschaftlich.

Für mich persönlich bedeutet das, dass ich weiter so lernen werde, wie ich es immer getan habe: durch Doing, durch Beziehungen, durch punktuelle Weiterbildung und durch den Mut, Fehler zu machen, und durch die Offenheit, immer wieder Neues aufzunehmen. Die Chance liegt darin, diese Haltung mit den Möglichkeiten von KI zu verbinden und damit eine Bildungskultur zu schaffen, die nicht nur Wissen vermittelt, sondern Menschen befähigt.

Literatur

Coulter A et al. (2015) Shared decision making: everyone wants it, so why isn't it happening? BMJ. DOI: 10.1136/bmj.h4731

MIT Media Lab (2025) Your Brain on ChatGPT: Accumulation of Cognitive Debt when Using an AI Assistant for Essay Writing Task. URL: https://www.media.mit.edu/publications/your-brain-on-chatgpt/ (abgerufen am 22.09.2025)

NDTV (2025) ChatGPT Making People Dumb, Brains Of Youngsters "At Highest Risk": Study. URL: https://www.ndtv.com/feature/chatgpt-making-people-dumb-brains-of-youngsters-at-highest-risk-study-8708040 (abgerufen am 10.10.2025)

Nori H et al. (2023) Capabilities of GPT-4 on Medical Challenge Problems. New England Journal of Medicine AI. DOI: 10.1056/NEJMc2309375

OECD (2011) Skills for Innovation and Research. Paris: OECD Publishing

Seelig T (2012) inGenius: A Crash Course on Creativity. HarperOne

The Times (2025) Using ChatGPT for work? It might make you stupid. URL: https://www.thetimes.com/uk/technology-uk/article/using-chatgpt-for-work-it-might-make-you-more-stupid-dtvntprtk (abgerufen am 22.09.2025)

Wenger E (1998) Communities of Practice. Learning, Meaning, and Identity. Cambridge University Press

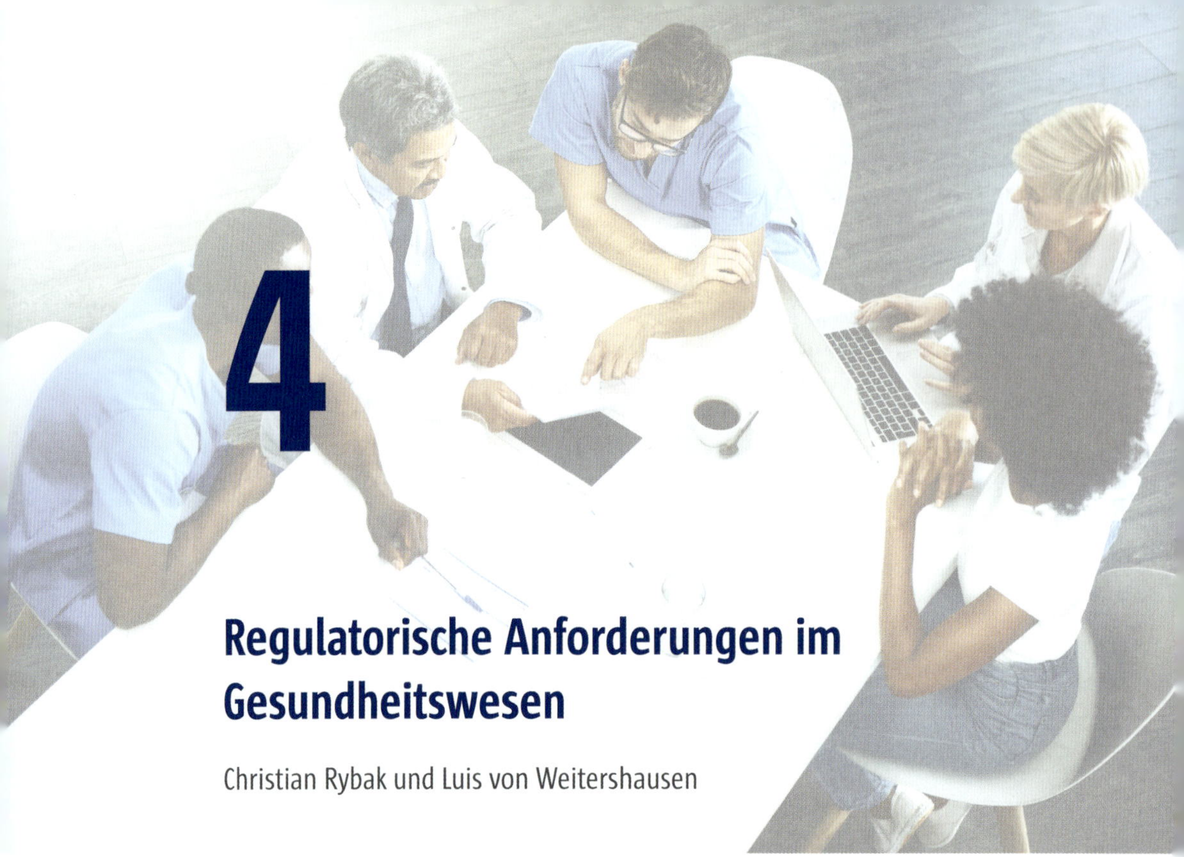

4 Regulatorische Anforderungen im Gesundheitswesen

Christian Rybak und Luis von Weitershausen

4.1 Überblick über grundlegende Regularien

Die Notwendigkeit systematischen Wissensmanagements im Gesundheitswesen steht in engem Zusammenhang mit den zentralen Zielen des Gesundheitswesens, nämlich der Sicherstellung einer qualitativ hochwertigen Versorgung, einem wirtschaftlichen Ressourceneinsatz sowie dem Schutz der Patienten. Zur Gewährleistung der Erreichung dieser Ziele werden Leistungserbringern in einer Vielzahl von Regularien Pflichten auferlegt, deren Erfüllung hohe Anforderungen an die Gewinnung, Organisation und Nutzung von Wissen durch Leistungserbringer stellt.

Systematisches Wissensmanagement im Gesundheitswesen beginnt damit, die für die eigene Leistungserbringung maßgebliche Rechtslage zu kennen. Dies ist herausfordernd, da das Gesundheitswesen von einer besonderen Dynamik und hohen Regelungsdichte geprägt ist.

Bedingt durch medizinischen und informationstechnischen Fortschritt sowie die weitere Professionalisierung der Leistungserbringung unterliegen die regulatorischen Anforderungen im Gesundheitswesen stetigem Wandel. Zudem ist das Rechtsgebiet durch seine Vielfalt und spezifische Eigenart der Rechtsquellen gekennzeichnet. Die produktbezogene Regulierung sowie Normgebung zu Datenschutz und Informationstechnik erfolgen zunehmend auf europäischer Ebene, während die Ausgestaltung des Sozialsystems weitestgehend national erfolgt. Das Recht der sozialen Krankenversicherung wird dabei neben förmlichen Parlamentsgesetzen und Rechtsprechung maßgeblich durch Normen unterhalb des

Systematisches Wissensmanagement im Gesundheitswesen beginnt damit, die für die eigene Leistungserbringung maßgebliche Rechtslage zu kennen.

Gesetzesrangs in Form von Richtlinien und Beschlüssen des Gemeinsamen Bundesausschusses (G-BA) geprägt, dem weitreichende Befugnisse bei der Ausgestaltung des Leistungsanspruchs gesetzlich krankenversicherter Patienten übertragen wurden. Zudem ergeben sich praxisrelevante Details nicht selten aus Einzel- und Kollektivverträgen von Leistungserbringern mit einzelnen Krankenkassen bzw. deren Verbänden. Diese Vielfalt an potenziellen Normgebern und Rechtsquellen verlangt nach einem systematischen, proaktiven und laufenden Monitoring der relevanten Vorgaben durch den einzelnen Leistungserbringer.

4.2 Analyse der rechtlichen Anforderungen an Dokumentation und Qualitätsmanagement

Es gibt nicht einen einzelnen gesetzlichen Anknüpfungspunkt für Pflichten mit Relevanz für das Wissensmanagement. Vielmehr ergeben sich die Anforderungen an ein ordnungsgemäßes Wissensmanagement aus der Gesamtheit der für einen Leistungserbringer maßgeblichen Rechtsnormen. Die folgende Darstellung erhebt daher keinen Anspruch auf Vollständigkeit, sondern zeigt beispielhaft die Systematik gesetzlicher Anforderungen an das Qualitätsmanagement von Leistungserbringern auf.

4.2.1 Ärzte

Ausgangspunkt für die ärztliche Dokumentation ist § 630f BGB, der die ärztliche Pflicht aus dem Behandlungsvertrag zur Führung einer Patientenakte bestimmt. Das Führen der Patientenakte dient der Gewährleistung einer sachgerechten therapeutischen Behandlung (MüKoBGB/Wagner, 9. Aufl. 2023, BGB § 630f Rn. 1–5) und ist daher in unmittelbarem zeitlichem Zusammenhang mit der Behandlung zu erstellen.

Die über die bloße Dokumentation hinausgehenden Anforderungen an die Qualitätssicherung hängen unter anderem davon ab, ob der Arzt gegenüber der Gesetzlichen Krankenversicherung (GKV) abrechnet oder nicht. Während die Qualitätssicherung bei außerhalb des Systems der GKV tätigen Ärzten über die Bindung an den medizinischen Standard (§ 630a Abs. 2 BGB) sowie berufsrechtliche Pflichten (vgl. §§ 4, 5 MBO-Ä), gewährleistet wird, existiert im System der GKV ein deutlich intensiveres Regelwerk.

Grundlagen des Qualitätsmanagements der Leistungserbringer in der Gesetzlichen Krankenversicherung

Für Vertragsärzte und weitere Leistungserbringer in der Gesetzlichen Krankenversicherung ergeben sich zentrale Anforderungen an das Qualitätsmanagement aus den §§ 135ff. SGB V.

Gemäß § 136 Abs. 1 Satz 1 Nr. 1 SGB V bestimmt der G-BA für die vertragsärztliche Versorgung und für zugelassene Krankenhäuser durch Richtlinien die verpflichtenden Maßnahmen der Qualitätssicherung sowie die grundsätzlichen Anforderungen an ein einrichtungsinternes Qualitätsmanagement (Qualitätsmanagement-Richtlinie – QM-RL). Die aktuelle QM-RL (in Kraft seit 20. April 2024) definiert in den §§ 1–3 Ziele, Methodik und Grundelemente des Qualitätsmanagements. Konkrete Maßnahmen ergeben sich insbesondere aus § 4, der in Satz 4 einen unabdingbaren Mindeststandard an Bestandteilen des Qualitätsmanagements definiert. Dieser umfasst Mindestbestandteile des Risikomanagements, des Fehlermanagements und der Fehlermeldesysteme, das Beschwerdemanagement im Krankenhaus sowie die Nutzung von Checklisten bei operativen Eingriffen. Gemäß § 5 QM-RL haben die Einrichtungen ihr Qualitätsmanagement regelmäßig zu überprüfen und die Ergebnisse der Überprüfung für interne Zwecke zu dokumentieren.

Intensivierung der Vorgaben bei steigender Komplexität der Leistungserbringung

Die rechtlichen Anforderungen an das Qualitätsmanagement steigen mit der Komplexität und Gefahrengeneigtheit der Leistungserbringung, wie die Anforderungen an die Anwendung von Arzneimitteln für neuartige Therapien im Sinne von § 4 Abs. 9 AMG (*Advanced Therapy Medicinal Products* – ATMP) anschaulich zeigen.

Besondere Anforderungen an das Qualitätsmanagement am Beispiel der Anwendung von Arzneimitteln für neuartige Therapien

Gemäß § 136a Abs. 5 Satz 1 SGB V kann der G-BA im Benehmen mit dem Paul-Ehrlich-Institut (PEI) per Richtlinie für die vertragsärztliche Versorgung und für zugelassene Krankenhäuser Anforderungen an die Qualität der Anwendung von Arzneimitteln für neuartige Therapien festlegen. Die aktuelle ATMP-Qualitätssicherungs-Richtlinie (ATMP-QS-RL) (in Kraft getreten am 8. Mai 2025) gliedert sich in einen allgemeinen und einen besonderen Teil.

Die rechtlichen Anforderungen an das Qualitätsmanagement steigen mit der Komplexität und Gefahrengeneigtheit der Leistungserbringung.

Der allgemeine Teil normiert in den §§ 4–9 ATMP-QS-RL grundlegende Anforderungen an die Struktur-, Prozess- und Ergebnisqualität, die im besonderen Teil konkretisiert werden. Gemäß § 4 Abs. 2 ATMP-QS-RL können im besonderen Teil Anforderungen insbesondere in infrastruktureller, apparativer, personeller und organisatorischer Hinsicht sowie an die Mindesterfahrung festgelegt werden. §§ 10 und 16 der ATMP-QS-RL normieren umfassende Anzeige- und Nachweisverpflichtung für zugelassene Krankenhäuser und Leistungserbringer der vertragsärztlichen Versorgung vor Leistungserbringung.

Im besonderen Teil der ATMP-QS-RL werden einzelne Arzneimittel für neuartige Therapien gelistet, denen jeweils eine Anlage zugeordnet ist. In diesen Anlagen werden die für die Leistungserbringung erforderlichen Qualitätsanforderungen ausführlich geregelt.

So bestimmt Anlage 1 ATMP-QS-RL betreffend die Anwendung von CAR-T-Zellen bei B-Zell-Neoplasien in § 2 Anforderungen an die Facharztausbildung und Berufserfahrung der für die Behandlung verantwortlichen Ärzte sowie die Gewährleistung einer Rufbereitschaft für ausgewählte Fachdisziplinen.

§ 3 Anlage 1 ATMP-QS-RL legt Anforderungen an die Ausbildung und Berufserfahrung der pflegerischen Leitung der Behandlungseinheit sowie an die im Zeitpunkt der Behandlung tätigen Pflegekräfte im Schichtdienst fest; die Erfüllung der Anforderungen ist zu dokumentieren.

§ 4 Anlage 1 ATMP-QS-RL bestimmt Anforderungen an die Erfahrung in der Behandlungseinrichtung, unter anderem in Form von Mindestzahlen von Behandlungsfällen, gestaffelt nach ICD-10-Codes, innerhalb der letzten drei Kalenderjahre.

§ 5 Anlage 1 ATMP QS-RL normiert Anforderungen an die Indikationsstellung und die zu dokumentierende Aufklärung des Patienten. Die Indikationsstellung für die Behandlung mit CAR-T-Zellen muss im Rahmen einer interdisziplinären Tumorkonferenz sichergestellt sowie protokolliert und begründet werden.

§ 6 Anlage 1 ATMP-QS-RL legt detailliert Anforderungen an Infrastruktur und Organisation der Behandlungseinrichtung fest. Vorgesehen sind insbesondere die Definition von *Standard Operating Procedures* (SOP).

In der Gesamtschau zeigt sich, dass das Qualitätsmanagement betreffend die Anwendung von Arzneimitteln für neuartige Therapien an der Gewährleistung einer qualitativ hochwertigen Versorgung und dem Schutz der Patienten ausgerichtet ist. Wissensmanagement wird sowohl in Form extensiver Dokumentationspflichten als auch in personeller Hinsicht relevant, soweit das Vorhalten und die Schulung besonders qualifizierten Personals erforderlich sind.

4.2.2 Krankenhäuser

Krankenhäuser unterliegen mit Blick auf die Masse und Komplexität der erbrachten Leistungen besonders hohen Anforderungen an Qualitätssicherung und Dokumentation, vgl. nur § 301 SGB V und § 21 KHentgG.

Die für zugelassene Krankenhäuser geltende Mindestmengenregelung zeigt anschaulich, wie die Dokumentation der eigenen Leistungserbringung Relevanz für die künftige Leistungserbringung aufweist. So erfordert die Compliance mit Vorgaben des G-BA zu Mindestmengen an erbrachten Leistungen in Krankenhäusern (§ 136b Abs. 1 Satz 1 Nr. 3 SGB V) nicht nur die Kenntnis der Beschlüsse, aus denen sich die Leistungen ergeben, die dem Regime der Mindestmengen – ggf. in Form von Kombinationsmindestmengen oder gemeinsam mit Mindestanforderungen an die Struktur-, Prozess- und Ergebnisqualität (§ 136b Abs. 3 Satz 1 Nrn. 1, 2 SGB V) – unterliegen. Darüber hinaus ist die eigene Leistungserbringung im Hinblick auf das Erreichen der Mindestmengen zu überwachen und zu steuern, nicht zuletzt, um die erforderliche eigene Prognose der künftig voraussichtlichen Einhaltung der Mindestmengen zu ermöglichen (§ 136b Abs. 5 Satz 3 SGB V; vgl. Becker/Kingreen/Becker SGB V § 136b Rn. 11).

4.2.3 Produkthersteller und Zulassungsinhaber

Im produktrechtlichen Bereich der Herstellung und des Handels mit Arzneimitteln und Medizinprodukten existieren ausdifferenzierte Regelungssysteme mit Bezug zum Wissensmanagement.

Hersteller von Humanarzneimitteln müssen ein Qualitätsmanagementsystem (QM-System) betreiben, das wesentlich an die „Grundsätze und Leitlinien der guten Herstellungspraxis für Arzneimittel" (*good manufacturing practice* [GMP]) der EU anknüpft (§ 3 Abs. 1 Satz 1, § 2 Nr. 4 AMWHV). Zur Konkretisierung der GMP ist insbesondere der von der EU-Kommission veröffentlichte und kontinuierlich nach Maßgabe des aktuellen wissenschaftlichen Erkenntnisstandes fortentwickelte EU-GMP-Leitfaden heranzuziehen (§ 3 Abs. 2 AMWHV). Teil 1 Kapitel 4 der EU-GMP macht eine ordnungsgemäße Dokumentation zum Kern des Qualitätssicherungssystems und verlangt ein validiertes und nachvollziehbares System über alle Medien (Papier, elektronisch, hybrid), das sowohl Anweisungen (u.a. Spezifikationen, Herstell- und Prüfanweisungen, SOPs und Protokolle) als auch Aufzeichnungen/Berichte umfasst und deren Genauigkeit, Integrität, Verfügbarkeit und Lesbarkeit sicherstellt. *Good Documentation Practices* verlangen zeitnahe, unauslöschliche und rückverfolgbare Einträge, die formale Genehmigung und regelmäßige Aktualisierung von Dokumenten sowie geeignete Kontrollen für elektronische Vorlagen und Masterdokumente. Zu beachten sind darüber hinaus diverse Aufbewahrungsfristen (bspw. hinsichtlich der Chargendokumentation) von unterschiedlicher Länge.

Ab der Erteilung der Zulassung besteht für den Inhaber der arzneimittelrechtlichen Zulassung die Pflicht zum Betrieb eines Pharmakovigilanz- und Risikomanagementsystems. Angesichts der umfangreichen Pflichten, u.a. zur laufenden Auswertung sämtlicher wissenschaftlicher Informationen in Bezug auf das Arzneimittel sowie zum Führen einer Pharmakovigilanz-Stammdatendokumentation (§ 63b Abs. 2 Nrn. 1, 3 AMG), stellt das Pharmakovigilanzsystem eine eigenständige Aufgabe mit Bezug zum Wissensmanagement dar.

Für Hersteller von Medizinprodukten gelten – ähnlich wie für Inhaber arzneimittelrechtlicher Zulassungen – strenge, lebenszyklusweite Pflichten zu Dokumentation sowie Qualitäts- und Risikomanagement, wobei Tiefe und Prüfdichte mit steigender Risikoklasse zunehmen (vgl. Art. 10 Abs. 2, 9, Art. 83ff. VO [EU] 2017/745 [MDR]). Von der Entwicklung über die Produktion bis in die Marktphase müssen Erkenntnisse systematisch erhoben, bewertet und in einer aktuellen technischen Dokumentation nachvollziehbar festgehalten werden.

4.2.4 Dokumentationspflichten im Datenschutzrecht

Das Datenschutzrecht trifft sektorübergreifende Regelungen, die ein sorgfältiges Wissensmanagement erfordern.

Zunächst ist bereits aufgrund der Rechenschaftspflicht des Art. 5 Abs. 2 DS-GVO die Einhaltung der allgemeinen Datenschutzgrundsätze des Art. 5 Abs. 1 DS-GVO zu dokumentieren. Hierunter fällt die bei Bedarf nachzuweisende Rechtmäßigkeit der Verarbeitung inklusive der Verarbeitungsgrundlage gemäß Art. 6, 9 DS-GVO. Darüber hinaus sind auch die technischen und organisatorischen Maßnahmen (TOM), die der datenschutzrechtlich Verantwortliche zwecks Einhaltung der DS-GVO-Anforderungen trifft, zu dokumentieren, da auch diesbezüglich eine Nachweispflicht in Art. 24 Abs. 1 S. 1 DS-GVO vorgesehen ist. Des Weiteren ergeben sich unter anderem aus Art. 30 DS-GVO (Verzeichnis von Verarbeitungstätigkeiten) und Art. 33 Abs. 5 DS-GVO (Meldung von Datenschutzverletzungen) weitere Dokumentationspflichten. Auch die Erfüllung der Informations- und Auskunftspflichten gemäß Art. 13, 14 und 15 DS-GVO können ohne eine sorgfältige Dokumentation kaum rechtskonform erfüllt werden. Ebenso ist die im Gesundheitssektor aufgrund der Verarbeitung von Gesundheitsdaten regelmäßig erforderliche Datenschutzfolgenabschätzung nach Art. 35 DS-GVO vom Verantwortlichen zu dokumentieren. Wissensspeicherung und -vermittlung beim Einsatz Künstlicher Intelligenz

Mit der wachsenden Bedeutung von Künstlicher Intelligenz (KI) im Gesundheitssektor gehen weitere Dokumentationspflichten einher. Insbesondere die 2024 verabschiedete europäische Verordnung über Künstliche Intelligenz (KI-VO – *AI Act*), welche Anbietern und Betreibern von KI-Systemen umfangreiche Pflichten auferlegt, steht dabei im Fokus.

Für Anbieter, i.e. die Entwickler von KI-Systemen, bestehen insbesondere hohe Anforderungen für den Fall, dass mit dem Einsatz des KI-Systems in seiner konkreten Umgebung hohe Risiken einhergehen. Der im Gesundheitswesen typische Anwendungsfall hierfür ist das KI-System im Medizinprodukt oder das KI-System als Medizinprodukt, Art. 6 Abs. 1 lit. a) KI-VO. Für Hochrisiko-KI-Systeme gelten spezifische Dokumentations- und Aufbewahrungspflichten (Art. 12, 18 KI-VO) sowie spezielle Anforderungen an das QM-System in Bezug auf das Risikomanagement sowie die technische Dokumentation (Art. 9, 11, 17 KI-VO). Zur Gewährleistung von Kohärenz und zur Vermeidung von Doppelarbeit ist die Integration der Dokumentationen in bestehende QM-Systeme (z.B. gemäß MDR) möglich (Art. 8 Abs. 2 KI-VO) bzw. zwingend (Art. 11 Abs. 2 KI-VO).

Mit der wachsenden Bedeutung von KI im Gesundheitssektor gehen weitere Dokumentationspflichten einher.

Für Betreiber, i.e. die Verwender von KI-Systemen (vgl. Art. 3 Nr. 4 KI-VO), sieht Art. 26 KI-VO Dokumentations- und Organisationspflichten vor. Der Betreiber von Hochrisiko-Systemen muss geeignete technische und organisatorische Maßnahmen treffen, damit das System von hierfür hinreichend kompetenten Personen bedient wird (Abs. 1). Automatisch erzeugte Systemprotokolle sind vom Betreiber aufzubewahren (Abs. 6). Die vom Anbieter des KI-Systems zur Verfügung gestellten Informationen finden überdies gemäß Art. 26 Abs. 9 KI-VO Eingang in die Datenschutzfolgenabschätzung i.S.d. Art. 35 DS-GVO.

Für Anbieter und Betreiber von KI-Systemen gleichermaßen schreibt schließlich Art. 4 KI-VO vor, dass die erforderliche KI-Kompetenz jeglicher Personen, die in ihrem Auftrag mit der Nutzung von KI-Systemen (unabhängig von der Einordnung als Hochrisiko-System) befasst sind, sicherzustellen ist. In Anbetracht dessen, dass Art. 4 KI-VO auch als Betreiberpflicht ausgestaltet ist, gilt das Erfordernis bereits in Fällen, in denen eine Person im Rahmen ihrer beruflichen Tätigkeit große Sprachmodelle (*Large Language Models* [LLM]) wie beispielsweise ChatGPT einsetzt. Gerade in größeren Gesundheitseinrichtungen ist aus diesen Gründen die Vermittlung von KI-Kompetenz unumgänglich.

4.3 Darstellung zentraler Haftungsrisiken und deren Vermeidung

Unzureichendes Wissensmanagement begründet einen bunten Strauß an Risiken, der von der bloßen Umkehr der Beweislast bis hin zum Verbot der Leistungserbringung reicht – u.a. abhängig von der Intensität des Verstoßes und dem Zweck der jeweils verletzten Dokumentationspflicht.

4.3.1 Beschränkung der Leistungserbringung

Mängel des Qualitätsmanagements führen nicht selten unmittelbar oder mittelbar zu einer Beschränkung oder einem Verbot der Leistungserbringung. So knüpft die Befugnis zur Anwendung von Arzneimitteln für neuartige Therapien unmittelbar an die Erfüllung der vom G-BA beschlossenen Mindestanforderungen an das Qualitätsmanagement an (§ 136a Abs. 5 Satz 6 SGB V). Dem Inhaber einer arzneimittelrechtlichen Zulassung kann, wenn Maßnahmen des nach § 63b Abs. 2 Nr. 4 AMG Risiko-

management-Plans nicht eingehalten werden, die Zulassung entzogen werden (§ 3 0 Abs. 1, § 25 Abs. 5a AMG).
Da Qualitätsmanagement kein Selbstzweck ist, sondern unmittelbaren Einfluss auf die tatsächliche Qualität der angebotenen Leistung hat, kann ein unzureichendes Qualitätsmanagement dazu führen, dass beispielsweise ein Arzneimittel durch Abweichung von den anerkannten pharmazeutischen Regeln in seiner Qualität nicht unerheblich gemindert ist und folglich gemäß § 8 Abs. 1 Nr. 1 AMG nicht länger verkehrsfähig ist.

4.3.2 Bußgelder

Das Bußgeld ist eine verbreitete Sanktion für ein unzureichendes Qualitätsmanagement. Wer beispielsweise als Inhaber einer arzneimittelrechtlichen Zulassung sein Pharmakovigilanz- oder Risikomanagementsystem nicht oder nicht ordnungsgemäß betreibt, handelt ordnungswidrig und kann mit einer Geldbuße von bis zu 25.000 Euro belegt werden (§ 97 Abs. 2 Nrn. 24f, 24g, 24h, Abs. 3 AMG). Die DS-GVO sieht in Art. 83 ein ausdifferenziertes Bußgeldregime vor, mit einem umfassenden Katalog an Entscheidungskriterien für die Höhe des Bußgeldes.

4.3.3 Vergütungsreduzierung

Das SGB V sieht die Reduzierung der Vergütung als Folge eines unzureichenden Qualitätsmanagements vor. § 137 Abs. 1 SGB V beauftragt den G-BA, ein gestuftes System von Folgen der Nichteinhaltung von Qualitätsanforderungen festzulegen, das insbesondere Vergütungsabschläge und den Wegfall des Vergütungsanspruchs für Leistungen, bei denen die Mindestanforderungen an die Struktur-, Prozess- und Ergebnisqualität nicht erfüllt sind, vorsieht. In Umsetzung dieses Auftrags sieht § 7 Abs. 7 der Richtlinie zur Versorgung der hüftgelenknahen Femurfraktur (QSFFx-RL) eine Reduktion der Vergütung um 75% für Leistungen vor, die von Krankenhäusern in dem Zeitraum erbracht werden, in dem das Krankenhaus mit der Übermittlung von Daten zur Erfüllung der Mindestanforderungen nach der QSFFx-RL in Verzug ist. Abseits dieses Beispiels fehlt es zwar in vielen Leistungsbereichen noch an einer Bestimmung von Vergütungsreduzierungen durch den G-BA, jedoch ist nicht zu erwarten, dass dies dauerhaft so bleibt.

4.3.4 Zivilrechtliche Haftung

Eine zivilrechtliche Haftung in Form von Schadensersatzansprüchen kommt mangels Schaden im Fall der bloßen Verletzung von Dokumentationspflichten zwar regelmäßig nicht in Betracht, allerdings begründet eine aufgrund unzureichenden Qualitätsmanagements tatsächlich fehlerhafte Leistung einen tauglichen Anknüpfungspunkt für eine Schadensersatzhaftung.
Zudem geht eine Verletzung von Nachweispflichten nicht selten mit Beweisnachteilen im gerichtlichen Verfahren einher. Zeichnet beispielsweise ein Arzt eine medizinisch gebotene wesentliche Maßnahme und ihr Ergebnis nicht in der Patientenakte auf, wird im Prozess vermutet, dass er diese Maßnahme nicht getroffen hat (§ 630h Abs. 3 BGB). Im europäischen Datenschutzrecht erschwert ein nachlässiges Doku-

mentationsmanagement die Erbringung des Entlastungsbeweises im Rahmen der Schadensersatzhaftung erheblich, vgl. Art. 82 Abs. 1, 3 DS-GVO.

4.3.5 Haftungsvermeidung

Die zentrale Maßnahme der Haftungsvermeidung ist die Erfüllung von Wissensmanagement-relevanten Compliance-Pflichten. Dies erfordert es, Wissensmanagement in die Abläufe der Leistungserbringung zu integrieren und zugleich als eigenständige, regelmäßig zu auditierende, aktive betriebliche Funktion zu begreifen.

Da die Wahrung von Wissensmanagement-relevanten Pflichten, wie die Beachtung von SOPs und das ordnungsgemäße Führen einer Dokumentation in Arztpraxen, medizinischen Versorgungszentren und Krankenhäusern, regelmäßig den Leistungserbringern selbst obliegt, können die jeweiligen Pflichten in Arbeitsverträge formalisiert werden, um die Aufgabenzuweisung beweissicher zu dokumentieren und nicht zuletzt ein Bewusstsein für die Bedeutung Wissensmanagement-relevanter Pflichten zu schaffen.

Die zentrale Maßnahme der Haftungsvermeidung ist die Erfüllung von Wissensmanagement-relevanten Compliance-Pflichten.

Insbesondere wenn die Erfüllung von Dokumentations- und Risikomanagementpflichten eine von der Leistungserbringung abtrennbare, eigenständige Aufgabe ist, können durch Outsourcing nicht nur Kostenvorteile, sondern auch ggf. eine bessere Erfüllung der Dokumentations- und Risikomanagementpflicht erreicht werden. Beispielsweise kann es für Inhaber arzneimittelrechtlicher Zulassungen im Rahmen der Planung und der erstmaligen Implementierung eines Pharmakovigilanz- oder Risikomanagementsystems zweckmäßig sein, die Pharmakovigilanz-Aufgaben unter Zuhilfenahme entsprechend spezialisierter, externer Dienstleister zu erfüllen. Im Markt existieren mehrere Dienstleistungsunternehmen, die sich auf die Planung, den Aufbau, die Pflege und unabhängige Überprüfung von Pharmakovigilanz- und Qualitätsmanagementsystemen spezialisiert haben. Zwar entbindet die Übertragung der Pharmakovigilanz-Aufgaben auf Dritte nicht von der Verantwortlichkeit für die Erfüllung der Aufgaben im Regime des AMG. Allerdings geht im Bereich deliktischer Haftung die unmittelbare Verantwortung für die Aufgabenerfüllung auf den externen Dienstleister über. Beim Zulassungsinhaber verbleibt die Verantwortung für die ordnungsgemäße Auswahl, Instruktion und Überwachung des Dritten (Kügel/Müller/Hofmann/Schickert AMG § 63b Rn. 34 m.w.N.).

Für Betreiber von KI-Systemen ist neben der Wahrung der für sie geltenden Dokumentationspflichten darauf zu achten, den vom Anbieter vorgegebenen Verwendungszweck streng einzuhalten. Andernfalls können unter den Bedingungen des Art. 25 Abs. 1 lit. c) KI-VO die Dokumentationspflichten des Anbieters den Betreiber treffen.

4.4 Von der Pflicht zur Chance: Dokumentation als Schlüssel der digitalen Innovation im Gesundheitswesen

Obgleich Dokumentation und Qualitätsmanagement häufig primär als Instrument der Risikovermeidung gesehen werden, sind die über die bloße Haftungsvermeidung hinausgehenden Vorteile eines ordnungsgemäßen Wissensmanagements nicht unerheblich. Schließlich erzeugt die Dokumentation in der Regel enorme Datensätze, deren Auswertung Leistungserbringern unter Nutzung der Möglichkeiten moderner KI vielfältige Möglichkeiten zur Verbesserung ihres Leistungsangebots bietet, sofern das geltende Datenschutzrecht beachtet wird (vgl. Kalenborn/Wolff, MMR 2025, 504).

Literatur

Becker U (2024) In: Becker U, Kingreen T (Hrsg.) Kommentar zum SGB V – Gesetzliche Krankenversicherung, 9. Aufl., SGB V § 136b Rn. 11, Verlag C.H. Beck München

Kalenborn T, Wolff J (2025) MMR, Gesundheitsdaten in Software-Apps und in der Cloud – Vorgaben und Restriktionen bei der Nutzung von Gesundheitsdaten in Softwarelösungen, 7, 504–509

Krüger C (2021) A & R, Die Arzneimittel- und Wirkstoffherstellungsverordnung (AMWHV) – was ist zu beachten? 1, 8–12

Kügel JW (2022) In: Kügel JW, Müller R, Hofmann H (Hrsg.) Arzneimittelgesetz (Kommentar), 3. Aufl., AMG vor § 1 Rn. 41, 42; § 54 Rn. 14, Verlag C.H. Beck München

Schickert J (2022) In: Kügel JW, Müller R, Hofmann H (Hrsg.) Arzneimittelgesetz (Kommentar), 3. Aufl., AMG § 63b Rn. 34 m.w.N

Wagner G (2023) In: Säcker FJ, Rixecker R, Oetker H, Limperg B, Schubert C (Hrsg.) Münchener Kommentar zum Bürgerlichen Gesetzbuch, 9. Aufl., BGB § 630f Rn. 1–5, Verlag C.H. Beck München

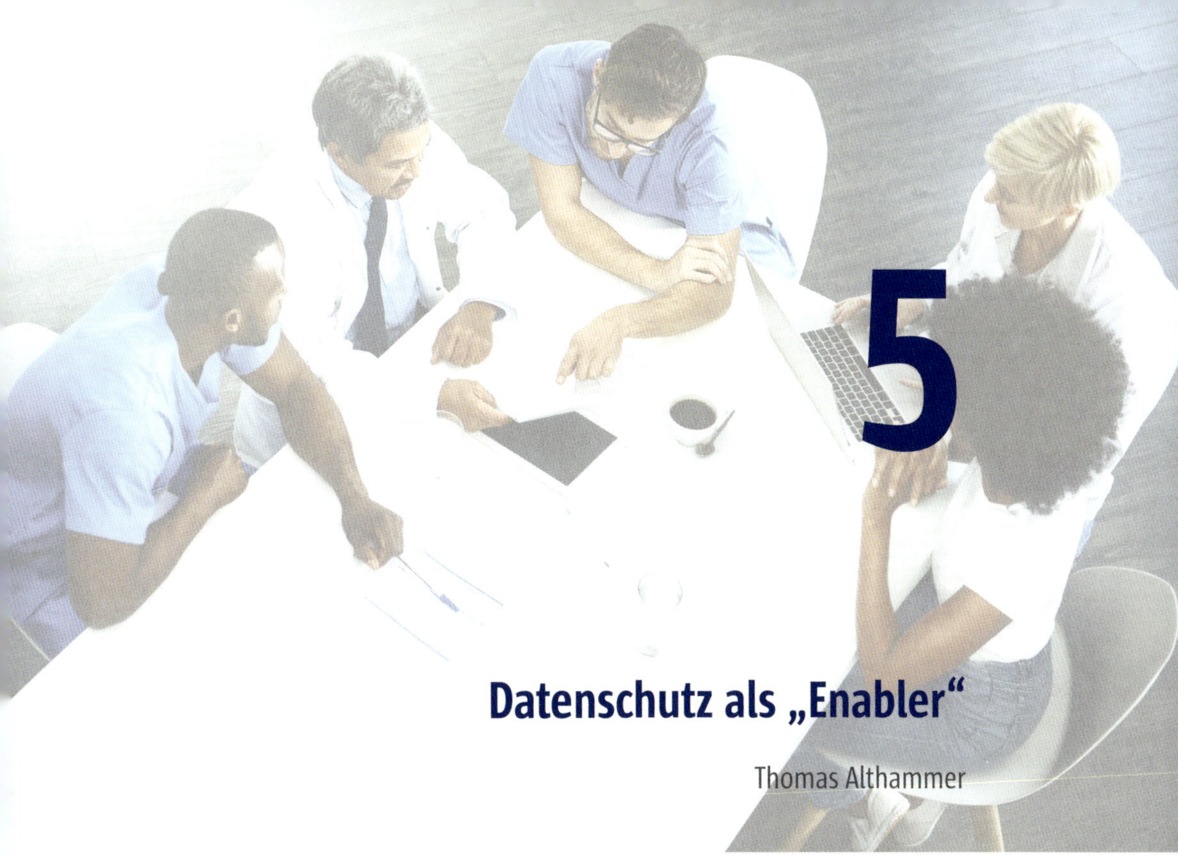

5

Datenschutz als „Enabler“

Thomas Althammer

Das Thema Datenschutz wird häufig nicht gerade als Türöffner für Innovationsthemen gesehen. Ganz im Gegenteil: Selbst viele Jahre nach Einführung der Datenschutz-Grundverordnung (DSGVO) in Europa betrachten viele Unternehmen den Datenschutz als Bremse. Der Branchenverband BITKOM berichtet sieben Jahre nach Inkrafttreten:

> *„Mehr als zwei Drittel der Unternehmen in Deutschland fühlen sich vom Datenschutz ausgebremst. 70% haben bereits mindestens einmal Pläne für Innovationen aufgrund von Datenschutz-Vorgaben oder Unsicherheiten bei der Anwendung des geltenden Rechts gestoppt.“ (BITKOM 2025)*

Diese Haltung wird nicht von allen Seiten geteilt. Mit der zunehmenden Verbreitung von Künstlicher Intelligenz (KI) und Debatten um die digitale Souveränität in Europa werden gerade die europäischen Datenschutzbestimmungen und der Einsatz für Persönlichkeitsrechte vermehrt als Chance gesehen, um digitale Innovationen verantwortungsvoll zum Wohle aller weiterzuentwickeln (vgl. Specht-Riemenschneider u. Müller 2025).

5.1 Spannungsfeld Wissensmanagement

Die Diskussion um die richtige Balance in Sachen Datenschutz trifft auf das Spannungsfeld Wissensmanagement, das in der heutigen dynamischen Welt von vielen als entscheidender Faktor für den Erfolg von Unternehmen und Organisationen gesehen wird. Das Gesundheitswesen steht dabei vor besonders komplexen Herausforderungen:

- Der **demografische Wandel** mit steigender Lebenserwartung sorgt für einen zunehmenden Bedarf an medizinischer Versorgung, Pflege und Betreuung, was mit immer weniger Personal organisiert werden muss.
- Der damit einhergehende **Fachkräftemangel** führt zu knapper werdenden Ressourcen, verlangt mehr Effizienz und macht ein gut funktionierendes Wissensmanagement unumgänglich.
- **Medizinischer Fortschritt** wird ermöglicht durch Forschung, evidenzbasierte Prozesse und Qualitätsmanagement. Aber: Erkenntnisse müssen in die Praxis überführt und in Organisationen berücksichtigt werden, damit sie von Nutzen sind.
- **Künstliche Intelligenz** kann bei der Entlastung von Personal unterstützen und zu besseren Ergebnissen führen, wenn gute Daten und digital nutzbares Wissen zur Verfügung stehen.
- **Datenschutz und Compliance** sorgen für eine Balance bei der Wahrung der Interessen von Mitarbeitenden und Patienten unter Beachtung ethischer Grenzen.

Das digitale Wissensmanagement wird in Kliniken und Praxen damit zu einem Dreh- und Angelpunkt in der Gestaltung von Abläufen, einer optimalen Versorgung und der bestmöglichen Koordination von Patienten und Personal. Die Rahmenbedingungen in Sachen Datenschutz, Ethik und Compliance stellen in diesem Spannungsfeld eine wesentliche Basis dar, um Wissensmanagement vertrauens- und verantwortungsvoll umzusetzen. Ohne Erfüllung dieser Vorgaben können – ganz abgesehen von rechtlichen Konsequenzen – wesentliche Hürden bei der Umsetzung nicht überwunden werden.

5.2 Rechtliche Grundlagen

Zur Bewertung der rechtlichen Grundlagen in Sachen Datenschutz sind gleich drei Gesetze im Gesundheitswesen zu relevant:

- die Datenschutz-Grundverordnung (DSGVO) in Kombination mit dem Bundesdatenschutzgesetz (BDSG) für öffentliche und private Einrichtungen und Unternehmen
- das Gesetz über den Datenschutz der Evangelischen Kirche (DSG-EKD), welches auch für diakonische Einrichtungen gilt
- das Gesetz über den kirchlichen Datenschutz (KDG) für die katholische Kirche und Einrichtungen/Gliederungen der Caritas

In allen drei Vorschriften wird der Begriff „Wissensmanagement" nicht spezifisch behandelt. Es gelten also im Hinblick auf den Umgang mit personenbezogenen Daten zunächst die gleichen Regeln wie bei jeder anderen Art von IT-System. Die drei Datenschutzgesetze sprechen von „Technikgestaltung" und „datenschutzfreundlichen Voreinstellungen" (vgl. Art. 25 DSGVO sowie § 28 DSG-EKD und § 27 KDG).

In den nachfolgenden Abschnitten werden die DSGVO und die Kirchengesetze zum Datenschutz gemeinschaftlich betrachtet. Wenn überhaupt Unterschiede in den Definitionen oder der Auslegung bestehen, sind diese im Kontext dieses Kapitels vernachlässigbar. Bei der Prüfung konkreter Anwendungsszenarien empfiehlt es sich jedoch, die Fragen ausgehend von der Rechtsgrundlage der verantwortlichen Stelle, also der Klinik, Einrichtung oder Praxis, zu beurteilen.

5.3 Datenschutz und Personenbezug

Datenschutz ist ein Persönlichkeitsrecht und betrifft alle Daten im Zusammenhang mit einer identifizierten oder identifizierbaren natürlichen Person. Wenn es keinen Personenbezug gibt, z.B. bei der Festlegung von Reinigungsprozessen oder beim Umgang mit Unternehmensdaten, müssen Fragen des Datenschutzes nicht näher betrachtet werden.

Im Gesundheitswesen spielt der Datenschutz eine besondere Rolle, weil es in allen wesentlichen Prozessen um persönliche oder personenbeziehbare Daten geht. Darüber hinaus ist sehr häufig von einem hohen oder sehr hohen Schutzbedarf der betrachteten Daten auszugehen, sodass entsprechende Maßnahmen wie die Absicherung von IT-Systemen, Verschlüsselung, Schutz vor fremden Zugriffen etc. besonderer Aufmerksamkeit bedürfen.

Der Begriff „Personenbezug" spielt aus verschiedenen Perspektiven eine Rolle. Gemeint sind

- Mitarbeitende, für die Wissensmanagement ein wesentlicher Teil ihrer professionellen Arbeit ist und für die Prozesse rund um das Wissensmanagement organisiert und gestaltet werden
- Patienten/Klienten/Kunden, die von einem gut genutzten Wissensmanagement profitieren und deren Daten als Grundlage für Gestaltung und Weiterentwicklung des Wissensmanagements in einigen Bereichen eine Rolle spielen
- weitere betroffene Personen, wie z.B. Angehörige, externe Kooperationspartner oder Zuweiser

Im Gesundheitswesen spielt der Datenschutz eine besondere Rolle, weil es in allen wesentlichen Prozessen um persönliche oder personenbeziehbare Daten geht.

Da es im Gesundheitswesen im Kern um Dienstleistungen für und mit Menschen geht, ist ein Personenbezug bei einem Großteil der Verfahren, Prozesse und Daten unvermeidbar. Durch sogenannte Pseudonymisierung oder Anonymisierung lassen sich personenbezogene Merkmale entfernen. Hierbei handelt es sich jedoch häufig um eine eigene Verarbeitung im Sinne der Datenschutzgesetze, für die ein Erlaubnistatbestand gegeben sein muss (GMDS et al. 2024, 22ff.). Bei der (Weiter-)Nutzung von personenbezogenen Daten, z.B. im Wissensmanagement, ist Vorsicht geboten und Datenschutzbeauftragte sind frühzeitig einzubeziehen.

5.4 Informationssicherheit

Neben der datenschutzrechtlichen Dimension sollte an der Schnittstelle von Recht und Technik eine weitere Perspektive nicht außer Acht gelassen werden. Bei der Bereitstellung von Systemen für das Wissensmanagement, z.B. E-Learning-Plattformen, Expertensystemen oder Wissensdatenbanken, ist nicht nur der Personenbezug relevant, sondern auch die Absicherung im Kontext IT-Sicherheit. Gemeint ist hier neben der Wahrung der „Vertraulichkeit" sensibler Daten auch der zuverlässige Betrieb, damit Mitarbeitende verlässlich die IT-Systeme für das Wissensmanagement erreichen und nutzen können („Verfügbarkeit"). Das dritte Schutzziel der IT-Sicherheit, die „Integrität", soll erreichen, dass die in Systemen verarbeiteten Daten korrekt und valide sind (s. Abb. 1).

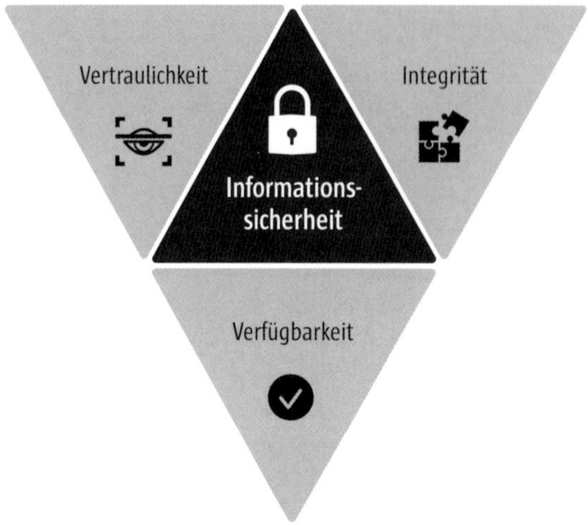

Abb. 1 Schutzziele der Informationssicherheit

Wenn Wissen aufgrund fehlerhafter (oder gefälschter) Daten aufbereitet und weitergegeben wird, kann dies schwerwiegende Folgen mit sich bringen, z.B. wenn auf dieser Grundlage eine falsche Diagnose gestellt wird oder Mitarbeitende nicht nach dem aktuellen Stand der Forschung handeln. Daher ist es wichtig, Maßnahmen zum Erreichen der Schutzziele der Informationssicherheit wie Vertraulichkeit, Integrität und Verfügbarkeit zu implementieren.

Der Gesetzgeber hat die Bedeutung von IT-Sicherheit erkannt. Mit Vorgaben für kritische Infrastrukturen (CER-Richtlinie bzw. KRITIS-Dachgesetz) und Anforderungen an die Gestaltung der Cybersicherheit in Unternehmen (NIS-2-Richtlinie) ist die Gestaltung der Informationssicherheit zu einer rechtlichen Rahmenbedingung geworden, die für viele Organisationen im Gesundheitswesen umzusetzen ist.

5.5 Künstliche Intelligenz

In diesem Zusammenhang darf eine weitere normative Vorgabe im Bereich Wissensmanagement nicht außer Acht gelassen werden: Seit Ende der 2010er-Jahre spricht man von einem KI-Boom, der mit der Veröffentlichung von ChatGPT zu einem Hype avancierte. Zugleich hält KI bereits heute Einzug in Fachanwendungen und eröffnet Nutzungsmöglichkeiten in Verbindung mit Sensorik und Robotik, die im Gesundheitswesen eine immer größere Rolle spielen. Chatbots und andere Arten von KI-Systemen werden das Wissensmanagement in Organisationen nachhaltig verändern.

Wesentliche Leitplanken für die Entwicklung und den Einsatz von KI-Systemen liefert die europäische KI-Verordnung (offiziell: Verordnung [EU] 2024/1689 zur Festlegung harmonisierter Vorschriften für künstliche Intelligenz). Sie reguliert Anbieter und Betreiber von KI-Systemen, die im EU-Binnenmarkt tätig sind. Ausgenommen sind militärische Anwendungen sowie reine Forschung und Entwicklung. Die Vorgaben der DSGVO werden durch die KI-Verordnung nicht ersetzt (Art. 2 Abs. 7 AI Act). Die DSGVO bzw. die Kirchengesetze zum Datenschutz bleiben bei einem Personenbezug von Daten im Kontext von KI parallel anwendbar. Dies hat Auswirkungen auf die

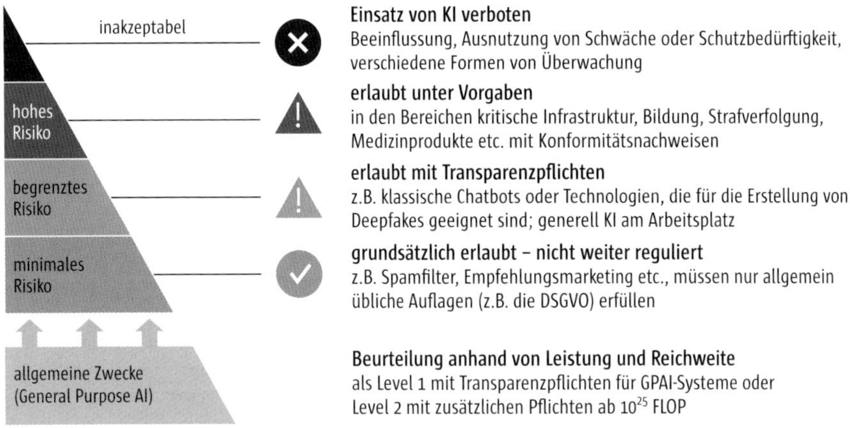

Abb. 2 Risikoklassen für KI-Systeme nach Definition der europäischen KI-Verordnung

Rechte von Betroffenen z.B. im Zusammenhang mit Artikel 22 DSGVO, bei automatisierten Entscheidungen im Einzelfall einschließlich Profiling.

Wie in Abbildung 2 dargestellt, folgt die KI-Verordnung einem risikobasierten sowie menschenzentrierten Ansatz. Je höher das Risiko, desto strenger sind die Anforderungen an KI-Anwendungen. Es wird unterschieden zwischen verbotenen KI-Praktiken, Hochrisiko-KI-Systemen, KI-Systemen mit geringem Risiko und sogenannten „General Purpose“-KI-Systemen wie ChatGPT, die in unterschiedlichen Kontexten und für verschiedene Zwecke genutzt werden.

Chatbots und andere Arten von KI-Systemen werden das Wissensmanagement in Organisationen nachhaltig verändern.

Viele Einsatzformen von KI fallen in die Kategorie „minimales Risiko“ und sind nicht weitergehend mit Auflagen belegt. Im Kontext Wissensmanagement wird der Einsatz von KI am Arbeitsplatz zu berücksichtigen sein, wie auch der Bezug zu Gesundheitsdaten und mögliche Einsatzformen insgesamt. Welche Auflagen gelten, ist im Rahmen einer Einzelfallprüfung zu klären. Dabei ist eine Aufspaltung der Anforderungen zwischen Anbietern und Betreibern von KI-Systemen nicht immer trennscharf möglich, z.B. wenn Prompts bei der Nutzung von KI für Optimierung und weiteres Training des zugrundeliegenden Sprachmodells herangezogen werden. Einrichtungen im Gesundheitswesen können ggf. selbst zu Anbietern von KI-Systemen werden.

Für Entwicklung und Einsatz von KI-Systemen mit „hohem Risiko“ sind u.a. die folgenden Compliance-Auflagen relevant:

- Qualitäts- und Risikomanagement mit Durchführung von Risikobewertung und Marktüberwachung über den gesamten Lebenszyklus der KI-Lösung
- umfassende Data Governance zur Vermeidung von „Bias“ (Verzerrungen) und zur Sicherstellung von Datenqualität und repräsentativen Ergebnissen
- Erstellung von Dokumentation und Nutzungshinweisen über den Zweck und die ordnungsgemäße Verwendung des KI-Systems
- Logging, Fehleranalyse und eine „menschliche Aufsicht“ über die KI-Lösung
- Meldepflicht bei schweren Vorfällen

- Konformitätsbewertung mit EU-Konformitätserklärung
- Registrierung bestimmter Hochrisiko-KI-Systeme in einer EU-Datenbank

Was im Einzelnen zu berücksichtigen ist, muss also im Hinblick auf den Zweck, die Zielrichtung und das Einsatzszenario für KI-Systeme im Lichte der europäischen Vorgaben individuell bewertet werden.

Das Thema Wissensmanagement entwickelt sich dynamisch weiter und erfährt insbesondere über Themen rund um Künstliche Intelligenz Einfluss von neuen Technologien. Die Bewertung datenschutzrechtlicher Anforderungen im Umfeld von KI ist Gegenstand laufender Diskussionen in Fachkreisen, die teils kontrovers geführt werden.

5.6 Compliance als Wegbereiter

Die Wirksamkeit von Lösungen im Bereich Wissensmanagement bestimmt deren Nutzen – und das ist unweigerlich verknüpft mit der Nutzung und Verarbeitung personenbezogener Daten. Aus Compliance-Sicht geht es im Kern um zwei wesentliche Herausforderungen, die für ein gelingendes Wissensmanagement adressiert und erfüllt sein müssen:

1. Wie können Prozesse und Systeme für das digitale Wissensmanagement von Anfang an so gestaltet werden, dass sie die rechtlichen Anforderungen erfüllen und einen Nutzen darstellen?
2. Wie lässt sich das Vertrauen betroffener und beteiligter Personen frühzeitig gewinnen, sodass diese Prozesse und Systeme von Anfang an auf Akzeptanz stoßen?

Der Schlüssel zur Lösung liegt in einem Verständnis, das etwas abstrakt in der DSGVO und in ähnlicher Form in den anderen genannten Gesetzen verankert ist: die Pflicht zur Umsetzung von „Privacy by Design" (vgl. Art. 25 DSGVO). Gemeint ist damit die Erreichung von Datenschutz durch Technikgestaltung und datenschutzfreundliche Voreinstellungen. Im Kern geht es darum, dass Datenschutz von Anfang an, also schon bei der Entwicklung und Gestaltung, mitgedacht werden soll. Wie wirksam dieses Vorgehensmodell sein kann, lässt sich anhand von drei Beispielen nachvollziehen:

- Wir alle erinnern uns an die COVID-19-Pandemie. Nach dem ersten Lockdown im Jahr 2020 gab es verschiedene Ansätze für technikgestützte Verfahren zur Aufrechterhaltung des gesellschaftlichen Lebens, wie z.B. die „Luca App" und die von der Bundesregierung in Auftrag gegebene „Corona Warn-App" (CWA). Die Ansätze unterschieden sich stark in ihrer Gestaltung und insbesondere auch in der Berücksichtigung datenschutzrechtlicher Vorgaben. Bei einigen Ansätzen hat sich nach einer ersten Euphorie und Verbreitung gezeigt, dass wichtige Rahmenbedingungen nicht beachtet wurden. Letztendlich hat sich die CWA durchgesetzt, die nach anfänglich kontroversen Diskussionen heute als gutes Beispiel für den Erfolg und die Wirksamkeit datenschutzfreundlicher Lösungen gilt. (vgl. Wissenschaftliche Dienste des Bundestages 2020)

- Bei der Entwicklung von Lösungen zur Unterstützung des Lernens bei jungen Schülern hat sich ein Anbieter für ein zentral entwickeltes Modell entschieden, um ganze Schulen bzw. Regionen als Kunden für die Lernplattform gewinnen zu können. Bereits frühzeitig wurde vorgesehen, dass individuelle Benutzerkonten auch ohne Personenbezug durch Nutzung von Pseudonymen möglich sein sollen (z.B. durch Anbindung eines Identitätsdienstes, der vom Schulträger betrieben wird und als „Mittler“ zwischen Lernanbieter und Schule fungiert). Das Produkt wurde so designt, dass sehr sparsam und ohne Offenlegung der Identität individuelle Lernpfade gespeichert werden und zugleich ein digitales Wissensmanagement im Kontext Schule möglich wird. Dieses Konzept erwies sich, neben den grundlegenden Features und der guten Bedienbarkeit, als besonders wirksam in der erfolgreichen Vermarktung.
- Eine Lösung für sprachgestützte Pflegedokumentation sollte zunächst unter Nutzung US-amerikanischer Hypervisor realisiert werden, die hierfür qualitativ hochwertige Dienste bereitstellen, die von Software-Unternehmen unmittelbar genutzt werden können. Neben der nicht immer flächendeckenden Verfügbarkeit von WLAN in Kliniken und Pflegeeinrichtungen gab es insbesondere auch Bedenken beim Datenschutz. So wurde in der Realisierung der App frühzeitig umgesteuert und auf eine lokale Spracherkennung und -verarbeitung auf Smartphones gesetzt. Diese Maßnahme hat sich im Nachhinein als ein entscheidender Punkt bei der Akzeptanz und Verbreitung der Lösung herausgestellt: Zum einen gab es großes Vertrauen, dass keine Mitarbeitenden- bzw. Klientendaten in fremde Hände gelangen, zum anderen konnte die App unter eigener Hoheit flexibel weiterentwickelt werden, um beispielsweise Dialekte oder Nicht-Muttersprachler besser erkennen zu können.

Die genannten Beispiele im Kontext Wissensmanagement und aus angrenzenden Bereichen haben eine entscheidende Gemeinsamkeit: Eine nachträgliche Berücksichtigung und Umsetzung von Datenschutzvorgaben oder von Compliance-Maßnahmen ganz allgemein wäre wesentlich teurer und aufwendiger gewesen. Ganz ähnlich wie beim Bau von Gebäuden ist eine nachträgliche Anpassung zentraler Elemente sehr schwierig. Entsprechend ist bei der Realisierung von Lösungen zum digitalen Wissensmanagement möglichst von Anfang an darauf zu achten, dass die normativen Grundlagen berücksichtigt sind und auf eine datenschutzfreundliche Umsetzung geachtet wird.

5.7 Praxisleitfaden: Digitales Wissensmanagement und Datenschutz

Für das Wissensmanagement in Organisationen ist eine Reihe gesetzlicher Anforderungen zu berücksichtigen, insbesondere die Datenschutzgesetze, Vorgaben in Sachen Informationssicherheit und die Verordnung für Entwicklung und Betrieb von Systemen im Bereich Künstliche Intelligenz. Um diesen Anforderungen angemessen zu begegnen und für eine erfolgreiche Umsetzung von Projekten im Bereich Wissensmanagement zu sorgen, sollten die nachfolgenden Punkte frühzeitig beachtet und umgesetzt werden.

Ganz ähnlich wie beim Bau von Gebäuden ist eine nachträgliche Anpassung zentraler Elemente sehr schwierig.

5.7.1 Rechtsgrundlagen und Zweckbindung

- **Rechtsgrundlage nach DSGVO und weiteren Datenschutzgesetzen:** Jede Verarbeitung personenbezogener Daten benötigt eine klare Rechtsgrundlage (z.B. Einwilligung, Vertragserfüllung, berechtigtes Interesse). Dabei sind alle Stakeholder zu beachten (Mitarbeitende, Kunden, externe Partner)
- **Zweckbindung:** Wissen und Informationen dürfen nur für den definierten Zweck gespeichert und genutzt werden. Zweckänderungen sind nur unter engen Voraussetzungen zulässig. Die Datenherkunft von KI-Modellen sollte ebenso wie die Datengrundlage beim Training von KI-Systemen von Beginn an geklärt werden.

5.7.2 Datenminimierung und Speicherbegrenzung

- **Datenminimierung:** Es sollten nur die Daten in das Wissensmanagement-System einfließen, die wirklich erforderlich sind. Konflikte zwischen der engen Auslegung der DSGVO und dem Aufbau von Wissensdatenbanken oder dem KI-Training sollten frühzeitig geklärt werden, z.B. mit Anonymisierung von Daten (Achtung: eigener Verarbeitungszweck!).
- **Speicherbegrenzung:** Personenbezogene Daten dürfen nicht unbegrenzt aufbewahrt werden. Es braucht Lösch- und Archivierungskonzepte (*Retention Policies*). Bei Nutzung personenbezogener Daten in KI-Systemen sollte berücksichtigt werden, dass Betroffenenrechte möglicherweise nicht vollständig umgesetzt werden können.

5.7.3 Technische und organisatorische Maßnahmen (TOMs)

- **Zugriffskontrolle:** Nur autorisierte Personen dürfen auf sensible Informationen zugreifen. Rollen- und Rechtekonzepte sind essenziell.
- **Verschlüsselung:** Speicherung und Übertragung von Daten müssen durch Verschlüsselung geschützt sein.
- **Protokollierung:** Zugriffe und Änderungen sollten nachvollziehbar dokumentiert werden.
- Generell müssen Schutzmaßnahmen *regelmäßig evaluiert* und zur Gewährleistung der Sicherheit auf den Prüfstand gestellt werden. Belange des Datenschutzes und Anforderungen aus dem Bereich IT-Sicherheit müssen möglichst ganzheitlich umsetzt werden.

5.7.4 Transparenz und Betroffenenrechte

- **Informationspflichten:** Mitarbeitende, Kunden/Patienten und externe Partner müssen informiert werden, wenn personenbezogene Daten über sie im Wissensmanagement verarbeitet werden.
- **Betroffenenrechte:** Systeme müssen Anfragen zu Auskunft, Berichtigung, Löschung und Widerspruch effizient ermöglichen.
- **Funktion und Umsetzung von Betroffenenrechten** sollten frühzeitig berücksichtigt und die Funktionsweise getestet werden.

5.7.5 Umgang mit sensiblen Informationen

- **Vermeidung sensibler Daten:** Religionszugehörigkeit oder politische Meinungen sollten möglichst nicht in Wissensmanagement-Systemen verarbeitet werden. Wenn Gesundheitsdaten einzelner Personen verarbeitet werden, ist besondere Vorsicht geboten: Sie dürfen nur gespeichert oder weitergegeben werden, wenn dies unbedingt erforderlich und rechtlich zulässig ist – beispielsweise mit Einwilligung oder auf Grundlage eines Vertrages.
- **Pseudonymisierung/Anonymisierung:** Wo immer möglich, sollten personenbezogene Daten anonymisiert oder pseudonymisiert werden.
- **„Privacy by Design“ und „Privacy by Default“:** Systeme sollten von Anfang an so entwickelt und konfiguriert werden, dass ein möglichst datenschutzfreundliches und sicheres Niveau erreicht wird. In der IT-Sicherheit spricht man vom „Zero Trust“-Prinzip.

5.7.6 Compliance und Governance

- **Datenschutz-Folgenabschätzung (DSFA):** Wenn ein Wissensmanagement-System ein hohes Risiko für die Rechte und Freiheiten Betroffener birgt, muss eine DSFA durchgeführt werden.
- **Verträge mit Dienstleistern:** Bei Cloud-Lösungen sind Auftragsverarbeitungsverträge (AVV) zwingend erforderlich.
- **Schulung der Mitarbeitenden:** Sensibilisierung für Datenschutz und Informationssicherheit sowie zur Funktionsweise von KI-Systemen ist ein Schlüsselfaktor, um Risiken im Umgang mit Wissen zu minimieren.

5.8 Fazit und Ausblick

Stellt der Datenschutz eine Hürde für ein effektives Wissensmanagement in Organisationen dar? Nach Erfahrung aus unzähligen Praxisprojekten an der Schnittstelle von Recht und Technik sind die rechtlichen Rahmenbedingungen aus Sicht des Autors eher als „Enabler“ zu sehen. Die oftmals geäußerte Kritik, dass durch Datenschutz und überbordende Regulierung Innovationen verzögert oder gar behindert werden, entpuppt sich bei näherem Hinsehen als irreführend, wie die genannten Beispiele zeigen.

Wenn Datenschutz- und Informationssicherheitsbelange für das digitale Wissensmanagement in Organisationen von Anfang an mitgedacht werden, ist die Chance auf ein Gelingen von Vorhaben wesentlich größer. Eine unzureichende Berücksichtigung von Compliance-Auflagen und dadurch entstehende Designfehler in der Implementierung von Produkten und Projekten sind im Nachgang meist wesentlich teurer und dann häufig nur mit zeitlichem Verzug ausmerzbar.

Organisationen sind also gut beraten, „Privacy by Design“ und „Privacy by Default“ allein schon aus eigenem Interesse im Sinne der geltenden Datenschutzgesetze und der europäischen KI-Verordnung von Anfang an mitzudenken, um damit vertrauenswürdige Systeme zu realisieren, die in der Belegschaft auf Akzeptanz stoßen. Im Spannungsfeld zwischen Ressourcenmangel und Innovationsdruck wird der Datenschutz so zu einer wichtigen Orientierungslinie, um verantwortungsvoll auch neue und innovative Wege in Sachen Wissensmanagement zu beschreiten.

Literatur

BITKOM (2025) Datenschutz wird immer öfter zur Innovations-Bremse. URL: https://www.bitkom.org/Presse/Presseinformation/Datenschutz-Innovations-Bremse (abgerufen am 21.07.2025)

Datenschutzkonferenz (2024) Orientierungshilfe der Konferenz der unabhängigen Datenschutzaufsichtsbehörden des Bundes und der Länder vom 6. Mai 2024 – Version 1.0. URL: www.datenschutzkonferenz-online.de/media/oh/20240506_DSK_Orientierungshilfe_KI_und_Datenschutz.pdf (abgerufen am 21.07.2025)

Der Landesbeauftragte für Datenschutz und Informationsfreiheit Baden-Württemberg (2024) Diskussionspapier: Rechtsgrundlagen im Datenschutz beim Einsatz von Künstlicher Intelligenz – Version 2.0 vom 17.10.2024. URL: www.baden-wuerttemberg.datenschutz.de/rechtsgrundlagen-datenschutz-ki (abgerufen am 21.07.2024)

GMDS, BvD, BVITG (2024) Praxishilfe zur Anonymisierung/Pseudonymisierung – Version 2 Stand 27.01.2024. URL: https://gesundheitsdatenschutz.org/download/praxishilfe_anonymisierung_pseudonymisierung_2024.pdf (abgerufen am 21.07.2025)

Specht-Riemenschneider L, Müller K (2025) Neue Spielregeln für KI und Daten als Chance begreifen. In: Tagesspiegel Background. URL: https://background.tagesspiegel.de/digitalisierung-und-ki/briefing/neue-spielregeln-fuer-ki-und-daten-als-chance-begreifen (abgerufen am 21.07.2025)

Wissenschaftliche Dienste des Bundestages (2020) Kurzinformation zur Einbindung des Bundesbeauftragten für den Datenschutz bei der Einführung der Corona-Warn-App. URL: https://www.bundestag.de/resource/blob/815088/WD-9-103-20-pdf.pdf (abgerufen am 27.10.2025)

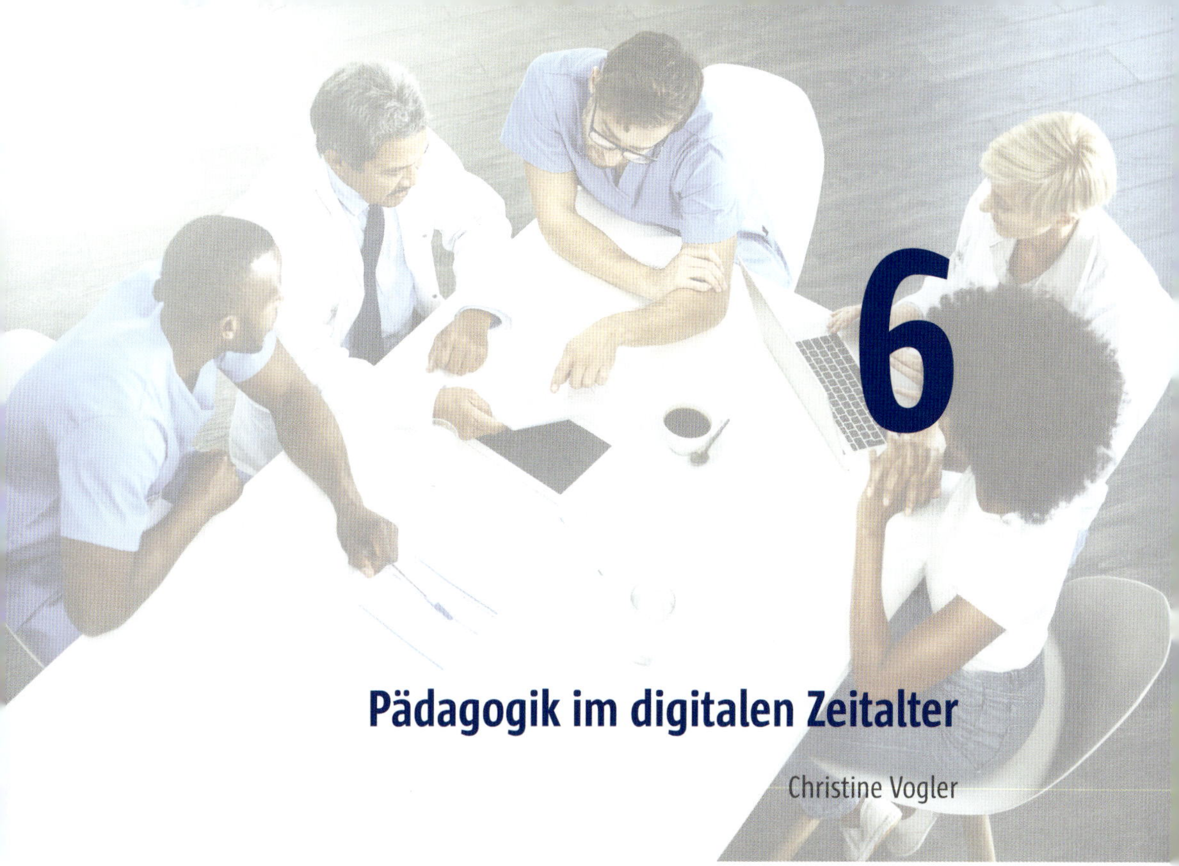

6 Pädagogik im digitalen Zeitalter

Christine Vogler

6.1 Einführung in das Thema

Die gesellschaftliche Entwicklung im 21. Jahrhundert steht in einem engen Zusammenhang mit einer umfassenden Digitalisierung, die nahezu alle Lebens- und Arbeitsbereiche durchdringt. Digitalisierung ist dabei nicht nur ein technischer Fortschritt, sondern ein grundlegender Transformationsprozess, der unser soziales Miteinander, die Arbeitswelt, die Art des Lernens sowie die Organisation von Wissen tiefgreifend verändert. Insbesondere Kommunikationsstrukturen, Prozesse der Wissensgenerierung, Lernkulturen und der Zugang zu Informationen verändern sich in einer Geschwindigkeit und Dimension, wie sie historisch bisher unbekannt war (Ehlers 2020; Kerres 2018; SWK 2022).

Für die Pädagogik stellt sich deshalb die zentrale und gleichzeitig drängende Frage, wie Lehr- und Lernprozesse unter diesen Bedingungen gestaltet werden können. Dabei geht es nicht nur um die Frage, wie Bildungseinrichtungen auf technologische Neuerungen reagieren, sondern auch um die grundlegende Qualifizierung von Fachkräften in einer Welt, die von permanenter technologischer Transformation bestimmt ist. Pädagogik im digitalen Zeitalter bedeutet somit weit mehr als den bloßen Einsatz neuer Medientechnologien. Sie setzt ein umfassendes Umdenken voraus – hinsichtlich der Ziele von Bildung, der zu vermittelnden Inhalte, der eingesetzten Methoden, der Rollenbilder von Lehrenden und Lernenden sowie der organisatorischen Rahmenbedingungen (Kerres 2018; Ehlers 2020).

Das Gesundheitswesen ist dabei ein besonders sensibles Feld. Digitale Veränderungen greifen hier tief in bestehende Strukturen ein und bringen weitreichende Folgen mit sich. Zum einen verändern sich Ausbildungsinhalte, weil digitale Technologien neue

Möglichkeiten, aber auch neue Anforderungen schaffen. Zum anderen entstehen durch diese Dynamiken völlig neue Berufsbilder, die bislang nicht existierten, etwa im Bereich der digitalen Gesundheitsversorgung oder der KI-gestützten Pflegepraxis. Lebenslanges Lernen wird in diesem Zusammenhang zu einer zentralen Voraussetzung beruflicher Handlungsfähigkeit. Lernen endet nicht mehr mit einer abgeschlossenen Ausbildung, sondern wird zu einem kontinuierlichen Prozess, der berufsbegleitend, flexibel und individuell gestaltet werden muss. Hinzu kommt, dass die Geschwindigkeit technologischer Innovationen ständig zunimmt. Was heute neu eingeführt wird, ist in wenigen Jahren bereits weiterentwickelt oder veraltet, sodass Lehrpläne, Ausbildungsordnungen und Einrichtungen der Weiterbildung kontinuierlich angepasst werden müssen.

Für Hochschulen und Ausbildungsstätten im Gesundheitswesen bedeutet das, dass sie sich in einem komplexen Spannungsfeld bewegen: Einerseits müssen sie auf die „allgemeinen" Entwicklungen der digitalen Welt reagieren, etwa beim Einsatz von Lernplattformen, digitalen Medien oder virtuellen Klassenzimmern. Andererseits sind sie besonders gefordert, weil die Digitalisierung hier nicht nur die Bildungsangebote selbst betrifft, sondern auch die Qualifikation von Fachkräften, die unmittelbar in digital transformierten Berufsfeldern arbeiten sollen. Hochschulen und Ausbildungsträger müssen Lehrende qualifizieren, sodass diese digitale Lehr-Lernmethoden kompetent einsetzen können. Zudem stehen sie vor der Aufgabe, die berufsspezifische Entwicklung der Gesundheitsberufe fortlaufend im Blick zu behalten, aktuelle Innovationen aus den Versorgungsfeldern aufzunehmen und wissenschaftlich zu reflektieren. Auch die wirtschaftliche Dimension darf nicht unterschätzt werden: Die Finanzierung neuer Bildungsformate, der Aufbau digitaler Infrastrukturen und die Integration von Forschung zu diesen Themen erfordern strategische Planung und nachhaltige Investitionen.

Lernen endet nicht mehr mit einer abgeschlossenen Ausbildung, sondern wird zu einem kontinuierlichen Prozess.

Darüber hinaus ergeben sich nicht nur in der Ausbildung, sondern auch in Organisationen des Gesundheitswesens neue, komplexe Herausforderungen. Wissensmanagement muss neu gedacht werden, da Informationen heute in immer kürzerer Zeit verfügbar sind und gleichzeitig schnell veralten. Auch die Kompetenzentwicklung gewinnt eine neue Dimension: Mitarbeitende müssen nicht nur fachlich, sondern auch digital und interdisziplinär geschult werden, um in dynamischen, digital gestützten Arbeitsumgebungen handlungsfähig zu bleiben (Seufert u. Meier 2023).

6.2 Digitale Transformation der Pädagogik: Ebenen und Rollen

Vor diesem Hintergrund wird deutlich, dass Pädagogik im digitalen Zeitalter nicht als ein zusätzliches Handlungsfeld neben bestehenden Strukturen betrachtet werden darf, sondern als Kernaufgabe gesellschaftlicher Entwicklung. Sie liefert die theoretischen und praktischen Grundlagen, um digitale Transformation kritisch einzuordnen, Chancen und Risiken zu analysieren und daraus tragfähige, nachhaltige Bildungsstrategien zu entwickeln. Nur wenn Fachkräfte, Organisationen und Bildungseinrichtungen gleichermaßen auf digitale Veränderungen vorbereitet sind, kann gesellschaftliche Teilhabe gesichert und das Potenzial technologischer Innovationen sinnvoll genutzt werden (Ehlers 2020; SWK 2022).

Die digitale Transformation verändert die Pädagogik auf mehreren Ebenen. Es entstehen neue Lehr- und Lernformate – von virtuellen Klassenzimmern und digitalen Selbstlernkursen bis zu adaptiven und KI-gestützten Lernplattformen (Zawacki-Richter et al. 2019; Kerres 2018). Diese Formate eröffnen die Möglichkeit, Lernprozesse flexibler, adaptiver sowie orts- und zeitunabhängig zu gestalten. Das klassische Bild Lehrender als reine Wissensvermittler weicht zunehmend einem Rollenverständnis als Lernbegleitende und Moderator:innen individueller, kollaborativer Lernwege (Arnold et al. 2018). Auch der Wandel der Kommunikationsformen durch Internet und soziale Medien erleichtert die Vernetzung von Lernenden und Lehrenden über institutionelle Grenzen hinweg (Tulodziecki et al. 2019). Zugleich rückt die Individualisierung und Personalisierung von Bildung stärker in den Fokus: Lernende wählen eigene Lernrouten, schätzen mit digitalen Werkzeugen ihren Kenntnisstand ein und vertiefen gezielt. Kollaboration, etwa über digitale Gruppen- und Projektarbeit, wird zum integralen Bestandteil modernen Lernens (Arnold et al. 2018). Mit der Digitalisierung erweitert sich der Kompetenzbegriff: Neben Fachwissen rücken digitale Souveränität, kritischer Medienumgang, Recherche- und Kooperationsfähigkeiten in virtuellen Netzwerken in den Vordergrund (Ehlers 2020). Durch Lernanalytik und KI entstehen neue Möglichkeiten der datenbasierten Förderung, zugleich aber auch ethische Fragen zu Datenschutz, Persönlichkeitsrechten und Teilhabe (Ifenthaler u. Yau 2020; Zawacki-Richter et al. 2019). Schließlich verändern sich auch Organisation und Qualitätssicherung in Bildungsinstitutionen: Kontinuierliche Innovation, Netzwerkbildung und die Integration digitaler Tools werden zum Dauerprinzip (Seufert u. Meier 2023).

6.3 Konsequenzen für die Aus-, Fort- und Weiterbildung/Studium in den Gesundheitsberufen

Die Digitalisierung verändert die berufliche Bildung im Gesundheitssektor in ganz erheblicher Weise. Sie wirkt nicht nur auf die Inhalte, sondern ebenso auf die Methoden und Strukturen der Ausbildung. Ein zentrales Element besteht darin, Medien- und Informationskompetenz als Querschnittskompetenz curricular zu verankern. Denn wer im Gesundheitswesen tätig ist, muss Informationen nicht nur aufnehmen und weitergeben, sondern auch kritisch bewerten, sicher dokumentieren und rechtlich korrekt handhaben können (SWK 2022).

Darüber hinaus verlangt die Praxis zunehmend die souveräne Nutzung digitaler Anwendungen wie der elektronischen Patientenakte (ePA), von Telemedizin-Angeboten oder Assistenzsystemen auf Basis künstlicher Intelligenz. Mit diesen Technologien professionell und verantwortungsvoll umgehen zu können, gehört zu den Schlüsselkompetenzen der Gesundheitsfachkräfte von morgen (BMG 2023).

Die pädagogische Gestaltung von Lernprozessen verändert sich ebenfalls grundlegend. Die Individualisierung und Flexibilisierung von Lernangeboten wird zunehmend durch digitale Formate ermöglicht. Blended-Learning-Konzepte, E-Learning-Plattformen oder auch virtuelle Simulationen schaffen eine Lernumgebung, die sich an den Bedarf der Lernenden anpasst. Wer Wissenslücken hat, kann diese gezielt und selbständig schließen. Gleichzeitig geben KI-gestützte Systeme eine personalisierte Rückmeldung, wodurch Lernprozesse effizienter und passgenauer werden (Ebner u. Schön 2013; Ifenthaler u. Yau 2020).

Besonders interessant sind diese Entwicklungen vor allem im Hinblick auf interprofessionelles Lernen. Digitale Plattformen und virtuelle Szenarien erlauben es, dass unterschiedliche Berufsgruppen – etwa Pflege, Medizin und Therapieberufe – standortübergreifend zusammenarbeiten und gemeinsam Fallbeispiele bearbeiten. Damit wird ein Lernfeld eröffnet, das in der Praxis zentral, aber logistisch oft schwer umsetzbar ist (BMG 2023).

Die Digitalisierung verstärkt auch die Bedeutung des lebenslangen Lernens. Angesichts der hohen Innovationsgeschwindigkeit ist das einmal Erlernte oft nicht mehr ausreichend. Neue Technologien, digitale Dokumentationssysteme oder KI-gestützte Entscheidungsmodelle verlangen von den Akteuren im Gesundheitswesen eine kontinuierliche Weiterentwicklung ihrer Kompetenzen (Ehlers 2020). Lebenslanges Lernen wird damit zum Programmprinzip. Das Grundprinzip wird nicht aufgegeben – die Methodik aber wird sich stark verändern. Neben der beruflichen Kompetenz braucht es in der Zukunft auch ein neues Verständnis zum lebenslangen Lernen. Wissenshalbwertszeiten verkürzen und Versorgungsmodelle und Rollenbilder verändern sich. Neue digitale Dokumentation, Entscheidungsunterstützung und KI-Anwendungen erzeugen neue Kompetenzanforderungen. Lebenslanges Lernen wird in Zukunft noch mehr das Zusammenspiel von

Die Individualisierung und Flexibilisierung von Lernangeboten wird zunehmend durch digitale Formate ermöglicht.

- **formalen Lernangeboten,** z.B. Studium und Fort-/Weiterbildung,
- **non-formal organisierten Lernangeboten,** z.B. Kursen, Zertifikaten, speziell entwickelten Qualifikationsangeboten in Einrichtungen, und
- **informellem, arbeitsplatzbasiertem Lernen** wie Supervision, Communities of Practice, Reflexion im E-Portfolio

umfassen.

Für Gesundheitsfachberufe wird besonders das Lernen „in, an und aus der Arbeit" bedeutsam: klinisches Entscheiden entwickelt sich durch wiederholte, angeleitete Handlungsleistung mit zeitnaher Rückmeldung und anschließender Reflexion. Digitale Medien unterstützen diese Schleifen, indem sie Just-in-Time-Ressourcen wie Microlearning zur Verfügung stellen, strukturierte Beobachtungs- und Feedbackinstrumente sowie Portfolio-gestützte Entwicklungsverläufe bereitstellen können (Eraut 2014).

Allerdings bringt dieser digitale Wandel nicht nur Chancen, sondern auch Herausforderungen mit sich. Besonders die Gefahr einer digitalen Ungleichheit darf nicht unterschätzt werden: Fehlender Zugang zu geeigneten Endgeräten, unzureichende Internetverbindungen oder eingeschränkter Zugang zu hochwertigen Lernressourcen schränken die Möglichkeiten von Lernenden ein und können soziale Unterschiede verstärken. Bildungseinrichtungen und Organisationen müssen daher aktiv Konzepte entwickeln, um allen Beteiligten faire Lernchancen zu eröffnen (Tulodziecki et al. 2019; SWK 2022). Schließlich verändern sich auch die Prüfungs- und Zertifizierungsformate. Digitale Prüfungen, E-Portfolios oder kontinuierliche Kompetenznachweise ersetzen zunehmend rein schriftliche oder mündliche Abschlussprüfungen. Dies bringt neue Anforderungen an die Sicherung von Fairness, Transparenz und Qualität mit sich. Nur wenn diese Prozesse verlässlich gestaltet sind, kann die Akzeptanz neuer Prüfungsformen gewährleistet werden (Kerres 2018).

Insgesamt zeigt sich, dass die Digitalisierung die berufliche Bildung im Gesundheitswesen nicht punktuell ergänzt, sondern in ihrer gesamten Breite neu formt. Sie eröffnet enorme Möglichkeiten für flexiblere, praxisnahere und individualisierte Lernprozesse – verlangt aber gleichzeitig ein bewusstes Gegensteuern gegen Risiken wie Ungleichheit und Qualitätsverluste.

6.3.1 Professionssicht und Selbstverwaltung

Aus der Sicht der Autorin, die seit 35 Jahren im Gesundheits- und Bildungswesen verortet ist, ergibt sich zwingend eine Sicherung und Förderung der staatlich finanzierten Selbstvertretungsstrukturen der Berufe im Gesundheitswesen. Selbstverwaltungsstrukturen sind die berufspolitische Schlüsselvoraussetzung, damit lebenslanges Lernen und digitales Lernen in den Gesundheitsfachberufen nicht zufällig bleiben, sondern strategisch gesteuert, qualitätsgesichert und refinanziert werden. Nur aus der Profession heraus können verbindliche Lernstandards, Fortbildungspflichten und Kompetenzrahmen gesetzt werden. Politisch wirksam kann sie geschützte Lernzeiten, die Refinanzierung von Fortbildung, Skills-Labs und didaktischen Support gegenüber Kostenträgern und Arbeitgebern durchsetzen und Lernzeiten in Dienstplänen und Tarifen verankern; Kompetenzstufen werden so karriere- und vergütungswirksam. Einheitliche Anerkennungsverfahren stärken die Anschlussfähigkeit von Abschlüssen, erleichtern Mobilität und binden Talente. In der Summe macht Selbstverwaltung kontinuierliche Kompetenzentwicklung zur verbindlichen, messbaren und nachhaltig finanzierten Berufsaufgabe – mit spürbarem Gewinn für Versorgungsqualität, Patientensicherheit und die Attraktivität der Gesundheitsfachberufe.

6.4 Auswirkungen auf das berufliche Handeln

Die tiefgreifenden Veränderungen in der Ausbildung von Gesundheitsfachkräften wirken sich direkt auf den Berufsalltag aus. Digitale Prozesse wie die elektronische Dokumentation, der Einsatz der elektronischen Patientenakte, moderne Telemedizin-Systeme und vielfältige Assistenztechnologien sind heute aus der Versorgungspraxis nicht mehr wegzudenken. Sie stellen neue Anforderungen an Beschäftigte, die neben ihrer fachlichen Expertise insbesondere einen sicheren, verantwortungsvollen und reflektierten Umgang mit diesen digitalen Werkzeugen entwickeln müssen (BMG 2023).

Im Bereich der patientenorientierten Versorgung bringen digitale Lösungen zahlreiche neue Möglichkeiten mit sich. Kommunikationswege können dadurch erweitert und intensiviert werden – sowohl im Team als auch mit Patientinnen und Patienten. Gleichzeitig ermöglicht der digitale Zugang zu Wissen eine schnellere Informationsbeschaffung, etwa wenn Behandlungswege abgeklärt oder aktuelle Leitlinien eingesehen werden sollen. Technologien wie Telemonitoring und sektorenübergreifende Zusammenarbeit sorgen dafür, dass Versorgung über die Grenzen einzelner Einrichtungen hinweg koordiniert werden kann. All diese Fortschritte setzen jedoch hohe Maßstäbe beim Datenschutz und verlangen von allen Beteiligten ein hohes Maß an professioneller Verantwortung, um sensible Patientendaten sicher zu verwalten und zu nutzen (BMG 2023; SWK 2022). Durch diese digitale Transformation steigen die Anforderungen an die Selbststeuerung und das kritische Denken der Fachkräfte. Lebenslanges Lernen und die stetige Weiterentwicklung der eigenen Kompetenzen werden damit zu Schlüsselqualifikationen im Berufsleben (Ehlers 2020). Es reicht nicht mehr aus, sich auf einmal erworbenes Wissen zu verlassen – vielmehr müssen neue Entwicklungen kontinuierlich aufgegriffen und in das eigene Handeln integriert werden.

Teamarbeit und interprofessionelle Zusammenarbeit gewinnen durch digitale Kommunikations- und Kooperationslösungen zunehmend an Bedeutung. Berufliche Teams können dank moderner Technologien standortübergreifend zusammenarbeiten, Informationen austauschen und gemeinsame Entscheidungen treffen – und das deutlich schneller und flexibler als jemals zuvor.

Nicht zuletzt sorgt die Innovationsdynamik im Bereich von Künstlicher Intelligenz und intelligenten Assistenzsystemen dafür, dass sich Arbeitsabläufe und auch die traditionellen Rollenbilder in den Gesundheitsberufen tiefgreifend verändern. Diese Entwicklungen müssen von den Akteuren stetig kritisch reflektiert und gestaltet werden, um ethische, rechtliche und praktische Herausforderungen zu erkennen und verantwortungsvoll anzugehen (Seufert u. Meier 2023; Zawacki-Richter et al. 2019).

Teamarbeit und interprofessionelle Zusammenarbeit gewinnen durch digitale Kommunikations- und Kooperationslösungen zunehmend an Bedeutung.

Parallel dazu erfahren auch die Formen der berufsbegleitenden Fort- und Weiterbildung einen deutlichen Wandel: Digitale Formate wie Webinare, Online-Kurse und virtuelle Praxisübungen verbinden theoretisches Wissen, praktische Anwendung und die Möglichkeit zur gemeinsamen Reflexion in innovativen Lernkonzepten (Kerres 2018; Ebner u. Schön 2013). Dadurch werden Weiterbildungsmöglichkeiten flexibler, niederschwelliger und ortsunabhängig nutzbar – ein wesentlicher Vorteil für Fachkräfte, die sich kontinuierlich auf hohem Niveau weiterqualifizieren möchten.

6.5 Fazit und Ausblick

Pädagogik im digitalen Zeitalter beschreibt einen weitreichenden Wandel in der Bildungswelt, bei dem Methoden des Wissenserwerbs, die Möglichkeiten zur Verbreitung und Teilhabe an Wissen sowie die praktische Anwendung tiefgreifend neu gestaltet werden. Besonders im Gesundheitsbereich sind nachhaltige, auf Qualität ausgerichtete Bildungsstrategien von entscheidender Bedeutung, da digitale Technologien nicht nur die Arbeitsprozesse, sondern auch die Anforderungen an die Kompetenzen von Fachkräften verändern. Im Mittelpunkt dieses Wandels stehen die Individualisierung des Lernens, die intensive Zusammenarbeit über Berufs- und Institutionsgrenzen hinweg sowie ein weiterentwickelter Kompetenzbegriff. Lehrende und Lernende müssen ihre Praxis stetig reflektieren und aktiv daran arbeiten, eine Kultur des lebenslangen Lernens zu etablieren. Flexibles, selbstgesteuertes und gemeinschaftliches Lernen wird zur Schlüsselressource, um aktuellen und künftigen Herausforderungen zu begegnen. Dabei rücken neue Aufgaben und Verantwortlichkeiten in den Vordergrund: Digitale Chancengleichheit muss aktiv gefördert werden, damit alle Zugang zu den notwendigen technischen Ressourcen und Lernmöglichkeiten erhalten. Ethische Mediennutzung wird zur zentralen Aufgabe, um sowohl den Datenschutz als auch die Integrität der Lernprozesse zu sichern. Indem Pädagogik individuelle wie soziale Kompetenzen fördert, trägt sie zur Entwicklung von eigenständigen, kritisch denkenden und verantwortungsbewussten Menschen bei. Digitale Innovationen wie KI-gestützte Lernmethoden und umfangreiche Lernanalytik bieten große Potenziale für die personalisierte und effektive Gestaltung von Bildungsprozessen. Gleichzeitig stellen diese Technologien hohe Anforderungen an den Umgang mit Daten, Transparenz und die kritische Bewertung von Ergebnissen. Hier sind Pädagoginnen und Pädagogen besonders gefordert, verantwortungsvolle und kompetente Rahmenbedingungen zu schaffen.

Die Digitalisierung kann zum Motor für Qualität und Innovation im Bildungswesen werden – vorausgesetzt, pädagogische Konzepte sind vorausschauend angelegt und technische Neuerungen werden klug integriert. Nur so bleiben Bildungsprozesse zukunftsfähig und stärken die Qualität der beruflichen Bildung und Zusammenarbeit im Gesundheitswesen.

Literatur

Arnold P, Kilian L, Thillosen A, Zimmer G (2018) Handbuch E-Learning: Lehren und Lernen mit digitalen Medien (5., überarb. Aufl.). Bielefeld: wbv/utb

BMG – Bundesministerium für Gesundheit (2023) GEMEINSAM DIGITAL: Digitalisierungsstrategie für das Gesundheitswesen und die Pflege. Berlin. URL: https://www.bundesgesundheitsministerium.de/fileadmin/Dateien/3_Downloads/D/Digitalisierungsstrategie/BMG_Broschuere_Digitalisierungsstrategie_bf.pdf (abgerufen am 24.10.2025)

Ebner M, Schön S (Hrsg.) (2013) L3T – Lehrbuch für Lernen und Lehren mit Technologien (2. Aufl.). Berlin: epubli (Open Access).

Ehlers U-D (2020) Future Skills – Lernen der Zukunft – Hochschule der Zukunft. Wiesbaden: Springer VS. (Open Access).

Eraut M (2014) Informal learning in the workplace. Studies in Continuing Education 26(2):247–273. doi:10.1080/158037042000225245

Ifenthaler D, Yau JY-K (2020) Utilising learning analytics to support study success in higher education: A systematic review. Educational Technology Research & Development 68(4), 1961–1990. https://doi.org/10.1007/s11423-020-09788-z

Kerres M (2018) Mediendidaktik: Konzeption und Entwicklung digitaler Lernangebote (5. Aufl.). Berlin/Boston: De Gruyter Oldenbourg

Seufert S, Meier C (2023) Hybride Intelligenz: Zusammenarbeit mit KI-Assistenzsystemen in wissensintensiven Bereichen. HMD Praxis der Wirtschaftsinformatik 60(6), 1174–1193. https://doi.org/10.1365/s40702-023-01012-9

SWK – Ständige Wissenschaftliche Kommission der KMK (2022) Gutachten: Digitalisierung im Bildungssystem. Handlungsempfehlungen von der Kita bis zur Hochschule. URL: https://www.swk-bildung.org/content/uploads/2024/02/SWK-2022-Gutachten_Digitalisierung.pdf (abgerufen am 24.10.2025)

Tulodziecki G, Herzig B, Grafe S (2019) Medienbildung in Schule und Unterricht: Grundlagen und Beispiele (2. Aufl.). Bad Heilbrunn/Stuttgart: Klinkhardt/UTB

Zawacki-Richter O, Kerres M, Bedenlier S, Bond M, Buntins K (2019) Systematic review of research on artificial intelligence applications in higher education. International Journal of Educational Technology in Higher Education 16, 1–27. https://doi.org/10.1186/s41239-019-0171-0

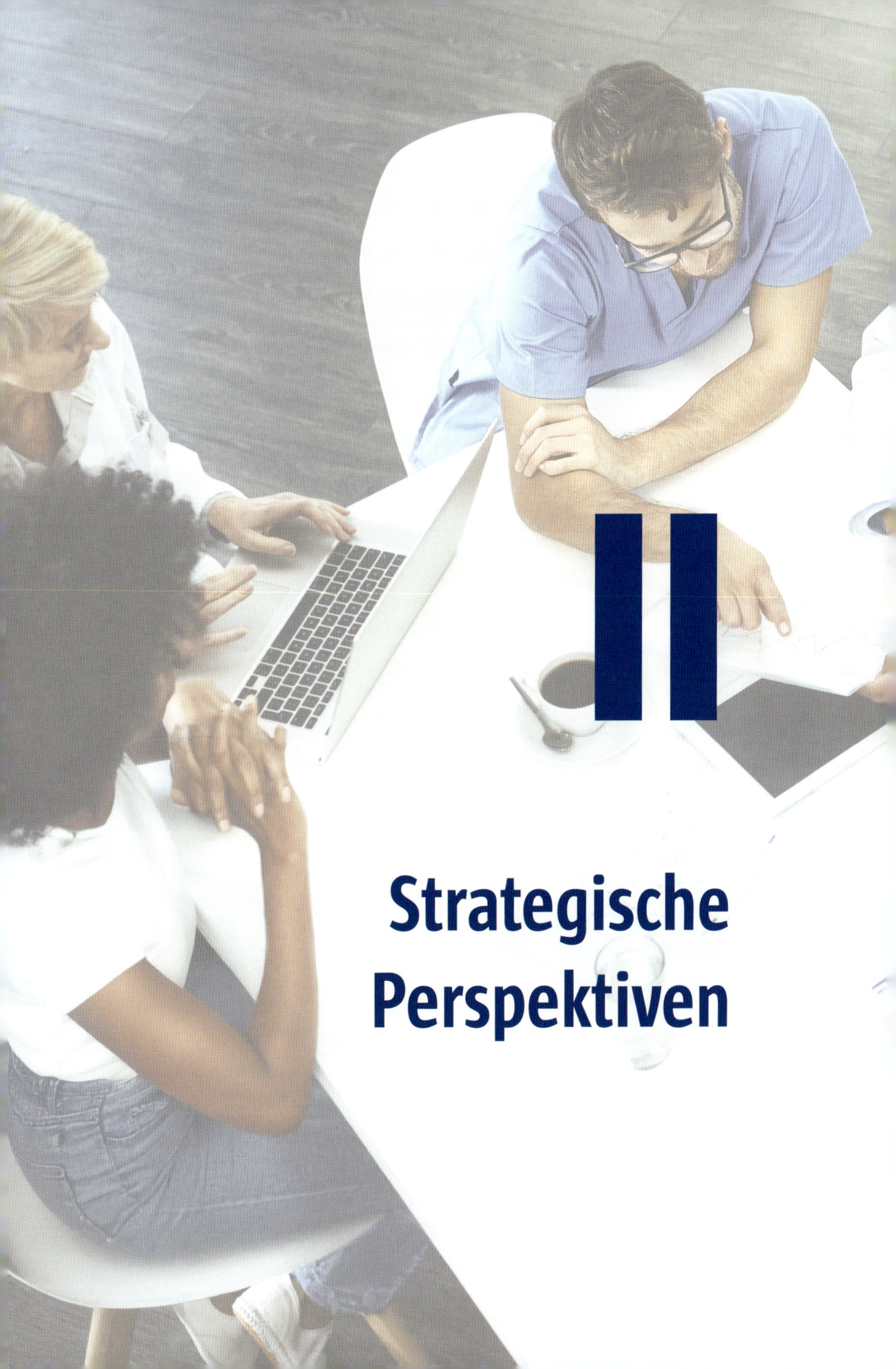

II

Strategische Perspektiven

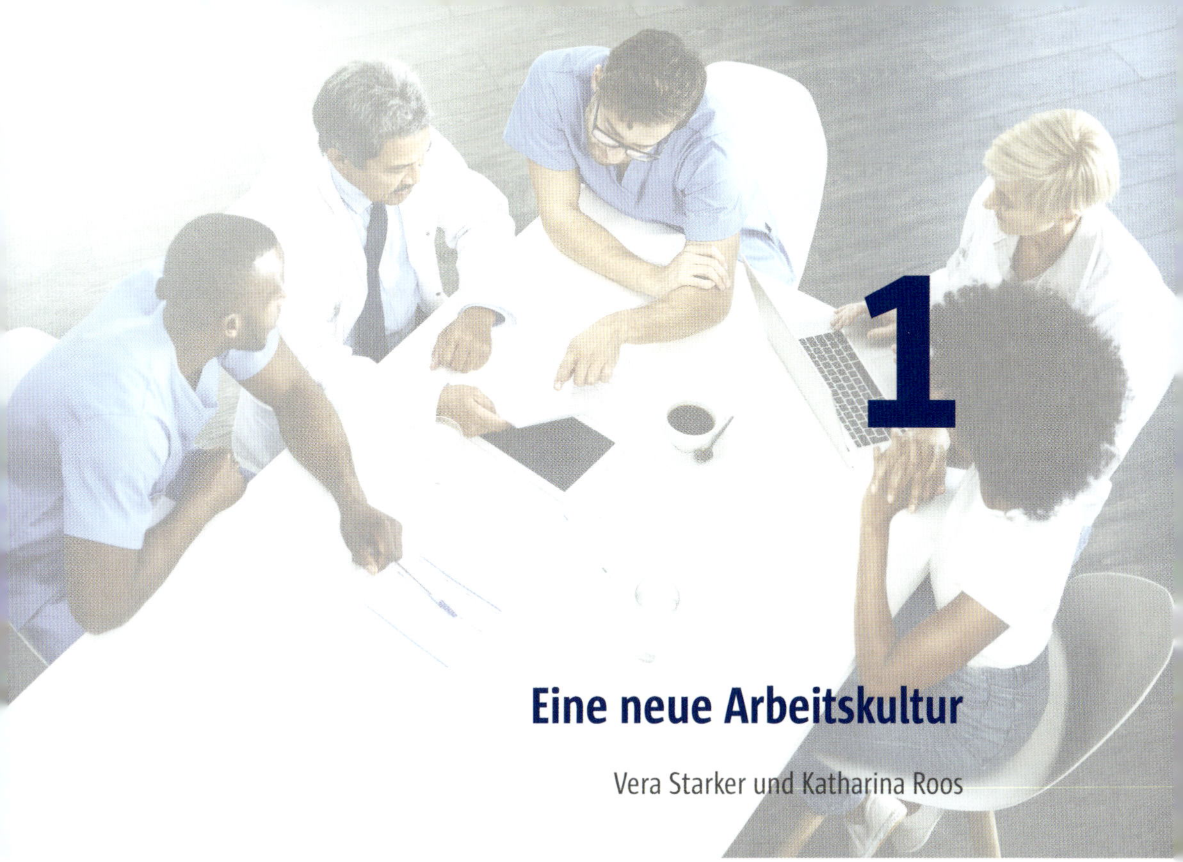

1 Eine neue Arbeitskultur

Vera Starker und Katharina Roos

1.1 Talente gewinnen

Die Arbeitswelt befindet sich in einem tiefgreifenden Umbruch. Globale Krisen, technologische Umwälzungen (Stichwort KI) und gesellschaftliche Werteverschiebungen verändern die Anforderungen an Organisationen grundlegend. Der Mangel an qualifizierten Fachkräften macht sich zudem immer deutlicher bemerkbar, nicht zuletzt im Bereich Medizin und Pflege. Eine Analyse des IW prognostiziert, dass bis 2036 rund 19,5 Mio. Babyboomer in Deutschland in den Ruhestand gehen, während nur etwa 12,5 Mio. Jüngere nachrücken (Deschermeier u. Schäfer 2024). Gleichzeitig steigt der Wunsch der Beschäftigten nach Sinnhaftigkeit und Flexibilität in der Arbeit, und es zeichnet sich ein Wandel hin zu dezentralen, hybriden und agilen Strukturen ab.

> *„Wir wissen, dass 2030 circa 500.000 Pflegekräfte fehlen werden."* Christine Vogler, Präsidentin des deutschen Pflegerats (Deutsches Ärzteblatt 2021)

1.1.1 Medizin und Pflege

Das Gesundheitssystem hat sich lange auf die altruistischen Motive der Beschäftigten verlassen können, die Leidensfähigkeit, Zurückhaltung und große Toleranz gegenüber schwierigen Umfeldbedingungen garantierten. Auch deutsche Unternehmen im Allgemeinen konnten viele Jahrzehnte lang auf die große Loyalität ihrer Mitarbeitenden bauen. Doch diese Zeiten sind vorbei, denn die kommenden Generationen werden ganz neue und andere Anforderungen an Teilhabe, Mitgestaltung und Selbstorganisation bei gleichzeitig hohem Sicherheits- und Bindungsbedürfnis stellen.

Laut einer Umfrage des Hartmannbundes bereits aus 2015 strebt der medizinische Nachwuchs ins Krankenhaus, weil ihm Teamarbeit wichtig ist. Hierarchische Strukturen und eine autoritäre Führungskultur werden wiederum als Gründe für eine Entscheidung gegen eine Karriere im Krankenhaus angegeben. Das wird bestätigt durch die Ausführungen der „Generation Hashtag im Gesundheitswesen" (Heiß et al. 2019). Hiernach stehen Weiterbildung, Planbarkeit der Dienste, ausreichende Zeit für Erholung und Freizeit sowie Teamdenken und ein gemeinsames Werteverständnis ganz oben auf der Agenda von heutigen und zukünftigen Mitarbeitenden.

Privatleben und Familie gehörten früher nicht zum Selbstverständnis der medizinischen Berufe, und die Vereinbarkeit von Berufs- und Privatleben schien ein Fremdwort zu sein. Doch es hat sich viel getan: Maßnahmen, die unterschiedliche Lebensphasen adressieren, Stärkung der Rechte von Erwerbstätigen, die Kinder erziehen und/oder Angehörige pflegen. Der Marburger Bund hat das sogenannte Marburger Bund (MB)-Krankenhausregister erstellt, in dem Kliniken aufgeführt sind, die mit flexiblen Arbeitszeitmodellen werben und die Einsätze ihrer Angestellten auf der Grundlage neuerer Gesetze zur Elternzeit, Familienpflege- und Pflegezeit und mit Möglichkeiten der Freistellung und Reduzierung der Arbeitszeit planen. Durch Jobsharing können sogar chefärztliche Positionen in Teilzeit besetzt werden. Eine Leitungsfunktion in Teilzeit ist jedoch immer noch die Ausnahme, obgleich dies den Wiedereinstieg in den Beruf nach der Elternzeit ermöglichen und so auch Mitarbeitende und ihr Wissen, ihre Talente und Erfahrungen dauerhaft an eine Klinik binden würde. Manche Krankenhäuser sind aber kreativ geworden und erproben zunehmend neue Vereinbarkeitslösungen. Wie Kliniken mit hybridem Arbeiten erfolgreich sein können, zeigt die Radiologie des Krankenhauses in Porz am Rhein: Hier arbeiten Ärztinnen und Ärzte im Homeoffice. Aber kreative Lösungen haben natürlich nur dann eine Chance, wenn sie auch in der Leitung der Unternehmen auf die Bereitschaft zur Veränderung der Unternehmenspolitik treffen.

Eine notwendige Voraussetzung für diesen Wandel ist in erster Linie eine offene und respektvolle Unternehmens- und Feedbackkultur, die Ideen und Experimente ermöglicht. Darüber hinaus können ein kompetentes Wissens- und Weiterbildungsmanagement für Führungskräfte und Mitarbeitende sowie eine flexible Organisationsstruktur und Arbeitszeitgestaltung den notwendigen Transformationsprozess in den Kliniken unterstützen. Dieser fängt bei den Führungskräften an und geht bei den Mitarbeitenden als Ideengebende und Mitgestaltende von Veränderungen weiter. Und das ist auch im Bereich der Pflege keine Illusion. Es ist angesichts der oben beschriebenen Rahmenbedingungen sogar eine Notwendigkeit, und schon heute gibt es Beispiele sowohl in der ambulanten als auch der stationären Pflege, die zeigen, wie gut das möglich ist – beispielsweise ambulante Pflegedienste, die sich am niederländischen Buurtzorg-Konzept orientieren und damit ihren Mitarbeitenden ein selbstbestimmteres Arbeiten ermöglichen. Hier greift das Prinzip Selbstverantwortung: Es bilden sich multiprofessionelle Teams rund um die Patientinnen und Patienten, die alle Handlungsprozesse autonom steuern. Arbeitsflexibilisierung und Steuerungsautonomie im Alltag bedeuten, dass das Gesundheitspersonal sich selbstständig über digitale Apps disponiert und dadurch deutlich flexibler arbeiten kann. Zur Arbeitsflexibilisierung gehört auch das hybride Arbeiten, denn es spricht nichts dagegen, ärztlichem und pflegendem Personal das Arbeiten im Homeoffice zu ermöglichen, um dort die notwendige Verwaltungsarbeit konzentriert zu erledigen.

Die Überwindung der professionsbezogenen Hierarchie ist hier ebenfalls ein Faktor. Studien belegen, dass Teamarbeit einer der Gründe ist, warum ärztliche Nachwuchskräfte überhaupt in einer Klinik arbeiten wollen. Der Trend geht in Richtung multiprofessionelle Teams, die Krankenversorgung als System- und Teamleistung begreifen. Multiprofessionalität bedeutet außerdem: vernünftiges Wissensmanagement, Kooperation auf Augenhöhe, Respekt für den jeweiligen Beitrag der anderen Beteiligten und auf fachlicher Ebene ein Zusammenwirken als Team- und Systemleistung.

1.1.2 Unternehmen

Das alles verlangt nach einem strategischen Umdenken – auch in der Personalentwicklung. Unternehmen aller Bereiche müssen heute mehr denn je attraktive Entwicklungsmöglichkeiten bieten, um Talente zu gewinnen und längerfristig zu binden. Wissensmanagement bietet hierfür den Rahmen – methodisch, technologisch und kulturell. Es unterstützt Organisationen dabei, kontinuierliches Lernen zur gelebten Praxis zu machen und so auch ihre Resilienz und Attraktivität als Arbeitgeber zu steigern. Aktuelle Studien belegen die Notwendigkeit dieses Umdenkens: So sehen etwa 63% der Gen Z und 75% der Millennials einen erheblichen Weiterbildungsbedarf, um mit den Anforderungen neuer Technologien wie KI Schritt halten zu können (Deloitte 2025). 33% der in hybriden Arbeitsmodellen Beschäftigten würden sich nach einem neuen Job umsehen, sollte ihre Firma Homeoffice wieder abschaffen, und weitere 7% würden sogar sofort kündigen (Wissensmanagement 2023). Das ist ein deutliches Signal dafür, wie wichtig flexible Lern- und Arbeitsmodelle – und wie unattraktiv starre Strukturen geworden sind. Hier bedarf es also einer ganzheitlichen Wissens- und Lernstrategie, die Entwicklung nicht nur ab und an ermöglicht, sondern kulturell und strukturell tief in den Unternehmen verankert und sie damit auf grundlegende Weise zu einem wesentlichen Merkmal von Arbeit macht. Gleichzeitig braucht es eine ganz neue Selbstdarstellung als Marke, mit der sich Unternehmen als attraktive Arbeitgeber am Markt positionieren können.

Strategische Personalentwicklung bedeutet also, Mitarbeitende systematisch auf künftige Anforderungen vorzubereiten und sie gleichzeitig in ihrer individuellen Entwicklung zu fördern. Dabei bewegt sie sich im Spannungsfeld zwischen Veränderungsdruck und menschlichem Bedürfnis nach Stabilität. Eine moderne Personalstrategie muss folglich auf Kontinuität setzen, ohne an Beweglichkeit zu verlieren. Wissensmanagement unterstützt diese Balance, indem es Lernprozesse für alle Beteiligten transparent, nachvollziehbar und anschlussfähig macht. Es schafft die Infrastruktur für lebenslanges Lernen und muss gleichzeitig stabilisierend wirken, denn Zeiten großer Umwälzungen sind immer auch Zeiten großer Unsicherheit. In einer von Veränderung geprägten Arbeitswelt kann Wissensmanagement tatsächlich als Anker dienen: Es konserviert bewährtes Wissen und macht gleichzeitig neue Kompetenzen schnell verfügbar. Das bedeutet für Unternehmen, dass sie Mitarbeiterbindung und Anpassungsfähigkeit gleichermaßen fördern können – ein entscheidender Wettbewerbsvorteil in unsicheren Zeiten.

> ***Unternehmen aller Bereiche müssen heute mehr denn je attraktive Entwicklungsmöglichkeiten bieten, um Talente zu gewinnen und längerfristig zu binden.***

Wissensmanagement ist hier also weit mehr als ein IT-Tool oder eine Datenbank. Es umfasst alle Prozesse, die dem Erwerb, der Nutzung, der Weitergabe und der Bewahrung von Wissen dienen. In der strategischen Personalentwicklung spielt es eine Schlüsselrolle, denn es identifiziert relevante Kompetenzen, verknüpft individuelles und organisationales Lernen und macht Entwicklung systematisch steuerbar. Über digitale Plattformen, Mentoring-Programme, Peer-Learning-Formate oder interne Wissensnetzwerke wird kollektives Wissen zugänglich und verwertbar gemacht. Arbeitgeber, die Wissensmanagement strategisch integrieren, signalisieren nicht nur Innovationsfähigkeit, sondern fördern dadurch auch aktiv die Selbstwirksamkeit ihrer Mitarbeitenden. Zudem ermöglicht eine gute Wissens-Infrastruktur eine schnelle Reaktion auf neue Anforderungen etwa durch technologische Disruptionen. Wissensmanagement sorgt dafür, dass Lernen nicht dem Zufall überlassen bleibt, sondern gezielt gelenkt wird, und untermauert damit den Anspruch des Unternehmens, eine lernende Organisation und damit für seine Mitarbeitenden sowie neue Bewerberinnen und Bewerber attraktiv und auch für die Zukunft gut aufgestellt zu sein.

„Wissen ist die einzige Ressource, welche sich durch Gebrauch vermehrt." Gilbert Probst et al.

Gerade in den ersten Wochen wird sichtbar, ob sich neue Mitarbeitende mit einem Unternehmen identifizieren. Ein systematisches Onboarding vermittelt nicht nur fachliche Grundlagen, sondern transportiert auch Werte, Kultur und Erwartungen der Firma. Die Bedeutung eines gelungenen Onboardings ist empirisch belegt: 69% der Beschäftigten bleiben in der Regel mindestens drei Jahre im Unternehmen, wenn sie ein wirklich gutes Onboarding erlebt haben; umgekehrt ereignet sich ein großer Teil der Fluktuation bereits in den ersten Monaten (Click Boarding 2021). Wenn von Anfang an eine Lernkultur vermittelt wird, in der es selbstverständlich ist, Wissen zu teilen und um Hilfe zu ersuchen, werden neue Kolleginnen und Kollegen nicht nur fachlich, sondern auch kulturell integriert.

Transparente Karrierepfade, Kompetenzmodelle, Skills-Mapping und individuelle Lernpläne sind die Instrumente einer wissensorientierten Personalentwicklung. Mitarbeitende müssen erkennen können, welche Entwicklungsperspektiven ihnen offenstehen und welche Kompetenzen dafür aufgebaut werden sollten. Gutes Wissensmanagement stellt hier sicher, dass alle Lernangebote bedarfsorientiert, aktuell und gut zugänglich sind. So entsteht ein für das Lernen aller Beteiligten förderliches System, das sie dabei unterstützt, ihre Fähigkeiten kontinuierlich weiterzuentwickeln und neue Rollen zu übernehmen. Und wenn interne Weiterbildungsangebote und Karrierepfade offiziell kommuniziert und mit Mentoring- oder Coaching-Programmen verknüpft werden, steigt das Vertrauen der Beschäftigten in die eigenen Aufstiegschancen. So wird Talententwicklung sicht- und planbar und Lernen ein selbstverständlicher Teil der täglichen Arbeit.

Ein systematisches Onboarding vermittelt nicht nur fachliche Grundlagen, sondern transportiert auch Werte, Kultur und Erwartungen der Firma.

Tatsächlich geben 90% der Berufstätigen an, dass die Möglichkeit zur Kompetenzentwicklung für sie ein wichtiges Kriterium bei der Wahl eines Arbeitgebers ist; Weiterbildungsangebote vermitteln dabei nicht nur Wissen, sondern signalisieren auch Wertschätzung und bieten Sicherheit: 87% der Beschäftigten fühlen sich durch Weiterbildung vom Arbeitgeber wertgeschätzt, und 86% gewinnen auf diese Weise mehr Sicherheit im Job (Achenbach 2023). Eine ausgeprägte Lernkultur zahlt somit direkt auf das *Employer Branding* ein: Mitarbeiterinnen und Mitarbeiter erleben ihren Arbeitgeber als Förderer ihrer Entwicklung. Das steigert die Loyalität und spricht sich natürlich auch auf dem Arbeitsmarkt herum, denn Unternehmen, die aktiv in Lernmöglichkeiten und Wissensaustausch investieren, werden als attraktive Arbeitgeber wahrgenommen, die ihren Angestellten Zukunftsperspektiven bieten. In Zeiten, in denen Fachkräfte hohe Erwartungen an ihre Weiterentwicklung und Work-Life-Balance haben, kann eine starke Lernkultur also noch wichtiger sein als ein hohes Einstiegsgehalt.

Führungskräfte agieren hier als zentrale Akteure. Sie prägen maßgeblich das Bild des Unternehmens auch in diesem Bereich und zeigen, ob Lernen und Entwicklung im Alltag tatsächlich gelebt werden – oder eben nicht. Als wissensorientierte Führungskräfte zeichnen sie sich dadurch aus, dass sie Mitarbeitende bei ihrer Entwicklung unterstützen, deren Vertrauen in ihre Lernfähigkeit stärken und Räume für Austausch schaffen. Statt auf Kontrolle setzt eine solche Führung auf Orientierung und statt auf starre Vorgaben auf Co-Creation. Führungskräfte, die selbst ein Vorbild im kontinuierlichen Lernen sind, prägen damit nicht nur ihre Teams, sondern sie stärken die gesamte Lernkultur im Unternehmen. Organisationen, die ihre Personalentwicklung strategisch aufstellen und mit einem ganzheitlichen Wissensmanagement verknüpfen, verschaffen sich also einen nachhaltigen Vorteil. Mehr noch: Eine strategische Personalentwicklung ist ohne eine verbindliche Wissensstrategie auf die Dauer nicht mehr konkurrenzfähig. Denn Wissensmanagement in der Personalentwicklung zahlt sich doppelt aus: Es fördert die individuelle Entfaltung der Mitarbeitenden und erhöht gleichzeitig die Anziehungskraft der Arbeitgebermarke. In unsicheren Zeiten wird Wissensmanagement so zur resilienten Architektur der Zukunft – ein Rahmenwerk, das Organisationen befähigt, Wandel proaktiv zu gestalten, resilient zu werden und zu bleiben, Talente zu binden und langfristig erfolgreich zu sein.

1.2 Prozesse revolutionieren

Medizin und Pflege sehen sich vor besonders große Herausforderungen gestellt. Hier bietet Wissensmanagement in der Personalentwicklung ebenfalls Lösungen – unter anderem durch die Entwicklung eines für Führungskräfte verbindlichen Weiterbildungskodex, den konsequenten Ausbau von Aus- und Weiterbildung als integrale und attraktive Bestandteile dieser Berufsfelder und pflegewissenschaftliche Forschung und Translation. Dabei kann die Akademisierung im Pflegebereich auch in der gemeinsamen Ausbildung mit angehenden Medizinern und Medizinerinnen für neue Wege des Wissenstransfers sorgen. Multiprofessionalität und Interdisziplinarität sind hier die zentralen Stichworte; sie sind der Grundstein für das spätere Kooperieren und gemeinsame Lernen innerhalb von Teams aus Medizinern und Pflegekräften.

1.2.1 Projekt Station 2030 in der Charité

Digitalisierung, Technologisierung und Fachkräftemangel sowie die Diversifizierung der Berufsgruppen erfordern eine neue Form der Zusammenarbeit und Kommunikation zwischen den Gesundheitsberufen, und wie so viele Kliniken steht die Charité vor besonders großen Herausforderungen, denn der demografische Wandel trifft sie – wie das ganze Gesundheitswesen – gleich doppelt: Immer weniger Fachkräfte müssen immer mehr und komplexere Krankheitsfälle versorgen. Diese Rahmenbedingungen erfordern in besonderem Maße zufriedene und motivierte Mitarbeitende –

und vor allem genug von ihnen. Dass in diesem Kontext eine innovative Weiterentwicklung der Zusammenarbeit der Gesundheitsberufe ein wichtiger Schlüssel zur Lösung ist, liegt auf der Hand.
Die Charité hat sich daher entschieden, eine neue Projektmethodik zu erproben. Als Grundprinzip gilt: Schlanke Prozesse (Stichworte „Aufgaben- und Kompetenzklärung", „Reduktion von ungewollter Improvisation", „Flexibilisierung") helfen den Mitarbeitenden dabei, den Interessen und Bedürfnissen der Patientinnen und Patienten mehr Zeit und Aufmerksamkeit widmen zu können, wobei insbesondere die Klärung von Aufgaben und Kompetenzen sowie das unterbrechungsfreie Arbeiten in den Blick genommen werden (Stichwort „Defragmentierung"). Die Interessen und Bedürfnisse der Mitarbeitenden sind ebenfalls zentral (Stichwort „Lebensphasen-Orientierung"), denn auf sie kommt es – wie bereits mehrfach betont – besonders an. Methodenwissen und Mindset des gesamten Projektes müssen auf alle Ebenen der Organisation übertragen werden, damit der anzustoßende Prozess für alle Beteiligten sinnvoll und transparent ist und bleibt.
Design Thinking nimmt unter den Methoden, die beim Aufbau neuer Arbeits-, Aus- und Weiterbildungsstrukturen helfen sollen, eine zentrale Rolle ein, weil es die am Prozess Beteiligten dabei unterstützt, neue Perspektiven zu gewinnen, das Testen und Erproben fördert und Innovationen provoziert. Im Team neue und ungewöhnliche Lösungen suchen und unbehelligt Alternativen entwickeln zu können und in flachen Hierarchien zu arbeiten, bietet dafür die Grundlage. Es geht hier um die Erprobung von besseren Arbeits- und Lernprozessen (Stichwort „Prototyping", „Sukzessive Erprobung vor Ort"), und Pflegekräfte sowie Ärztinnen und Ärzte, die wieder das tun können, weshalb sie diesen Beruf gewählt haben – nämlich sich unterbrechungsfrei und ohne ständigen Zeitdruck und stundenlange Dokumentation ihren Patientinnen und Patienten widmen zu können –, werden sehr wahrscheinlich zufriedener und mit besseren Ergebnissen arbeiten. Für Veränderungen braucht es das Umschalten in einen anderen Modus – und zwar in einen Innovationsmodus. Und die gemeinsame Erfahrung der seit zwei Jahren an den Veränderungen beteiligten Projekt-, Entwicklungs- und Stationsteams zeigt: Es funktioniert nicht nur, es ist sogar sehr erfolgreich!

Für Veränderungen braucht es das Umschalten in einen anderen Modus – und zwar in einen Innovationsmodus.

Um einen nachhaltigen Perspektivwechsel herbeizuführen, muss natürlich eine gemeinsame Betrachtungsweise der Probleme und der Ausgangssituation erarbeitet werden. Dieser Prozess erfordert eine methodische Begleitung von außen, wobei die Teams auf der inhaltlichen Ebene selbstbestimmt beobachten, entscheiden und handeln. Das gemeinsame Ziel muss von allen getragen und immer mit Blick auf die Patientinnen und Patienten festgelegt werden. Die Leitung unterstützt und schenkt Vertrauen bei diesen Prozessen. Und es gilt die unbedingte Devise: keine Denkverbote!

„Vertrauen führt!" Reinhard Sprenger

In einem mehrmonatigen Design-Thinking-Zyklus hat also ein gemischtes Team von Station und Projektleitung den Stationsalltag beobachtet. Dabei galt: genau beobachten, gut zuhören, wenig reden. Dann wurde gemeinsam entschieden, woran das Team arbeiten wollte und mit welchem Ziel für die Zukunft. Die Lösungen wurden in einem kreativen Prozess und in diversen Formen entwickelt (Modelle basteln, Rollenspiele etc.). Dann folgte ein erster Praxistest im Stationsalltag, und nach einer

Besprechung und Auswertung der Ergebnisse wurde das verworfen, was nicht funktionierte, und bei dem, was schon besser funktionierte, wurde nachjustiert. Ab einem festgelegten Datum wurden die neuen bzw. veränderten Abläufe in den Stationsalltag eingeführt, wobei man alle Beteiligten regelmäßig coachte.

Schon jetzt, nach nur drei abgeschlossenen Zyklen, lassen sich vielfältige positive Ergebnisse auf verschiedenen Ebenen verzeichnen, und zwar bei den Abläufen in der Klinik selbst, den Rollen und Funktionen der Prozessbeteiligten, den Arbeitszeiten und der Dienstplanung, der Synchronisierung des Teams, dem Informationsfluss und der Versorgungskontinuität sowie der Involvierung der Patientinnen und Patienten sowie ihren Angehörigen in die Behandlungs- und Genesungsprozesse, und alle 25 Lösungen, Prototypen genannt, können in dieser oder in abgeänderter Form von anderen Stationen übernommen werden. Die Projektstationen berichten über eine viel bessere Stimmung und Kommunikation in den Teams, was sich auch darin widerspiegelt, dass sie mehr Einstellungen und weniger Kündigungen verzeichnen. Tatsächlich begeistert und überzeugt sie die Methodik so sehr, dass sie sie inzwischen auch allein anwenden. Das Projekt wurde von Beginn an wissenschaftlich begleitet; die Auswertung steht noch aus.

> *„Wir sind alle Anfänger in dem, was uns jetzt umgibt. Nie war die Welt dynamischer, komplexer und widersprüchlicher. Wer darauf antwortet ‚kenne ich schon', hat das Ausmaß der Verschiebung noch nicht erkannt." Vera Starker*

1.3 Die zentrale Rolle der Organisationsdiagnostik

In Analogie zur Medizin gibt es keine wirksame Therapie ohne fundierte Diagnose, und pauschale Rezepte wie „mehr Agilität" oder „mehr Digitalisierung" funktionieren nicht. Und hier kommt die Organisationsdiagnostik als evidenzbasierte Entscheidungsgrundlage ins Spiel. Denn die Entwicklung, Veränderung und Neupositionierung von Unternehmen hin zu Wandel gestaltenden, Talente anziehenden, resilienten und langfristig erfolgreichen Organisationen braucht eine Standortbestimmung, also eine Eingangsdiagnostik (*Wo stehen wir zu Beginn?*), eine Resonanzmessung während der Transformation (*Was tut sich? Was gelingt und was nicht?*) sowie eine Evaluation zum Abschluss (*Wo stehen wir jetzt? Wohin wollen wir weitergehen?*). Sonst werden die geplanten Veränderungen sehr wahrscheinlich von Umwegen gekennzeichnet sein und teilweise ohne Wirkung bleiben – oder sie haben sogar Folgen, die gänzlich unerwünscht sind.

Wenn ein Unternehmen herausfinden möchte, wo genau es steht, sollte es also seine Mitarbeitenden ausführlich und strukturiert befragen – denn sie wissen es. Dies gilt umso mehr, wenn das Management darauf abzielt, dass sich alle Beteiligten aktiv an den anstehenden Veränderungsprozessen und der Beantwortung von Zukunftsfragen beteiligen. Denn Veränderungsprozesse sind Gestaltungsprozesse, durch die eine horizontale Vernetzung und nicht zuletzt eine Entwicklung angeschoben wird, die schließlich alle Beteiligten erreichen, alte Strukturen aufbrechen und neue Wege öffnen kann. Regelmäßige und strukturierte Befragungen binden also Mitarbeitende, indem sie sie konkret in die Zukunftsgestaltung mit einbeziehen – und wer mitgestalten kann, der erlebt Selbstwirksamkeit. Daher sollte eine Standortbestimmung – auf der Grundlage einer Befragung aller Beschäftigten – Bestandteil jedes Veränderungsprozesses sein, gerade wenn nichts weniger als eine Kulturveränderung stattfinden soll.

Organisationsdiagnostik macht die Auswirkungen von Maßnahmen und Veränderungen sichtbar und bietet damit eine solide Grundlage für die weitere Priorisierung und Ressourcensteuerung, was in Zeiten der Unsicherheit und des Wandels von allergrößter Wichtigkeit ist. Sie zeigt: Kulturveränderung und strategisches Umdenken beginnen mit Zuhören und dem Austausch von Perspektiven, mit Verstehen und Dialog, und sie setzen sich fort im gemeinsamen Lernen und dem Ausprobieren neuer Herangehensweisen an Prozesse und Hierarchien – begleitet und abgesichert durch ein neues Verständnis von strategischer Diagnostik. Letztendlich geht es um nichts weniger als einen Paradigmenwechsel, eine tatsächlich ganz neue Sicht auf die Art, wie wir miteinander arbeiten, lernen und denken wollen.

Literatur

Achenbach M, Wagner S, Lange B, Bravo K (2023) Weiterbildungsstudie 2023. URL: https://bitkom-akademie.de/sites/default/files/2023-10/Weiterbildungsstudie-2023_Bitkom-Akademie-HRpepper.pdf (abgerufen am 22.07.2025)

Click Boarding (2021) 18 Jaw-Dropping Onboarding Stats You Need To Know. URL: https://www.clickboarding.com/automation-efficiency/18-jaw-dropping-onboarding-stats-you-need-to-know/ (abgerufen am 22.07.2025)

Deloitte (2025) Global 2025 Gen Z and Millennial Survey. A generation in the balance. Deloitte Development LLC

Deschermeier P, Schäfer H (2024) Die Babyboomer gehen in Rente. IW-Kurzbericht 78/2024. URL: https://www.iwkoeln.de/fileadmin/user_upload/Studien/Kurzberichte/PDF/2024/IW-Kurzbericht_2024-Babyboomer.pdf (abgerufen am 22.07.2025)

Deutsches Ärzteblatt (2021) Wir wissen, dass 2030 circa 500.000 Pflegekräfte fehlen werden. URL: https://www.aerzteblatt.de/nachrichten/128103/Wir-wissen-dass-2030-circa-500-000-Pflegekraefte-fehlen-werden (abgerufen am 22.07.2025)

Gallup (2023) Engangement Index Deutschland 2023. URL: https://www.integra-akademie.de/pdf/gen_z_gallup_studie_engagement_index_2023.pdf (abgerufen am 22.07.2025)

Geiger M, Krones CJ (2019) Umfrage Silver Worker 2018. Generation „Active Retirement". Passion Chirurgie 9(6): Artikel 04_04

Hartmannbund (2019) Die große HB-Assistenzarztumfrage 2018/19. Zwischen Arbeitszeit, Fehlermanagment und Digitalisierung. Wie gut können Sie gute Ärzte werden? URL: https://www.hartmannbund.de/wp-content/uploads/2019/08/HB-Assistenzarztumfrage-2018-2019.pdf (abgerufen am 22.07.2025)

Heiß T, Camphausen M, Werner JA (Hrsg) (2019): Generation Hashtag. Managementwandel im Gesundheitswesen. Medizinisch Wissenschaftliche Verlagsgesellschaft, Berlin.

Richardson N, Hayes M, Northup J, Hanowell B (Hrsg) (2025) People At Work. A Global Workforce View. AP Research. URL: https://www.adpresearch.com/wp-content/uploads/2025/03/PAW2025-Final.pdf (abgerufen am 22.07.2025)

Wissensmanagement (2023) Studie zur Hybridarbeit: 61% fordern Recht auf Homeoffice. URL: https://www.wissensmanagement.net/news/einzelansicht/studie_zur_hybridarbeit_61_fordern_recht_auf_homeoffice.html (abgerufen am 22.07.2025)

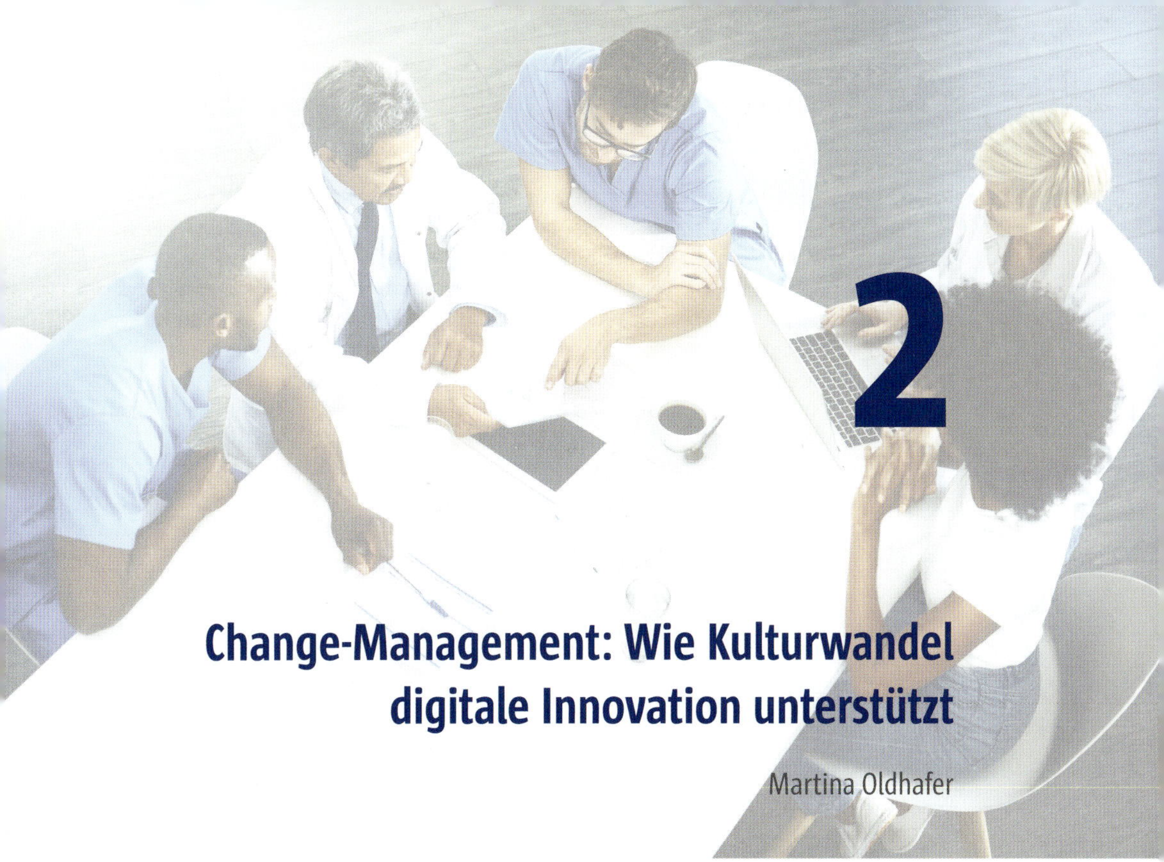

2 Change-Management: Wie Kulturwandel digitale Innovation unterstützt

Martina Oldhafer

Digitalisierung ist mehr als der Einsatz neuer Technologien – sie verändert Arbeitsprozesse, Entscheidungswege, Informationsflüsse und Verhalten sowie Haltung tiefgreifend. Im Gesundheitswesen, wo Sicherheit, Wissen und Vertrauen im Zentrum stehen, sind digitale Innovationen besonders sensibel. Doch trotz großer Investitionen scheitern viele Vorhaben nicht an der Technik, sondern an mangelnder Akzeptanz, fehlender Transparenz oder kulturellem Widerstand. Kulturwandel ist deshalb kein Nebenschauplatz, sondern eine Voraussetzung für echte digitale Transformation. Er entscheidet darüber, ob Wissen geteilt wird oder in Silos verbleibt, ob neue Tools zur Anwendung kommen oder umgangen werden, ob Lernprozesse genutzt werden oder als Chance liegengelassen werden.

2.1 Mittleres Management

Gerade das mittlere Management in Kliniken und Gesundheitseinrichtungen steht an der Nahtstelle zwischen strategischer Ausrichtung und konkretem Handeln. Sie prägen den Alltag, geben Sicherheit im Wandel und übersetzen Strategien in Handlungen. Gleichzeitig sind sie Hüter:innen des Erfahrungswissens – was und wie sie vorleben, beeinflusst, ob Wissen geteilt oder gehortet wird. Die Führungskräfte sind maßgeblich dafür verantwortlich, dass übergeordnete Ziele – etwa im Bereich Digitalisierung, Qualitätssicherung oder Effizienzsteigerung – in die alltägliche Praxis übersetzt und umgesetzt werden. Dabei übernehmen sie eine Schlüsselrolle in der Führung und Motivation der Mitarbeitenden. Sie leiten Teams, fördern die Zusammenarbeit, lösen Konflikte und sorgen unter oft schwierigen Rahmenbedingungen für Stabilität und Orientierung.

Gleichzeitig fungiert das mittlere Management als wichtige Kommunikationsschnittstelle. Es vermittelt Entscheidungen der oberen Leitungsebene, nimmt Feedback aus den Teams auf und trägt wesentlich dazu bei, Veränderungen im Unternehmen zu verankern. Führungskräfte im mittleren Management tragen die Verantwortung für das Ressourcenmanagement und die Einhaltung gesetzlicher und qualitativer Standards. Sie koordinieren Schichtpläne, steuern Budgets, optimieren Prozesse und stellen sicher, dass die Versorgung der Patient:innen nicht nur wirtschaftlich, sondern auch menschlich und qualitativ hochwertig erfolgt. Besonders herausfordernd ist dabei das Spannungsfeld zwischen ökonomischem Druck und dem Anspruch an eine ethisch verantwortungsvolle Versorgung.

Nicht zuletzt sind es oft diese Führungskräfte, die den direkten Kontakt sowohl zu Mitarbeitenden als auch zu Patient:innen und Angehörigen pflegen. Sie erleben die Herausforderungen des Systems aus nächster Nähe – und bringen dadurch wertvolle Perspektiven in strategische Entscheidungen ein, sofern sie eingebunden werden. Umso wichtiger ist es, das mittlere Management zu stärken: durch klare Kommunikation, Beteiligung, gezielte Entwicklungsmöglichkeiten und ausreichende zeitliche Ressourcen für Führungs- und Veränderungsarbeit. Nur so kann dieser entscheidende Teil der Organisation seine Wirkung im Sinne einer zukunftsfähigen Gesundheitsversorgung voll entfalten.

2.2 Change-Management strategisch denken

Veränderung darf im Gesundheitswesen nicht als Ausnahmezustand gedacht werden – sie ist der neue Normalzustand. Technologische Entwicklungen, Fachkräftemangel und neue regulatorische Anforderungen machen kontinuierlichen Wandel erforderlich. Doch damit Veränderung Wirkung entfalten kann, braucht sie eine strategische Steuerung und kulturelle Verankerung. Gleichzeitig muss darüber nachgedacht werden, wie viel Veränderung den Mitarbeitenden zugemutet werden kann, denn es wird eine gewisse Veränderungserschöpfung beobachtet. Nach Jahren multipler, tiefgreifender Veränderungen – ausgelöst durch politische Reformen, wirtschaftlichen Druck und Digitalisierung – liegt die Vermutung nahe, dass viele Kliniken und Einrichtungen in einen Zustand kollektiver Erschöpfung geraten sind. Doch was genau verbirgt sich hinter dem Begriff – und viel wichtiger: Wie kommen die Klinik, die Station und die Mitarbeitenden aus diesem Zustand heraus?

2.2.1 Veränderungserschöpfung *(Change fatigue)*

Change fatigue bezeichnet einen Zustand emotionaler, mentaler und physischer Überforderung, der bei Einzelpersonen oder ganzen Organisationen entsteht, wenn sie zu vielen oder zu tiefgreifenden Veränderungen in zu kurzer Zeit ausgesetzt sind – ohne ausreichende Verarbeitung, Beteiligung oder Stabilisierung. Der Wandel wird dabei nicht als Fortschritt erlebt, sondern als Dauerbelastung. Die ständige Anpassung an neue Prozesse, Strukturen oder Technologien lässt keine Erholungsphasen zu. Oft fehlt ein klarer Sinnzusammenhang oder eine erkennbare Wirkung der Veränderung, was zu Frustration, Resignation und innerem Rückzug führt. Wichtig ist: Veränderungserschöpfung ist nicht dasselbe wie Veränderungsresistenz. Viele Mitarbeitende sind grundsätzlich offen für Wandel. Die Veränderungsaffinität ist vorhanden – aber sie wird überlagert von Erschöpfung und einem Gefühl von Kontrollverlust. Veränderungserschöpfung entsteht dann, wenn Veränderung zum *Dauerzustand* wird und Menschen nicht erkennen, wie sie konstruktiv damit umgehen können.

Die Symptome für Veränderungserschöpfung sind vielschichtig – und oft schleichend. Hervorzuheben sind Zynismus, Gleichgültigkeit, Gereiztheit, emotionale Erschöpfung, Konzentrationsmangel, Unsicherheit, diffuse Zukunftsängste, Fehleranfälligkeit, Passivität, steigende Fehlzeiten, Rückzug ins Silodenken, Projekte versanden, Führung wird hinterfragt, Innovationskraft sinkt.

2.2.2 Wirkungsvolle Tools für den Alltag

- **Priorisieren statt überfordern** (Reduktion von Themen)
- **Sinn vermitteln**: Veränderung braucht ein verständliches „Warum".
- **Beteiligung ermöglichen**: Beteiligung stärkt Selbstwirksamkeit.
- **Stabilität bewahren**: Verlässliche Rituale, Rollen und Routinen schaffen Halt im Wandel.
- **Emotionale Realität anerkennen**: Müdigkeit, Frust oder Zweifel offen ansprechen – und ernst nehmen.
- **Konzept der psychologischen Sicherheit einführen**

2.2.3 Change-Management?

Das Gesundheitswesen steht vor tiefgreifenden Transformationen – das ist unbestritten. Doch wer den Wandel tragen und unterstützen soll, braucht Kraft, Sinn und Mitgestaltungsmöglichkeiten. Veränderung darf nicht als Überforderung erlebt werden, sondern als gemeinsamer Entwicklungsweg. Dafür braucht es Führung mit Haltung, Räume für Reflexion – und das Vertrauen, dass auch Pausen Teil des Fortschritts sind. Da kann ein etabliertes Change-Management hilfreich sein und bekommt immer mehr Relevanz. Lange Zeit war das im Gesundheitswesen ein weitgehend unterschätztes Thema. Während in anderen Branchen professionelle Veränderungsprozesse schon früh als strategische Notwendigkeit erkannt wurden, dominierte im Gesundheitsbereich ein stark fachlich geprägtes Selbstverständnis. Die Aufmerksamkeit galt der medizinischen, pflegerischen und administrativen Exzellenz – nicht jedoch der systematischen Gestaltung von Wandel. Veränderungen galten häufig als Risiko für die Versorgungssicherheit, nicht als Chance zur Weiterentwicklung. Stabilität, Regelkonformität und hierarchische Entscheidungswege prägten über Jahrzehnte das Leitbild vieler Einrichtungen und tun dies leider auch heute noch – wenn auch nur hinter vorgehaltener Hand.

Hinzu kam, dass Führung traditionell als Zusatz zur fachlichen Arbeit verstanden wurde. Die Vorstellung, dass Change-Management eine eigene Kompetenz mit strategischem Gewicht ist, hatte im Alltag vieler Kliniken, Pflegeeinrichtungen und Verwaltungen kaum Platz. Veränderung wurde oft als rein technisches Projekt behandelt – etwa bei der Einführung neuer Software oder beim Umbau von Prozessen. Dass echter Wandel jedoch weit mehr bedeutet, nämlich auch die kulturelle und soziale Dynamik innerhalb einer Organisation zu verändern, wurde und wird auch heute noch vielfach übersehen. Erschwerend kommt der hohe Arbeitsdruck hinzu, unter dem Mitarbeitende und Führungskräfte im Gesundheitswesen stehen. Für Beteiligung, Reflexion und bewusste Gestaltung bleibt im Tagesgeschäft kaum Raum. Veränderungsprozesse wurden deshalb oft von oben „verordnet" statt gemeinsam entwickelt – mit entsprechend geringer Akzeptanz.

2.2.4 Umdenken notwendig

Langsam wächst das Bewusstsein dafür, dass nachhaltiger Wandel nicht allein durch Strukturreformen oder technische Lösungen gelingt. Es braucht ein neues Führungsverständnis, eine Kultur des Miteinanders und die Bereitschaft, Veränderung als gemeinsamen Lern- und Entwicklungsprozess zu begreifen. Dies bedeutet eine kulturelle Verankerung, was bedeutet, dass Veränderungen nicht nur formal eingeführt, sondern tief im Denken, Handeln und in den Überzeugungen einer Organisation verankert werden. Sie ist der entscheidende Schritt, damit der Wandel nicht oberflächlich bleibt, sondern nachhaltig wirkt. Besonders im Gesundheitswesen, wo Abläufe komplex, Routinen stark verankert und Hierarchien ausgeprägt sind, ist kulturelle Verankerung von zentraler Bedeutung. Sie stellt sicher, dass neue Prozesse, Haltungen oder Werte nicht nur auf dem Papier bestehen, sondern im Alltag tatsächlich gelebt werden.

Veränderung ist erst dann erfolgreich, wenn sie sich im täglichen Verhalten der Menschen widerspiegelt. Das bedeutet: Neue Formen der Zusammenarbeit, ein anderer Umgang mit Fehlern oder veränderte Führungsprinzipien müssen sichtbar und spürbar werden – in Gesprächen, in Entscheidungen, in der Art und Weise, wie Teams miteinander arbeiten. Kulturelle Verankerung setzt voraus, dass Menschen nicht nur wissen, *was* sich ändert, sondern auch verstehen, *warum* es sich ändern soll. Nur wenn sie den Sinn hinter der Veränderung erkennen und mittragen, entsteht echte Akzeptanz. Dabei kommt den Führungskräften eine besondere Rolle zu. Kultur zeigt sich vor allem in Führung – durch das, was gesagt, entschieden und vorgelebt wird. Wenn Führungskräfte neue Werte und Haltungen glaubwürdig vertreten, werden sie zu Vorbildern. Wenn hingegen das alte Verhalten weitergelebt wird, obwohl neue Werte postuliert werden, entsteht ein Bruch, der Vertrauen zerstört und den Wandel untergräbt. Letztlich ist kulturelle Verankerung der Moment, in dem Veränderung vom Projekt zum gelebten Alltag wird. Wenn neue Werte, Haltungen und Verhaltensweisen nicht mehr bewusst „umgesetzt", sondern selbstverständlich gelebt werden, hat der Wandel wirklich Wurzeln geschlagen.

Kultur zeigt sich vor allem in Führung – durch das, was gesagt, entschieden und vorgelebt wird.

2.2.5 Change-Management neu denken

Zwei Parameter sind entscheidend: einerseits strukturelle Klarheit (Ziele, Maßnahmen, Rollen) und andererseits kulturelle Anschlussfähigkeit (Verhalten, Einstellungen, Kommunikation). Hierbei ist Wissensmanagement integraler Bestandteil. Es sichert nicht nur Fachwissen, sondern macht Veränderung anschlussfähig – durch transparente Informationsweitergabe, Lernschleifen und eine gemeinsame Sprache über Abteilungsgrenzen hinweg.

Veränderung gelingt nur, wenn die betroffenen Menschen verstehen, warum sie notwendig ist, wie sie umgesetzt werden soll und welche Auswirkungen sie auf den Alltag hat. Dafür braucht es Wissen – fundiert, zugänglich und kontextbezogen.

In Veränderungsprozessen entstehen viele Fragen, Unsicherheiten und Informationslücken. Ein gut aufgestelltes Wissensmanagement schafft hier Transparenz und Orientierung. Es macht relevantes Wissen sichtbar, fördert den Dialog zwischen den Berufsgruppen und unterstützt Mitarbeitende dabei, sich aktiv in die Gestaltung des Wandels einzubringen. Besonders im Gesundheitswesen, das stark auf Interdisziplinarität setzt, ist es essenziell, dass Wissen nicht in Abteilungen oder Professionen „versickert", sondern geteilt und weiterentwickelt wird. Wissen darf nicht mit Macht in Zusammenhang gebracht werden.

Darüber hinaus kommt Wissensmanagement gerade in Umbruchphasen eine stabilisierende Funktion zu. Wenn erfahrene Mitarbeitende das Unternehmen verlassen, neue Rollen geschaffen oder Prozesse umgestellt werden, droht wertvolles Erfahrungswissen verloren zu gehen. Ein strukturiertes Wissensmanagement sorgt dafür, dass Wissen dokumentiert, transferiert und verfügbar bleibt – etwa durch digitale Plattformen, strukturierte Übergabegespräche oder interaktive Lernformate. Gleichzeitig ist Wissensmanagement der Motor einer lernenden Organisation. Veränderung ist kein einmaliges Ereignis, sondern ein fortlaufender Prozess. Organisationen, die systematisch aus Erfolgen und Fehlern lernen, Erfahrungen weitergeben und Wissen dynamisch anpassen, sind besser gerüstet für künftige Herausforderungen. Gerade im Kontext der digitalen Transformation wird diese Fähigkeit immer wichtiger: Neue Technologien, Prozesse und Anforderungen erfordern kontinuierliches Lernen – unterstützt durch digitale Wissensplattformen, Schulungsangebote und den aktiven Austausch im Team.

Veränderung gelingt nur, wenn die betroffenen Menschen verstehen, warum sie notwendig ist.

2.2.6 Wirkungsvolle Tools für den Alltag

- Führungskräfteentwicklung zu etablieren
- Führungszirkel oder Change-Coachings für Führungskräfte
- Change-Logbücher einführen, um Wissen zum Wandel zu dokumentieren und zu reflektieren.

2.3 Kulturwandel: Der sichtbare oder unsichtbare Hebel

2.3.1 Organisationskultur nicht gleich Leitbild

Organisationskultur zeigt sich nicht in Leitbildern, sondern im Alltag – in Pausen- und Flurgesprächen, Entscheidungswegen und Reaktionen auf Fehler. Sie ist schwer zu greifen, aber entscheidend für das Gelingen von Innovation. Eine innovationsfreundliche Kultur fördert Offenheit, gegenseitige Unterstützung und das Teilen von Wissen – eine defensive Kultur hingegen produziert Schweigen, Rückzug und Dienst nach Vorschrift. Der notwendige Kulturwandel im Gesundheitswesen ist mehr als ein atmosphärischer Wandel – er ist eine strategische Notwendigkeit, um den aktuellen und zukünftigen Herausforderungen wirkungsvoll begegnen zu können. Angesichts von Fachkräftemangel, Digitalisierung, steigenden Qualitätsanforderungen und sich wandelnden Werten reicht es nicht mehr aus, Prozesse zu optimieren oder Strukturen anzupassen. Es braucht ein verändertes Verständnis davon, wie Zusammenarbeit, Führung, Verantwortung und Lernen im Gesundheitswesen zukünftig gelebt werden sollen.

Zentral ist dabei der Wandel von einer stark hierarchischen, teils autoritären Kultur hin zu einer Zusammenarbeit auf Augenhöhe. In vielen Einrichtungen herrschen nach wie vor starre Rollenmuster zwischen Berufsgruppen, insbesondere zwischen ärztlichem Dienst, Pflege und Verwaltung. Ein echter Kulturwandel bedeutet, diese Grenzen zu überwinden und ein gemeinsames Verantwortungsbewusstsein für die Versorgung und Weiterentwicklung zu fördern. Multiprofessionelle Teams, die sich gegenseitig respektieren und ergänzen, sind die Basis für eine zukunftsfähige Gesundheitsorganisation.

Ein weiterer wesentlicher Aspekt ist der Umgang mit Fehlern. Statt Schuldzuweisungen und Sanktionen braucht es eine konstruktive Fehlerkultur, die Lernen ermöglicht und die Sicherheit für Patient:innen wie Mitarbeitende erhöht. Veränderungen können nur dann greifen, wenn sie auf eine Kultur treffen, die Offenheit, Reflexion und kontinuierliche Verbesserung fördert. Dies gilt auch für den Umgang mit Veränderungsprozessen selbst: Sstatt top-down verordneter Maßnahmen braucht es Beteiligung, Dialog und die ernst gemeinte Einbindung derjenigen, die den Wandel täglich mittragen sollen. Im Zentrum des Kulturwandels steht somit auch ein neues Führungsverständnis. Führung im Gesundheitswesen darf sich nicht länger auf fachliche Autorität oder Kontrolle beschränken. Sie muss inspirieren, verbinden, Orientierung geben und die Potenziale der Mitarbeitenden aktiv fördern. Gute Führung schafft psychologische Sicherheit, gerade in Zeiten hoher Belastung und komplexer Veränderungen. Sie ist mitentscheidend dafür, ob eine Organisation als lernfähig und entwicklungsbereit erlebt wird.

2.3.2 Rolle von Diversität im Kulturwandel

Auch der Umgang mit Vielfalt und Menschlichkeit wird zum kulturellen Prüfstein. In einer zunehmend diversen Gesellschaft muss sich das Gesundheitswesen öffnen – für unterschiedliche Lebensrealitäten und Perspektiven, sowohl aufseiten der Mitarbeitenden als auch der Patient:innen. Wertschätzung, Empathie und respektvolles Miteinander sind keine „Soft Skills“, sondern grundlegende Voraussetzungen für wirksame Versorgung und eine kollegiale Arbeitsatmosphäre. Nicht zuletzt ist auch Digitalisierung ein kulturelles Thema. Neue Technologien verändern nicht nur Abläufe, sondern auch Rollen, Verantwortungen und Kommunikationsformen.

Ein nachhaltiger Kulturwandel stellt auch die Frage nach Selbstfürsorge und gesunder Arbeitskultur. In einem System, das über Jahre hinweg hohe Leistung auf Kosten der eigenen Gesundheit glorifiziert hat, wird es Zeit für ein Umdenken. Wer langfristig für andere sorgen will, braucht ein Umfeld, das auch für die eigene physische und psychische Gesundheit Verantwortung übernimmt. Kulturwandel im Gesundheitswesen ist damit kein „weiches“ Begleitprogramm, sondern ein fundamentaler Hebel für Qualität, Innovation und Resilienz. Er beginnt bei der Haltung, zeigt sich in der täglichen Praxis und entscheidet darüber, ob Veränderung dauerhaft gelingen kann. Wissensmanagement dient dabei als kultureller Spiegel. Dies bedeutet, dass dort, wo Wissen freiwillig geteilt wird, Vertrauen herrscht und Nähe in der Zusammenarbeit gesucht und unterstützt wird. Wo Informationen „gehortet" werden, existieren implizite Machtstrukturen. Die Art, wie Wissen in der Organisation zirkuliert, gibt also unmittelbaren Aufschluss über die gelebte Kultur.

2.3.3 Wirkungsvolle Tools für den Alltag

- sogenannte „Lernhuddles" oder Kurzformate für Wissensaustausch
- morgendliche Stand-up-Meetings mit Team-Board (*Lean-Ansatz*)
- die Etablierung von Feedback-Kulturen über alle Hierarchieebenen
- Storytelling als Führungsinstrument nutzen, um kulturelle Muster sichtbar zu machen
- Mentoring-Programm

2.4 Digitale Innovation: Mehr als Technik

Digitale Lösungen im Gesundheitswesen – von elektronischer Visite bis KI-gestützter Bildanalyse – versprechen enorme Effizienzgewinne und Versorgungsverbesserung. Doch ohne Akzeptanz im Arbeitsalltag bleibt ihr Potenzial ungenutzt. Technik braucht Kontext, Sinn und Praxisrelevanz.

2.4.1 Digitalisierung – der Motivationskiller?

Mitarbeitende im Gesundheitswesen empfinden die Digitalisierung häufig als Bedrohung, weil sie tief in ihre alltägliche Arbeit eingreift und dabei Unsicherheit, Kontrollverlust und Überforderung auslösen kann. Viele Digitalisierungsprojekte werden ohne ausreichende Einbindung der betroffenen Teams initiiert und umgesetzt. Wenn Entscheidungen von oben getroffen werden, ohne den konkreten Arbeitsalltag der Mitarbeitenden zu berücksichtigen, entsteht das Gefühl, übergangen zu werden. Fehlt zudem eine transparente Kommunikation über Ziele, Nutzen und Auswirkungen, wächst das Misstrauen und Digitalisierung wird dann nicht als Unterstützung, sondern als zusätzliche Belastung erlebt.

Hinzu kommt die Angst vor Kontrollverlust und die Sorge, den neuen Anforderungen nicht gerecht werden zu können. Neue Systeme verändern vertraute Abläufe und erfordern digitale Kompetenzen, die nicht immer selbstverständlich vorhanden sind. Besonders ältere Mitarbeitende fühlen sich oft abgehängt oder erleben, dass ihre langjährige Berufserfahrung durch technische Neuerungen infrage gestellt wird. Ebenso bedeutet die Digitalisierung für viele eine stille Aufgabenerweiterung, ohne dass dies klar benannt oder durch gezielte Schulungen begleitet wird. Das erzeugt Unsicherheit und Ablehnung, Autonomieverlust und reduziert das Gefühl des Verbundenseins mit dem Team.

Ein weiterer Kritikpunkt ist die zunehmende Dokumentations- und Bildschirmarbeit. Viele Beschäftigte haben das Gefühl, mehr Zeit mit dem System als mit dem Menschen zu verbringen. Die direkte Arbeit mit Patient:innen, für viele der zentrale Sinn ihrer Tätigkeit, tritt scheinbar in den Hintergrund. Diese Entfremdung vom eigentlichen Berufsethos führt zu Frustration und dem Eindruck, dass Digitalisierung nicht entlastet, sondern entfremdet. Auch technische Probleme spielen eine Rolle. Wenn

Software nicht zuverlässig funktioniert, Systeme instabil sind oder Medienbrüche zwischen digitaler und analoger Dokumentation entstehen, wird der digitale Wandel als hinderlich empfunden. Anstatt Prozesse zu vereinfachen, verkompliziert er den Arbeitsalltag insbesondere, wenn Systeme nicht intuitiv gestaltet oder unzureichend erprobt sind.

Darüber hinaus verändert die Digitalisierung auch die Rollenbilder im Gesundheitswesen. Pflegende, medizinische Fachangestellte oder Verwaltungsmitarbeitende sollen plötzlich nicht nur dokumentieren, sondern auch koordinieren, kommunizieren, technische Systeme bedienen und mit digitalen Plattformen interagieren. Diese Verschiebung wird selten offen thematisiert und noch seltener professionell begleitet. Nicht zuletzt fehlt in vielen Organisationen eine tragfähige positiv assoziierte digitale Kultur. Digitalisierung ist nicht nur eine Frage der Technik, sondern auch eine Frage der Haltung. Sie erfordert Offenheit, Lernbereitschaft, Fehlerfreundlichkeit und ein Klima der Kooperation. Wo diese kulturelle Basis fehlt, wird Digitalisierung schnell zu einem verordneten Projekt, das Distanz statt Beteiligung erzeugt. So ist es nicht verwunderlich, dass Digitalisierung häufig als Bedrohung erlebt wird, wo sie zusätzliche Last erzeugt, anstatt den Arbeitsalltag zu erleichtern, und wo sie nicht gemeinsam mit den Menschen im System gestaltet wird. Damit sie als Chance wahrgenommen wird, braucht es Beteiligung, Qualifizierung, verlässliche Technik und eine Kultur, die Veränderung als gemeinsamen Lernprozess versteht. Nur dann kann Digitalisierung zu einem echten Fortschritt im Gesundheitswesen werden.

Digitale Innovation braucht Wissensmanagement als Ermöglicher, da digitale Tools verändern, wie Wissen erzeugt, geteilt und genutzt wird. Eine neue Dokumentationssoftware ist nicht nur ein IT-Thema – sie verändert Verantwortung, Kommunikationsmuster und Entscheidungswege. Wissensmanagement hilft, diese Veränderungen begreifbar und gestaltbar zu machen. Wissensmanagement als Ermöglicher digitaler Innovation bedeutet, dass der gezielte Umgang mit Wissen, das Sammeln, Teilen, Weiterentwickeln und Bewahren zur entscheidenden Voraussetzung für erfolgreiche digitale Transformation werden. Gerade im Gesundheitswesen, wo Fachwissen hoch spezialisiert, Abläufe komplex und Anforderungen ständig im Wandel sind, kann digitale Innovation nur dort greifen, wo Wissen systematisch zugänglich, vernetzt und nutzbar gemacht wird. Wissensmanagement schafft genau diese Infrastruktur: Es macht vorhandenes Wissen sichtbar, identifiziert Lücken, fördert den Austausch zwischen Berufsgruppen und unterstützt kontinuierliches Lernen. Darüber hinaus bildet Wissensmanagement die Grundlage für datenbasierte Entscheidungen und intelligente Systeme. Nur wenn Wissen strukturiert und qualitativ gesichert ist, können digitale Anwendungen wie Entscheidungsunterstützung, automatisierte Prozesse oder KI-Lösungen sinnvoll eingesetzt werden. Gleichzeitig hilft es dabei, das Erfahrungswissen von Mitarbeitenden in technologische Entwicklungen einzubinden und Innovationen nicht an der Praxis vorbeizuplanen.

Ein weiterer Aspekt: In digitalen Veränderungsprozessen sind Organisationen stark gefordert, neues Wissen schnell zu integrieren, etwa im Umgang mit neuen Tools, regulatorischen Anforderungen oder Versorgungsmodellen. Ein dynamisches Wissensmanagement ermöglicht es, relevante Informationen flexibel aufzubereiten, weiterzugeben und in Lernformate zu überführen, von Schulungen über digitale Lernplattformen bis hin zu informellen Netzwerken. Wissensmanagement ist somit kein „Nice-to-have“, sondern ein strategischer Schlüssel für digitale Innovationsfähigkeit. Es verbindet Menschen, Technologie und Prozesse und macht Innovation erst anschlussfähig an die Realität des Arbeitsalltags. Wer digitale Transformation gestalten will, muss Wissen nicht nur verwalten, sondern aktiv kultivieren. Nur so kann aus technischem Fortschritt echter Nutzen entstehen. Auch hier spielen Führungskräfte der mittleren Führungsebene eine entscheidende Rolle. Sie identifizieren Anwendungshürden, erkennen Schulungsbedarfe und vermitteln dem Team den Nutzen. Zudem sind sie oft erste Ansprechpartner bei Fehlfunktionen oder Unsicherheiten – ihre Kompetenz und Haltung entscheidet über die Annahme neuer Anwendungen.

2.5 Wissensmanagement als Schlüsselfaktor

In kaum einem anderen Sektor ist Wissen so existenziell wie im Gesundheitswesen – sei es medizinisches Fachwissen, pflegerische Erfahrung oder administrative Kompetenz. Gleichzeitig ist Wissen hochgradig dynamisch und fragmentiert. Wissensmanagement sorgt dafür, dass vorhandenes Wissen nicht verloren geht, sondern bewahrt, weitergegeben und weiterentwickelt wird. Das ist besonders entscheidend in Organisationen mit hoher Fluktuation, komplexen Prozessen und großer Verantwortung. Wenn erfahrene Mitarbeitende ausscheiden, ohne ihr Wissen strukturiert zu hinterlassen, entstehen Lücken, die die Qualität der Versorgung gefährden und den Wandel ausbremsen. Zugleich ermöglicht Wissensmanagement, dass neues Wissen etwa zu digitalen Tools, neuen Behandlungsstandards oder rechtlichen Rahmenbedingungen schnell in die Organisation hineingetragen wird. Es schafft Transparenz, stärkt die Eigenverantwortung der Teams und macht Mitarbeitende handlungsfähig in einer sich ständig verändernden Umgebung. Damit unterstützt es nicht nur die Umsetzung von Innovationen, sondern auch deren nachhaltige Verankerung.

Auch für das Change-Management ist Wissensmanagement zentral. Veränderung erzeugt Unsicherheit, Wissen schafft Orientierung. Wer versteht, was sich warum verändert, kann mitgehen, mitdenken und mitgestalten. Wissensmanagement bietet damit eine essenzielle Grundlage für Beteiligung, Kommunikation und Vertrauensbildung im Wandel.

2.5.1 Wissensmanagement ist eine organisatorische Disziplin, ein strategischer Hebel für Resilienz, Qualität und Zukunftsfähigkeit

Wissensmanagement verbindet Menschen, Strukturen und Technologien – und macht Organisationen lernfähig. Darum ist es ein Schlüsselfaktor gerade dort, wo Wandel die neue Normalität ist. Strategisches Wissensmanagement verbindet Wissen, Kultur und Veränderung.

Es schafft Strukturen für Wissenstransfer, sichert Erfahrungswissen und fördert eine lernende Organisation. Dabei geht es nicht um starre Datenbanken, sondern um lebendige Wissensräume – digital wie analog.

2.5.2 Wirkungsvolle Tools für den Alltag

- generationenübergreifende Lernpartnerschaften initiieren
- Tandemprogramme für Wissenstransfer beim Personalwechsel
- digitale Wissensplattformen auf Stationsebene nutzen (z.B. OneNote, MS Viva, Confluence)
- regelmäßige Fallkonferenzen
- Pflege- oder Diagnostiktagebücher
- Lessons-Learned-Formate
- kollegiale Beratung

2.6 Handlungsempfehlungen für Führung in der Mitte – ein Überblick

Führungskräfte auf der mittleren Ebene haben eine doppelte Verantwortung. Sie sind Empfänger:innen strategischer Entscheidungen und Gestalter:innen des operativen Alltags. In Transformationsprozessen – sei es kultureller oder digitaler Natur – tragen sie entscheidend zum Gelingen bei. Folgende Handlungsempfehlungen haben sich aus strategischer Sicht als zielführend erwiesen:

- **Kultur gestalten, nicht verwalten:** Führungsverhalten wirkt kulturell – durch Sprache, Entscheidungen und Reaktionen.
- **Wissensräume öffnen:** Räume schaffen, in denen kollektives Lernen möglich wird – jenseits klassischer Fortbildungen
- **Veränderung greifbar machen:** Wandel sichtbar und verständlich machen: durch stärkenorientierte Kommunikation, Orientierung und Beteiligung
- **Mitarbeitende aktivieren:** Peer-Learning, Wissenspat:innen und interdisziplinäre Arbeitsgruppen fördern Engagement und Eigenverantwortung. Hilfreich ist auch das Konzept der kollegialen Beratung.
- **sich selbst weiterentwickeln:** Change-Kompetenz und digitales Mindset sind heute Führungsdisziplinen.

2.7 Zusammenfassung: Die Mitte entscheidet und ist der Treiber für den Kulturwandel

Die digitale Zukunft des Gesundheitswesens wird nicht auf Vorstands-(Geschäftsführungs-)Etagen oder durch Technologie allein entschieden – sondern auf Stationen, während der Visiten oder Fallbesprechungen, bei Frühbesprechungen und auch im OP. Dort, wo sich neue Kultur zeigt, altes Wissen gesichert und neues Wissen zugänglich gemacht wird. Die mittlere Führungsebene ist nicht nur ein Bindeglied – sie ist das Rückgrat jeder Transformation und Kultur. Sie übersetzt abstrakte Ziele in konkrete Umsetzung, gibt Orientierung im Umbruch und hält Teams zusammen, wenn Verunsicherung und Widerstände spürbar werden.

Und genau hier wirkt die mittlere Führungsebene: als Vorbild, als Verstärker, als Übersetzer von Haltung in Verhalten. Sie prägt maßgeblich, ob eine neue Kultur nur verkündet oder wirklich verkörpert wird. Ohne ihre aktive Mitwirkung bleibt jeder Wandel Stückwerk. Denn Kultur braucht Führung und diese Führung beginnt genau dort, wo Nähe zur Realität und Gestaltungsspielraum zusammenkommt. Ein Kulturwandel in Kliniken ist ein langfristiger Prozess, der nicht von heute auf morgen gelingt. In der Regel dauert es mindestens drei bis fünf Jahre, bis neue Werte, Haltungen und Verhaltensweisen im Alltag wirklich verankert sind – oft sogar deutlich länger. Das liegt daran, dass Kultur nicht auf Anordnung verändert werden kann. Sie ist tief in der Organisation verwurzelt: in Routinen, Denkweisen, unausgesprochenen Regeln und sozialen Beziehungen. Veränderung bedeutet deshalb nicht nur neue Prozesse oder Strukturen, sondern vor allem ein neues Miteinander – und das braucht Zeit, Raum und konsequente Begleitung.

Besonders im klinischen Umfeld ist Kulturwandel eine anspruchsvolle Aufgabe. Verschiedene Berufsgruppen mit stark ausgeprägten Identitäten, ein hoher Regel- und Zeitdruck, ausgeprägte Hierarchien und eine oft fragmentierte Kommunikation erschweren die gemeinsame Entwicklung eines neuen kulturellen Selbstverständnisses. Viele Mitarbeitende haben bereits zahlreiche Veränderungsprozesse erlebt, die ohne nachhaltige Wirkung geblieben sind. Entsprechend groß ist die Skepsis gegenüber neuen Initiativen. Ohne klare Zielbilder, spürbare Verbesserungen im Alltag und glaubwürdige Führung wird der Wandel schnell als weiteres „Projekt von oben“ abgetan.

Ein weiterer hemmender Faktor ist mangelnde und teilweise auch unzutreffende Kommunikation. Kulturwandel braucht einen kontinuierlichen, offenen und ehrlichen Dialog – über Werte, Erwartungen, Irritationen und Erfolge. Wo diese Gesprächskultur fehlt oder durch Misstrauen blockiert ist, entstehen Unsicherheit, Gerüchte und Widerstände. Auch unklare oder zu abstrakte Zielbilder hemmen den Fortschritt: Mitarbeitende müssen verstehen, wohin die Reise geht und was das konkret für ihre Arbeit bedeutet.

Trotz aller Herausforderungen ist ein gelingender Kulturwandel möglich – wenn er als gemeinsamer Lern- und Entwicklungsprozess verstanden wird. Entscheidend sind klare Führung, konsequente stärkenorientierte Kommunikation, kleine, sichtbare Schritte und die Verknüpfung kultureller Themen mit konkreten Alltagsproblemen – etwa im Umgang mit Digitalisierung, Fachkräftemangel oder interprofessioneller Zusammenarbeit. Kulturwandel ist kein Sprint, sondern ein Marathon. Aber wenn er gelingt, verändert er nicht nur das Klima in der Organisation, sondern stärkt ihre Zukunftsfähigkeit auf allen Ebenen. Dazu braucht es ergänzend Veränderungskompetenz und Veränderungsaffinität. Sie spielen im Kontext von Kulturwandel und Change-Management eine entscheidende Rolle. Veränderungskompetenz bedeutet die Fähigkeit, mit Veränderungen professionell und konstruktiv umzugehen. Sie umfasst Kenntnisse, Methoden, Haltungen und Fertigkeiten, die Menschen und Teams befähigen, Veränderungen zu verstehen, zu gestalten und umzusetzen. Dazu gehören unter anderem Reflexionsfähigkeit (Was verändert sich? Was bedeutet das für mich?), stärkenorientierte Kommunikations- und Konfliktfähigkeit, Umgang mit Unsicherheit, Lernbereitschaft und Selbststeuerung sowie die Fähigkeit zur konstruktiven Anpassung von Routinen und Prozessen.

2.7.1 Veränderungskompetenz und Veränderungsaffinität

Veränderungsaffinität beschreibt die innere Haltung oder Bereitschaft, sich auf Veränderungen einzulassen. Sie ist stärker emotional geprägt als die Kompetenz. Veränderungsaffine Menschen empfinden Wandel nicht automatisch als Bedrohung, sondern sind neugierig, offen und grundsätzlich positiv gegenüber neuen Entwicklungen eingestellt. Sie zeigen in der Regel Offenheit gegenüber Neuem, Bereitschaft, Routinen infrage zu stellen, Motivation, Veränderungen aktiv mitzugestalten, und besitzen Vertrauen in ihre eigenen Anpassungsfähigkeiten. Veränderungsaffinität kann durch Erfahrungen, Führungskultur oder persönliche Einstellungen gefördert – oder auch blockiert – werden. Kulturwandel braucht beides: Veränderungskompetenz und Veränderungsaffinität. Kompetenz ohne Affinität führt dazu, dass Menschen zwar wissen, *wie* Veränderung geht, aber innerlich auf Distanz bleiben. Affinität ohne Kompetenz kann zu Frust führen, wenn der Wille da ist, aber die Mittel fehlen.

Kulturwandel ist kein Sprint, sondern ein Marathon.

Im klinischen Alltag heißt das: Wenn Mitarbeitende weder die nötigen Kompetenzen haben noch den inneren Antrieb verspüren, sich auf Wandel einzulassen, entsteht Widerstand – manchmal offen, oft aber still. Umgekehrt entsteht eine resiliente, lernfähige Organisation nur dann, wenn Menschen sich sicher fühlen, verstehen, warum Veränderung notwendig ist, und aktiv dabei unterstützt werden, ihren Beitrag zu leisten.

Veränderungskompetenz ist das Handwerkszeug, Veränderungsaffinität ist die innere Haltung.

Beide sind unverzichtbar für einen erfolgreichen Kulturwandel – insbesondere im Gesundheitswesen, wo Veränderung zur Daueraufgabe geworden ist. Führung spielt dabei eine zentrale Rolle: Sie muss Rahmenbedingungen schaffen, in denen Kompetenzen entwickelt und Affinitäten gestärkt werden können.

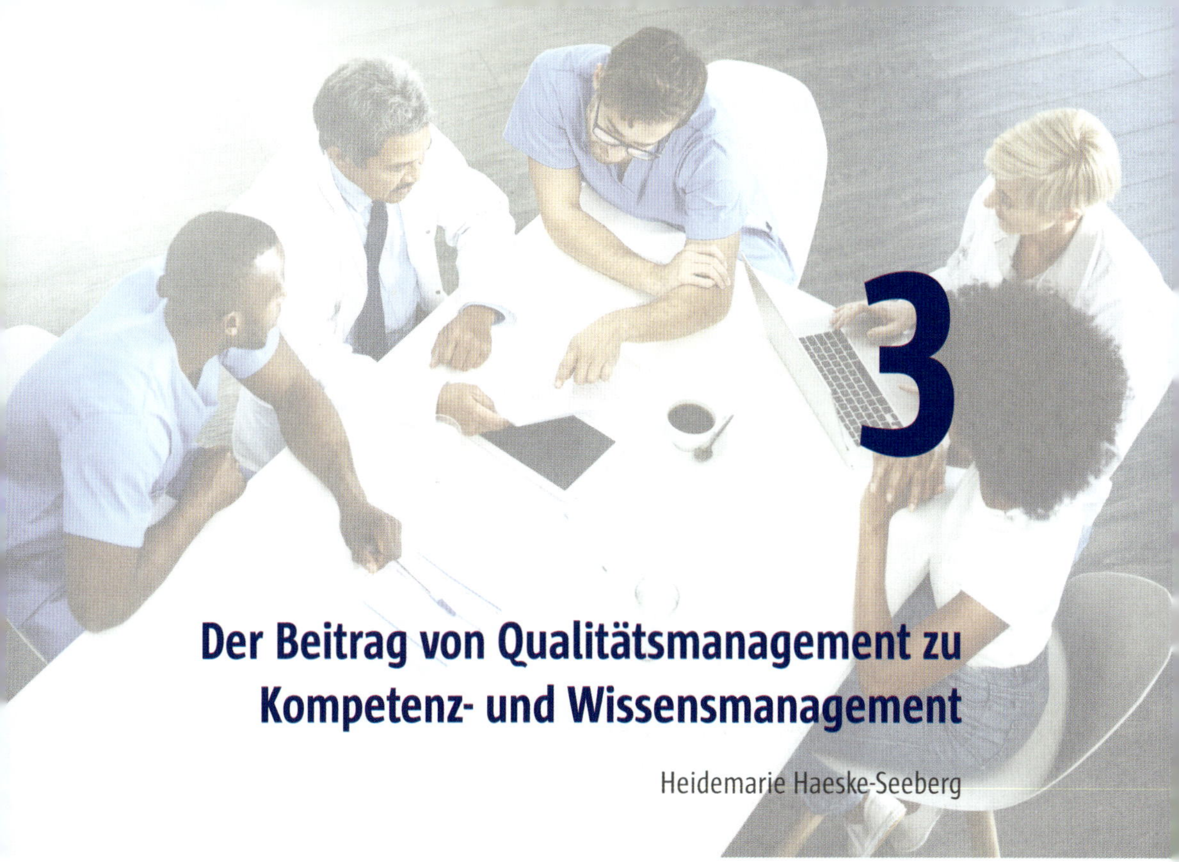

3 Der Beitrag von Qualitätsmanagement zu Kompetenz- und Wissensmanagement

Heidemarie Haeske-Seeberg

3.1 Wie medizinisches Wissen entsteht

Wissen für die Patientenversorgung im Gesundheitswesen entsteht über einen längeren Weg. Zunächst werden neue Methoden und medizinisch-pflegerisch-therapeutische Vorgehensweisen im Rahmen der Grundlagenforschung auf ihre Wirksamkeit hin untersucht. Das dadurch neu generierte Wissen wird in klinischen Studien angewendet oder nach der innovativen Anwendung mit den Instrumenten der Versorgungsforschung unter realen Anwendungsbedingungen evaluiert. Soll es in die breite Patientenversorgung überführt werden, wird es in Leitlinien oder Standards gefasst. Erst nun wird es der Qualitätssicherung zugänglich, die mit ihren Messungen von Qualitätsindikatoren zeigen soll, ob der in den Studien ermittelte Nutzen auch wirklich in der Versorgung ankommt (s. Abb. 1).

Nicht immer kommt jedoch der theoretisch vorstellbare bzw. in kontrollierten Settings der Forschung ermittelte maximal vorstellbare Nutzen solch neuer wissenschaftlich begründeter Vorgehensweisen auch in der alltäglichen Versorgung an. WILLIAMSON hat dies im Konstrukt *achieveble benefits not achieved* (*erreichbarer Nutzen nicht erreicht*) analysiert (s. Abb. 2). So sind unter den Bedingungen der Alltagsversorgung nicht immer alle notwendigen Ressourcen wie Großgeräte, Untersuchungs- oder Behandlungsmethoden, Medikamente usw. vorhanden, wie sie in kontrollierten Settings von Forschungsprojekten zur Verfügung stehen. Dies könnte den erreichbaren Nutzen schmälern. Ebenso sind es medizinische Limitationen, wie der Allgemeinzustand des Patienten, anatomische Besonderheiten oder fehlende Compliance, die den erreichbaren Nutzen limitieren könnten. Von diesem Anteil am theoretisch vorstellbaren Nutzen wird wiederum ein Teil nicht erreicht durch Fehler in der Aus-

medizinisches Wissen

	neu	etabliert
schaffen	Grundlagenforschung	Leitlinien/Standards
anwenden	klinische Studien/ Versorgungsforschung	**Versorgung**

Abb. 1 Anwendungsbereich von Qualitätsmanagement

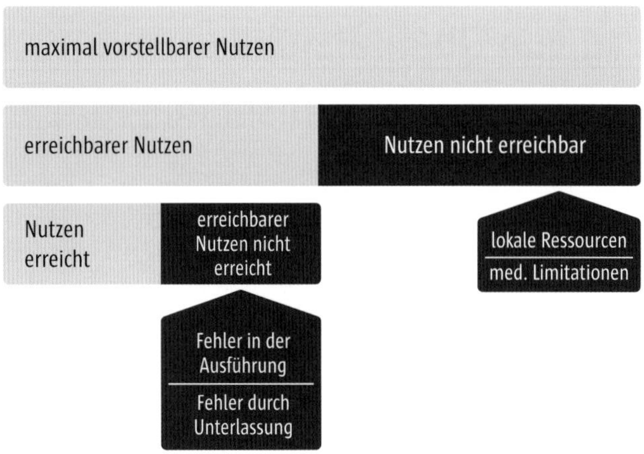

Abb. 2 Erreichbarer Nutzen nicht erreicht nach WILLIAMSON

führung oder durch Unterlassen. Dies ist der Bereich, in dem Qualitätsmanagement ansetzen kann.

Um solche Fehler zu minimieren, hilft ein Qualitätsmanagementsystem, das das vorhandene Wissen um aktuell richtige Medizin und Pflege in leitlinien- und standardgerechte Prozesse umsetzt, die dann zu erwünschten Ergebnissen führen. Die dabei am meisten verbreitetete, zur Anwendung kommende Norm ist die DIN EN ISO 9001. So sind weltweit über 1,26 Millionen und in Deutschland über 47.000 Unternehmen aus unterschiedlichsten Branchen nach dem Standard der DIN EN ISO 9001:2015 zertifiziert (ISO Survey 2024). Darunter befinden sich auch zahlreiche Krankenhäuser und andere Gesundheitsorganisationen. All diese Organisationen haben erkannt, dass die Umsetzung der Anforderungen der Norm sinnvoll und hilfreich ist, obwohl es wegen der Komplexität der Norm und ihrer Anforderungen und Auswirkungen auf alle Belange einer Organisation schon lange keine konkreten Berechnungen für die Wirtschaftlichkeit der Umsetzung eines QM-Systems mehr gibt.

Nicht immer kommt der theoretisch vorstellbare Nutzen auch in der alltäglichen Versorgung an.

3.2 Die DIN EN ISO 9001

Die Norm DIN EN ISO 9001 ist eine weltweit anerkannte und mit Hunderttausenden von zertifizierten Unternehmen und Einrichtungen eine der wesentlichsten Grundlagen für das Qualitätsmanagement. Sie beschreibt in der Komplexität ihrer Anforderungen inzwischen jedoch ein gesamtes Managementsystem. Sie bildet eine gute Grundlage, auf der das gesamte Managementsystem einer Organisation zielführend (weiter-)entwickelt werden kann, je nachdem, wie intensiv dabei die einzelnen Anforderungen der Normkapitel eine Umsetzung erfahren. Dabei kommt es auf den Anspruch einer Organisation an ihr Managementsystem an, der definiert, welcher Grad an Excellence erreicht werden soll. Darauf basiert die konkrete und stets unternehmensindividuelle Auslegung und Anwendung der Normforderungen.

Ziel für den Aufbau eines Qualitätsmanagementsystems auf der Basis dieser Norm und einer darauf basierenden Zertifizierung ist es, ein Managementsystem zu implementieren, das nachweisbar geeignet ist, die Produkte des Unternehmens an die Bedürfnisse der Kunden anzupassen und entsprechend der Spezifikationen des Unternehmens im angestrebten Anspruchsniveau zu erstellen. Dafür wurden von den Normungsgremien verschiedene Anforderungen und Instrumente zusammengetragen, die in jeder Einrichtung, die ihr System auf diesen Anforderungskatalog ausrichten will, interpretiert und an die Bedürfnisse der Einrichtung angepasst werden müssen.

Um das Ziel zu erreichen, müssen auf verschiedenen Ebenen Wissen und Kompetenzen in Prozesse umgesetzt, nachvollziehbar dokumentiert und in die Prozesse eingebunden werden. Dazu müssen die Spezifikationen für die Produkte und Dienstleistungen, die die Organisation herstellen und anbieten will, geplant, umgesetzt, die erreichten Ergebnisse gemessen und bewertet werden, um darauf aufbauend in einem fortlaufenden Verbesserungsprozess die Prozesse und Strukturen weiter auf die Ziele der Organisation auszurichten. Dadurch entsteht die kontinuierliche Qualitätsentwicklung.

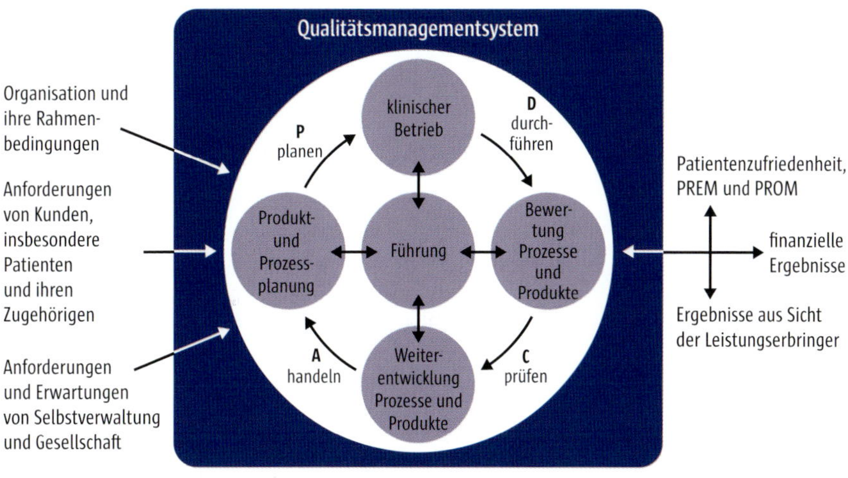

Abb. 3 Darstellung der Struktur der DIN EN ISO 9001, übertragen für Gesundheitseinrichtungen (in Anlehnung an die DIN EN ISO 9001:2015)

In den folgenden Kapiteln sollen ausgewählte Anforderungen der Norm dargestellt werden, die in besonderer Weise Wissen und Kompetenzen benötigen, aber auch erzeugen.
Basis der DIN EN ISO 9001 in ihrer aktuellen Fassung von 2015 sind acht Grundsätze (Deutsches Institut für Normung e.V. 2015):

1. Kundenorientierung
2. Führung
3. Einbeziehung der Personen
4. prozessorientierter Ansatz
5. systemorientierter Managementansatz
6. ständige Verbesserung
7. sachbezogener Ansatz zur Entscheidungsfindung
8. Lieferantenbeziehungen zum gegenseitigen Nutzen

Die Norm bildet mit ihren Instrumenten den PDCA-Zyklus ab. Durch ihr Zusammenwirken werden aus den Anforderungen gepaart mit einem Managementprozess die Ergebnisse, die die Erwartungen der Kunden erfüllen sollen, die das Unternehmen befriedigen möchte (s. Abb. 3).

3.3 Ausgewählte Instrumente und Anforderungen der DIN EN ISO 9001 und ihr Bezug zum Wissens- und Kompetenzmanagement

3.3.1 Betriebliche Planung und Steuerung

Im Rahmen der Einführung eines QM-Systems gilt es, diejenigen Prozesse zu identifizieren, die einen wesentlichen Beitrag zur Erfüllung der Anforderungen der Kunden leisten. Diese sind dann so zu planen, dass sie mit der Qualität auf dem Anspruchsniveau umgesetzt werden können, die eine Organisation erreichen will. Dafür müssen die Mitarbeitenden, die über das benötigte Wissen und die relevanten Kompetenzen verfügen, die notwendigen Prozessschritte und unter Berücksichtigung der damit verbundenen Chancen und Risiken die dafür benötigten Qualifikationen und Ressourcen definieren.
In Gesundheitsorganisationen verschriftlicht in

- Verfahrensanweisungen,
- Arbeitsanweisungen,
- Medical Pathways,
- Clinical Pathways
- Pflegestandards,
- Behandlungsleitlinien,
- Therapiestandards oder
- geplanten Behandlungsabläufen

werden die Prozesse sodann einer Verwirklichung, Steuerung und Messung zugänglich. Im Normkapitel „Dokumentierte Information“ werden zahlreiche Anforderungen an die Dokumentation von Prozessbeschreibungen, Verantwortungsfestlegungen und weiteren Dokumenten formuliert, die zu einem Qualitätsmanagementsystem gehören. Sie werden üblicherweise in einem IT-gestützten Dokumentenlenkungssystem zu einem Managementhandbuch zusammengeführt, einem definierten Freizeichnungsprozess unterworfen und den Mitarbeitenden in der jeweils aktuellen Fassung zur Verfügung gestellt. Ein solches Managementhandbuch ist ein mächtiges Instrument der Unternehmenstransparenz und eine wichtige Basis für die regelrechte Umsetzung aller wesentlichen Arbeitsprozesse. Es bündelt das relevante Wissen der Organisation und hält es damit fest, auch wenn Mitarbeitende die Organisation verlassen.

Bei der angemessenen Definition medizinischer und pflegerischer Prozesse benötigen die Mitarbeitenden aktuelle und umfassende Kenntnisse der aktuellen Evidenz. Diese sind über Leitlinien der Fachgesellschaften z.B.

- auf den Internetseiten der Arbeitsgemeinschaft der Wissenschaftlichen Medizinischen Fachgesellschaften e.V. (AWMF) (https://register.awmf.org/de/start),
- als Pflegestandards des Deutsches Netzwerk für Qualitätsentwicklung in der Pflege (DNQP) (https://www.dnqp.de/expertenstandards-und-auditinstrumente),
- als systematische Reviews des Cochrane-Instituts (https://www.cochrane.de/systematische-uebersichtsarbeiten)
- oder als Hygienestandards des Robert-Koch-Institut (RKI) (https://www.rki.de/DE/Themen/Infektionskrankheiten/Krankenhaushygiene/krankenhaushygiene-node.html)

zugänglich.

Insbesondere bei der Identifikation von Prozessrisiken sind neben allgemeinen Kenntnissen zu risikogeneigten Prozessschritten auch spezielle Kenntnisse über die konkreten strukturellen Voraussetzungen, Rahmenbedingungen und Vorgehensweisen der Organisation unabdingbar. Um diese zu ermitteln und hinsichtlich ihrer Eintritts- und Entdeckungswahrscheinlichkeit und dem möglichen Schadensausmaß zu bewerten, sollte eine Fehler-, Mess- und Einflussanalyse (FMEA) durchgeführt werden, innerhalb derer ein dafür ausgebildeter Moderator – in der Regel ein Qualitätsmanagementbeauftragter – eine interdisziplinär und interprofessionell zusammengesetzte Arbeitsgruppe moderiert und anleitet.

Bei den daraufhin definierten Präventionsmaßnahmen, die in die Prozesse nachvollziehbar integriert werden sollen, kann auf bekanntes Wissen, z.B. auf Handlungsempfehlungen des Aktionsbündnis Patientensicherheit e.V. (APS) (URL s.u.), zurückgegriffen werden. Die organisationsspezifische Ausgestaltung z.B. für die Nutzung einer OP-Checkliste setzt jedoch auch Wissen und Kenntnisse über die Organisation voraus.

Um die Qualität, die mit so geplanten Prozessen erreicht wird, beurteilen zu können, sind wesentliche Eckpunkte mithilfe von Qualitätsindikatoren zu messen.

3.3.2 Steuerung nichtkonformer Ergebnisse

Nichtkonforme Ergebnisse im Gesundheitswesen sind vor allem Behandlungsfehler und unerwünschte Verläufe und Ereignisse in der Behandlung von Patienten, die zu Komplikationen, Schäden für den Patienten oder gar seinem Tod führen. Sie entstehen – neben einem Anteil, der unserem Wissen heute noch nicht zugänglich ist und gelegentlich als „schicksalshaft" bezeichnet wird – durch Fehler in der Ausführung oder Unterlassung (s. Abb. 2).

Im laufenden Betrieb auftretende nichtkonforme Verläufe und Ergebnisse werden in der Regel in der Visite oder anderen Formen der Fallbesprechung wie Tumorkonferenzen analysiert. Dabei werden durch die Anordnung von z.B. Schmerzmitteln oder Antibiotika oder die Durchführung von Reoperationen oder der Änderung des Therapiekonzeptes Korrekturmaßnahmen eingeleitet. Durch das schon traditionell in Krankenhäusern aufgebaute, gestufte Visitensystem mit täglicher Visite durch Assistenzärzte, in festgelegten Abständen ergänzt durch Visiten mit Fachärzten, wird der Einbezug von Wissen und Kompetenzen sichergestellt.

Neben diesen medizinisch-pflegerischen Nichtkonformitäten gibt es auch Unzufriedenheiten der Patienten, die nicht unmittelbar die Behandlung, sondern die Serviceprozesse oder die Unterbringung betreffen. Diese äußern sich in Beschwerden. Jedes Krankenhaus sollte deshalb über ein professionelles Beschwerdemanagement verfügen. Innerhalb des Beschwerdemanagementsystems sollte in Gesundheitsorganisationen unterschieden werden zwischen Beschwerden zum medizinisch-pflegerischen Vorgehen, die eine potenzielle Patientenschädigung nach sich ziehen könnten, und Beschwerden über Service und Unterbringung. Die Bearbeitungsprozesse variieren jeweils nach dem Beschwerdeinhalt.

> ***Nichtkonform durchgeführte Prozesse, die potenziell die Schädigung eines Patienten herbeiführen könnten, sollen [...] in einem CIRS gemeldet werden können.***

Nichtkonform durchgeführte Prozesse, die potenziell die Schädigung eines Patienten herbeiführen könnten, sollen durch Mitarbeitende in einem *Critical Incident Reporting System* (CIRS) gemeldet werden können und in einem sich anschließenden Verbesserungsprozess bearbeitet werden.

Die für alle Gesundheitseinrichtungen gültige Qualitätsmanagementrichtlinie des Gemeinsamen Bundesausschusses (G-BA) sieht die Einrichtung beider QM-Instrumente vor (URL s. unten).

3.4 Überwachung, Messung, Analyse und Bewertung

Die Norm fordert, dass die Organisation bestimmen muss, was mit welcher Methodik wann gemessen,

analysiert und bewertet werden soll. Um sicherzustellen, dass

- Strukturen den Anforderungen des Gesetzgebers entsprechen,
- Prozesse so durchgeführt werden, wie es den Planungen und Vorgaben entspricht, und
- die Ergebnisse erzielt werden, die das Unternehmen zu erzielen wünscht,

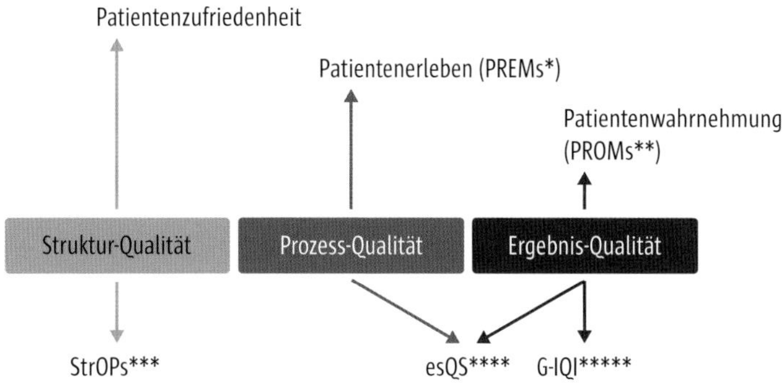

* Patient Reported Experience Measures; ** Patient Reported Outcome Measures; *** Strukturmerkmale von abrechnungsrelevanten Operationen- und Prozedurenschlüsseln; **** externe sektorenübergreifende Qualitätssicherung; **** German Inpatient Quality Indicators

Abb. 4 Messinstrumente der Struktur-, Prozess- und Ergebnisqualität

existieren auf all diesen Ebenen Messinstrumente. Um ein umfassendes Bild zu erzeugen, sollten für jede dieser Komponenten sowohl aus Sicht der Patienten als auch aus der Perspektive der Leistungserbringenden Messinstrumente angewendet werden (s. Abb. 4).

3.4.1 Messung

Die Messinstrumente aus der Patientenperspektive sind bisher nicht vom Gesetzgeber vorgegeben und müssen deshalb vom Krankenhaus selbst ausgewählt werden. Lediglich für ausgewählte, einzelne Indikationsbereiche in der Kardiologie und Urologie sind kombinierte PROM- und PREM-Instrumente vom G-BA beschlossen und in der Umsetzung. Weitere werden folgen. Die Patientenzufriedenheit mit Service und Unterbringung wird jedoch sicher nicht vom G-BA in Messinstrumente überführt.

Um den Aufwand, der mit derartigen Messungen verbunden ist, zu rechtfertigen, sollten Messinstrumente ausgewählt werden, die realistische Ergebnisse fördern und deren statistische Ergebnisdarstellung veränderungsfördernd wirkt. Hierbei ist Wissen darüber erforderlich, auf welche Attribute im Rahmen der Fragebogenentwicklung und Ergebnisaufbereitung es dabei ankommt. Sinnvoll ist es,

- die Zufriedenheit mit strukturellen Gegebenheiten wie z.B. der Zimmerausstattung
- mit prozessbezogenem Patientenerleben wie z.B. einer gut organisierten Patientenaufnahme (PREM) und
- der Wahrnehmung der erzielten medizinisch-pflegerischen Ergebnisse (PROM)

so zu koppeln, dass Patienten nicht zu verschiedenen Zeitpunkten befragt werden müssen. Für eine Vielzahl von Indikationsgebieten wurden von ICHOM auf ihrer Internetseite ICHOM.org geeignete, wissenschaftlich fundierte Sets für PRO-Messungen veröffentlicht. Eine wirkungsvolle PRE-Messung mit einer handlungsleitenden Auswertung kann mit dem mit wissenschaftlichen Methoden entwickelten Instrumentarium des Picker-Instituts durchgeführt werden (URL s.u.).

Für Messungen aus der Sicht der Leistungsanbieter existiert mit der *externen sektorenübergreifenden Qualitätssicherung* (esQS) und den *Strukturmerkmalen von abrechnungsrelevanten Operationen- und Prozedurenschlüsseln* (StrOPs) durch die vom Gesetzgeber vorgegebenen Messinstrumente ein umfangreiches Set von medizinisch-pflegerischen Struktur-, Prozess- und Ergebniskennzahlen, für die es auch überwiegend Zielwerte gibt (s. Abb. 4). Diese bilden eine gute Basis für ein Kennzahlensystem, da sie zahlreiche Leistungsbereiche abdecken, von Wissenschaftlern entwickelt und validiert wurden und stets an aktuelle wissenschaftliche Erkenntnisse angepasst werden.

Ergänzt werden können die gesetzlich vorgegebenen Messungen mit denen freiwilliger Initiativen wie der Initiative Qualitätsmedizin (IQM) (URL s.u.). Auch ohne Mitglied von IQM zu sein, können diese *German Inpatient Quality Indicators* (G-IQI) genutzt werden, da genügend Informationen darüber öffentlich zur Verfügung stehen (Nimptsch u. Mansky 2022). Diese Kennzahlen ergänzen mit Kennziffern zu Mortalität und gravierenden Komplikationen die Leistungsbereiche, die die *externe stationäre Qualitätssicherung* (esQS) abdeckt.

Neben den bereits existierenden und oft validierten und erprobten Messinstrumenten können und sollten auch organisationsspezifische Kennzahlen entwickelt werden. Dafür muss dann das Wissen der Mitarbeitenden der Organisation genutzt und durch Kompetenzen in der Indikatorenentwicklung ergänzt werden.

3.4.2 Analyse und Bewertung

Alle durch Messungen, aber auch aus Audits gewonnenen Erkenntnisse sollten in einem geregelten, gestuften System einer Analyse und Bewertung zugeführt werden. Nur dies rechtfertigt den Aufwand, der mit der Beschaffung dieser Informationen verbunden ist. Dabei bildet die Managementbewertung nur ein Element, das ergänzt werden muss durch ein – möglichst in einer Besprechungsmatrix definiertes und die verschiedenen Hierarchieebenen und Berufsgruppen umfassendes – Besprechungssystem.

Nach Erscheinen einer statistischen Auswertung von Kennzahlen oder der Ausfertigung eines Auditprotokolls sollten sich die Führungskräfte der jeweils betroffenen Bereiche zeitnah und gemeinsam mit den Mitarbeitenden diese Ergebnisse ansehen und sie in Erkenntnisse umwandeln, aus denen dann bei Bedarf Verbesserungspotenzial abgeleitet werden sollte. Sodann sind Ideen zu entwickeln, wie und mit welcher Priorität das Verbesserungspotenzial in Maßnahmen und Projekten umgesetzt werden soll.

Gravierendes Verbesserungspotenzial, das nur mit Projekten einer Verbesserung zugeführt werden kann, muss über den Rahmen eines Bereiches hinaus in übergeordnete Besprechungen z.B. der Krankenhausbetriebsleitung oder der Qualitätskommission überführt werden. Letztlich sollten die relevantesten Erkenntnisse bzw. die Verbesserungspotenziale, die gravierende und bereichs- oder berufsgruppenüberschreitende Prozess- und/oder Strukturveränderungen nach sich ziehen, für eine Managementbewertung aufbereitet werden.

Um die Kenntnisse über die meist diversen Verbesserungspotenziale und daraus abgeleiteten Maßnahmen und Projekte im Überblick zu behalten, ist es sinnvoll, sie in einer Gesamtübersicht zu monitoren.

3.4.3 Internes Audit

Innerhalb von drei Jahren – dem Zyklus, der zwischen Zertifizierungsaudit und Rezertifizierung liegt – muss jedes Element der Norm und jeder Bereich der Organisation, der einen Beitrag zur Produktqualität leistet, auditiert werden. Als solche ausgebildete Auditoren prüfen im Rahmen eines geplanten Auditprogramms, ob die Anforderungen der Organisation an ihr Qualitätsmanagementsystem – also der geplanten, qualitätsbeeinflussenden Prozesse und der Instrumente zu deren Weiterentwicklung im Rahmen des PDCA-Zyklus – umgesetzt sind und ihren Zweck erfüllen. Dies bildet die Basis dafür, dass die Führungskräfte der Organisation auf den verschiedenen Ebenen in die Lage versetzt werden, das Managementsystem zu bewerten.

Zusätzlich zu diesen „allgemeinen Audits" wurden für die Analyse medizinisch-pflegerischer Prozesse spezifische Auditformen entwickelt. Diese werden im Abschnitt II.3.4.5 „Nichtkonformität und Korrekturmaßnahmen" dargestellt.

3.4.4 Managementbewertung

Die Managementbewertung, die in festgelegten Abständen durchgeführt werden muss, dient dazu, die „fortdauernde Eignung, Angemessenheit und Wirksamkeit sowie dessen Angleichung an die strategische Ausrichtung der Organisation sicherzustellen" (Deutsches Institut für Normung e.V. 2015). Dazu werden zahlreiche Informationen in Form von Zahlen, Daten und Fakten zusammengetragen und so aufbereitet, dass sie einer Bewertung zugänglich werden.

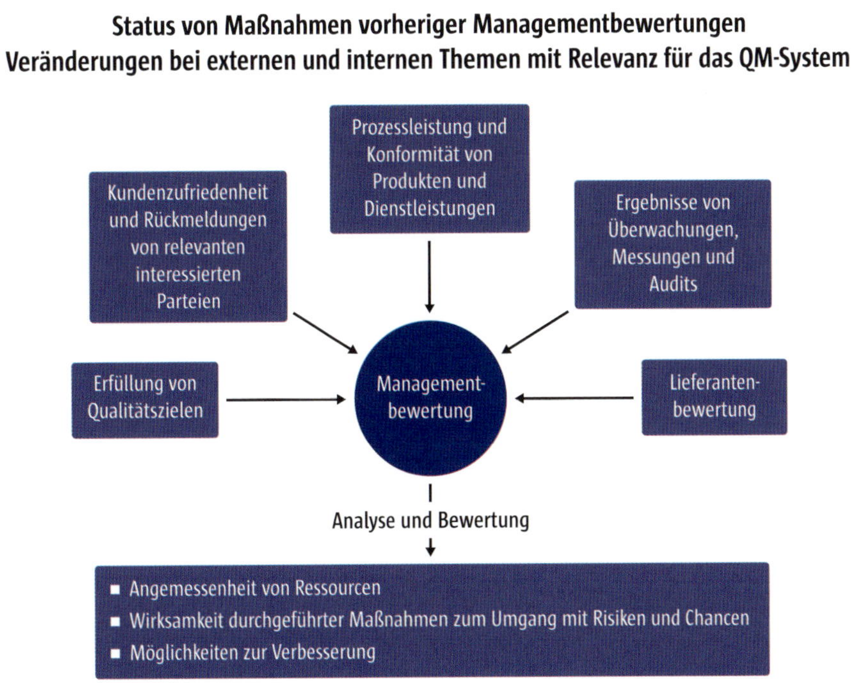

Abb. 5 Ziele, Input und Output einer Managementbewertung auf der Basis der DIN EN ISO 9001

Mit dem Input, der priorisiert die wesentlichen durch Messungen und Audits zusammengetragenen Informationen und Erkenntnisse umfasst, erhalten die Führungskräfte der Organisation, die diese Managementbewertung durchführen, die Kompetenz, die Eignung, Angemessenheit und Wirksamkeit des Managementsystems zu bewerten und – wo notwendig – Verbesserungsmaßnahmen abzuleiten (s. Abb. 5).

Damit bildet die Managementbewertung ein wesentliches Instrument zur Qualitätssteuerung, basierend auf durch ein System von Analysen und Bewertungen auf verschiedenen Ebenen des Unternehmens priorisierten und vorbewerteten Verbesserungspotenzialen und -maßnahmen.

3.4.5 Nichtkonformität und Korrekturmaßnahmen

Nachdem Nichtkonformitäten prospektiv meist in Visiten und anderen Fallbesprechungen bewältigt werden, sollten auch retrospektive Analysen unerwarteter Behandlungsverläufe durchgeführt werden. Die Norm fordert dafür, dass die Organisationen „die Notwendigkeit von Maßnahmen zur Beseitigung der Ursachen von Nichtkonformitäten bewerten, damit diese nicht erneut oder an anderer Stelle auftreten".

Im Krankenhaus sind die geeigneten Instrumente spezifische Auditformen wie Morbiditäts- und Mortalitätskonferenzen, Peer Reviews und Fallanalysen. Diese Methoden – richtig und damit wirksam angewendet – bilden im Krankenhaus weitere wichtige Treiber eines kontinuierlichen Verbesserungsprozesses.

3.4.6 Morbiditäts- und Mortalitätskonferenzen

Um innerhalb eines Krankenhauses unerwartet verlaufende Behandlungsfälle aufzuarbeiten und ggf. Verbesserungspotenzial zu entdecken, eignen sich *Morbiditäts- und Mortalitätskonferenzen* (M & MK). Sie bilden eine spezifische Form des Produktaudits. Wie eine solche M & M-Konferenz vorbereitet, moderiert und ablaufen sollte, beschreibt der „Methodische Leitfaden Morbiditäts- und Mortalitätskonferenzen" der Bundesärztekammer (URL s.u.). Er gibt auch Hinweise zu datenschutzrechtlichen Belangen, Gruppenzusammensetzung und Verfahrensregelungen.

Um das in einer M & MK gefundene Verbesserungspotenzial in eine verbesserte Patientenbehandlung umzuwandeln, müssen Maßnahmen oder gar Projekte angeleitet werden.

3.4.7 Peer Reviews

Peer Reviews sind ebenfalls eine spezifische Form des Produktaudits. Als Auslöser dienen hier nicht einzelne Fälle, sondern Auffälligkeiten bei der statistischen Auswertung von Komplikationen und Todesfällen. Diesen allerdings liegt natürlich eine Anzahl einzelner Fälle zugrunde. Diese werden dann auch durch die Peers in der „gereviewten", von den Peers besuchten Einrichtung mithilfe einer Checkliste und auf der Basis des hohen fachspezifischen Kompetenzniveaus der Peers auf Verbesserungspotenzial hin untersucht. Daraus werden von den Peers Hypothesen in Bezug auf das vorliegende Verbesserungspotenzial generiert, die dann mit den medizinischen und ggf. auch pflegerischen Führungskräften der besuchten Organisation diskutiert werden. Daraus wird das Verbesserungspotenzial abgeleitet, das dann von der besuchten Klinik in Maßnahmen und Projekte umgesetzt werden soll. So wird der kontinuierliche Verbesserungsprozess getrieben. Die Bundesärztekammer hat auch für diese Auditform einen Leitfaden entwickelt.

3.4.8 Fallanalysen

Auch Fallanalysen befassen sich mit einer speziellen Vorgehensweise in der Art eines Audits mit Einzelfällen. Hier ist es allerdings nicht die medizinisch-pflegerische Vorgehensweise, die Analysegegenstand ist. Untersucht werden sicherheitsrelevante, insbesondere gefahrengeneigte Prozessschritte, die letztlich tatsächlich (ausgelöst durch eine Anspruchstellung oder eine Meldung eines Mitarbeitenden) oder beinahe (ausgelöst durch eine CIRS-Meldung) zu einer Patientenschädigung geführt haben oder hätten. Für den gesamten Prozess wird dann von einem ausgebildeten Fallanalytiker mithilfe von Einzel- oder Gruppeninterviews eine Zeitreihen- und Barrierenanalyse aufbereitet. Hier sind es besonders die entweder nicht korrekt durchgeführten oder aber bisher fehlenden Präventionsmaßnahmen, die entdeckt werden sollen. Daraus soll sodann Verbesserungspotenzial abgeleitet werden, um zukünftig mit vereinbarten, prozessintegrierten und korrekt umgesetzten Präventionsmaßnahmen mehr Patientensicherheit herzustellen.

> Das APS hat hierfür eine „Empfehlung zur Implementierung und Durchführung von Fallanalysen" veröffentlicht (URL s.u.).

3.4.9 Fortlaufende Verbesserung

Zahlreiche Instrumente, die die Norm fordert und für die es branchenspezifische Umsetzungsformen für Krankenhäuser und andere Gesundheitseinrichtungen gibt, bilden gemeinsam den PDCA-Zyklus. Fortlaufende Verbesserung entsteht, indem mit den verschiedenen Instrumenten immer wieder Verbesserungspotenziale entdeckt und in verbesserte Produkte und Dienstleistungen umgesetzt werden (s. Abb. 6). Abhängig vom Ausmaß des Verbesserungspotenzials sollte dies in Maßnahmen oder Projekten umgesetzt werden. Viele Maßnahmen können von einzelnen Mitarbeitenden in einzelnen Arbeitsschritten an ihrem Arbeitsplatz umgesetzt werden. Es bedarf nicht einer aufwändigen Projektstruktur. Umfangreichere Verbesserungen bzw. solche an Schnittstellen oder unter Beteiligung verschiedener Berufsgruppen können jedoch nur durch interdisziplinäre und interprofessionelle Projektgruppen in sinnvolle, alle Rahmenbedingungen berücksichtigende und nachhaltige Prozessveränderungen umgesetzt werden, indem die Mittel und Methoden des Projektmanagements angewendet werden. Dazu ist es notwendig, eine Projektleitung und eine Projektgruppe zu bestimmen, die auf der Basis eines Projektplanes mit definierten Meilensteinen und Zeitzielen an Lösungen, ihrer Umsetzung, Evaluation und ggf. Nachbesserung arbeitet.

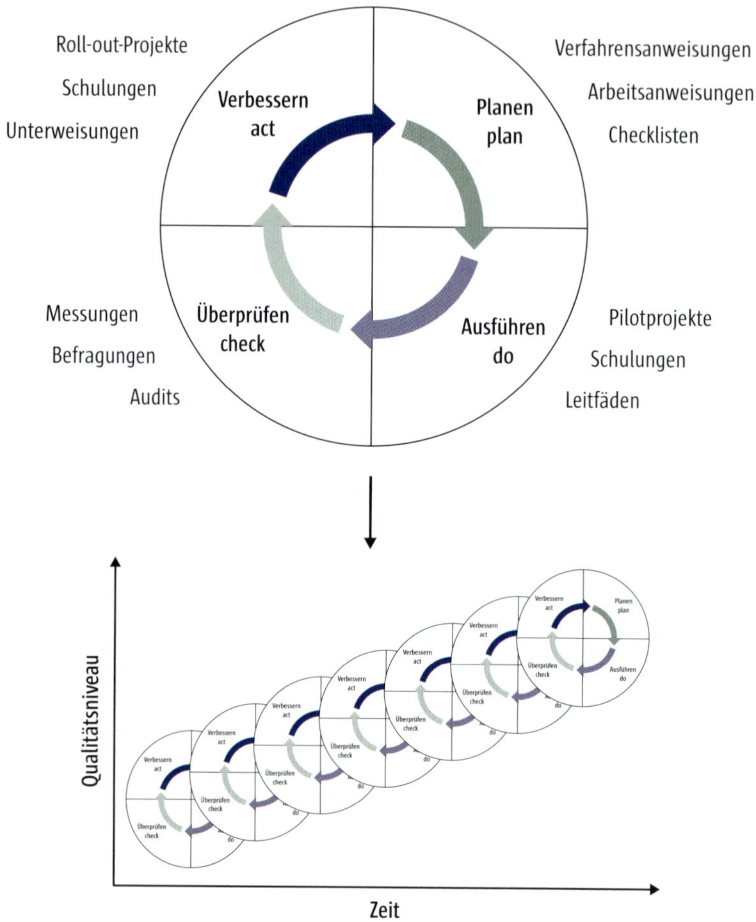

Abb. 6 Ausgewählte Instrumente im Verbesserungsprozess und die daraus entstehende fortlaufende Verbesserung

3.5 Mit Wissen bewusst umgehen

An allen Stellen eines Qualitätsmanagementsystems geht es um Wissen und Kompetenzen. Diese sinnvoll anzuwenden, mit den Zielen der Organisation in Einklang zu bringen und dadurch evidenzbasierte und patientenorientierte Dienstleistungen in der geplanten Qualität anzubieten, ist das Ziel. Die Norm fordert deshalb auch, dass Wissen nicht nur stets aktuell vorhanden und an Entwicklungen angepasst, sondern auch in ausreichendem Umfang zur Verfügung stehen muss.

Wissen aktuell zu halten, geschieht z.B. durch ein standardisiertes und zielgruppenspezifisches Berichtswesen zu Qualität und Wirtschaftlichkeit, eine Besprechungsmatrix mit der Definition von Teilnehmenden und Themenstellungen, die alle Berufsgruppen und Hierarchieebenen umfasst, die Nutzung von Online-Bibliotheken, Online-Weiterbildungen aus Fachbibliotheken, Pflichtschulungen, Geräteeinweisungen und den Besuch von Seminaren und Kongressen. Dazu gehören aber auch

Treffen von Expertengruppen sowie die Mitarbeit in internen und einrichtungsübergreifenden Kommissionen und Fachgruppen.

Wissen in ausreichendem Maß vorzuhalten, gewinnt vor dem Hintergrund qualifikationsgebundener Mindestbesetzungen im pflegerischen Bereich – festgelegt durch den G-BA – und der aktuellen Krankenhausreform mit den dort verankerten Mindestzahlen von fachärztlichem Personal – besondere Bedeutung. Der Anforderung von Zeugnissen und Qualifikationsnachweisen im Rahmen des Recruiting und der Führung von exakten und stets aktuellen Verzeichnissen und Nachweisen über absolvierte Aus-, Fort- und Weiterbildungen kommt damit zukünftig zunehmende Bedeutung zu. Konkrete und aktuelle arbeitstägliche Personaleinsatzpläne unter Berücksichtigung des Facharztstandards und anderer Mindestqualifikationen belegen das Vorhalten von Wissen in ausreichendem Maß für die regelmäßigen Prüfungen durch den Medizinischen Dienst.

An allen Stellen eines Qualitätsmanagementsystems geht es um Wissen und Kompetenzen.

Niedergelegt wird Wissen in allen Dokumenten, die in einer Dokumentenlenkung verschriftlicht vorgehalten werden. Wirksam wird es in den auf dieser Basis umgesetzten Prozessen. Damit geht Wissen von Einzelnen über in Wissen, das der Organisation zur Verfügung steht. Es verbleibt damit auch beim Weggang eines Mitarbeitenden im Unternehmen und unterstützt die Einarbeitung neu gewonnener Mitarbeitender.

Neben formal durch Aus-, Weiter- und Fortbildung erworbenem Wissen gibt es jedoch auch das organisationsbezogene Erfahrungswissen, das auch in Gesundheitseinrichtungen einen hohen Stellenwert genießt. Diese wertvollen persönlichen Erfahrungen und die Beziehungen von Mitarbeitenden untereinander können dem Unternehmen wenigstens zu Teilen erhalten bleiben, wenn sie in Leitfäden, Checklisten und anderen ergänzenden, prozessbegleitenden Dokumenten eingehen oder in Einarbeitungskonzepten und Mentorenprogrammen Berücksichtigung finden.

Qualitätsmanagement ist mit all diesen Facetten ein wirksames Instrument des Wissensmanagements.

Abkürzungen

AWMF	Arbeitsgemeinschaft der Wissenschaftlichen Medizinischen Fachgesellschaften e.V.
APS	Aktionsbündnis Patientensicherheit e.V.
CIRS	Critical Incident Reporting System
DIN	Deutsches Institut für Normung
DNQP	Deutsches Netzwerk für Qualitätsentwicklung in der Pflege
EN	Europäische Norm
esQS	externe stationäre Qualitätssicherung
FMEA	Fehler-, Meß- und Einflussanalyse
G-BA	Gemeinsamer Bundesausschuss
G-IQI	German Inpatient Quality Indicators
IQM	Initiative Qualitätsmedizin
ISO	Internationale Organisation für Normung (International Organization for Standardization)

M & MK	Morbiditäts- und Mortalitätskonferenzen
PREM	Patient Reported Experience Measures
PROM	Patient Reported Outcome Measures
QM	Qualitätsmanagement
RKI	Robert-Koch-Institut

Literatur

Deutsches Institut für Normung e.V. (2015) DIN EN ISO 9000:2015-11. Qualitätsmanagementsysteme – Grundlagen und Begriffe. Beuth Verlag Berlin

Deutsches Institut für Qualität & Zertifizierung GmbH (2024) ISO Survey. URL: https://www.diqz.de/zertifizierung-iso9001/#:~:text=Weltweit%20sind%20%C3%BCber%201%2C26,Neuauflage%20der%20Norm%20ver%C3%B6ffentlicht%20worden (abgerufen am 10.10.2025)

Weiterführende Websites

Aktionsbündnis Patientensicherheit e.V. (APS) (o.J.) Handlungsempfehlungen. URL: https://www.aps-ev.de/patientensicherheit/fachinformationen/handlungsempfehlungen (abgerufen am 10.10.2025)

Aktionsbündnis Patientensicherheit e.V. (APS) (o.J.) Empfehlung zur Implementierung und Durchführung von Fallanalysen. URL: https://www.aps-ev.de/handlungsempfehlung/258153 (abgerufen am 10.10.2025)

BQS Institut für Qualität & Patientensicherheit (o.J.) Patient:innen-, Mitarbeitenden- und Einweiser:innenbefragungen nach der Picker-Methode. URL: https://www.bqs.de/picker-befragungen abgerufen am 10.10.2025)

Bundesärztekammer (2016) Methodischer Leitfaden Morbiditäts- und Mortalitätskonferenzen. URL: https://www.bundesaerztekammer.de/fileadmin/user_upload/_old-files/downloads/pdf-Ordner/QS/M_Mk.pdf (abgerufen am 10.10.2025)

Gemeinsamer Bundesausschuss (G-BA) (2024) Qualitätsmanagement-Richtlinie. URL: https://www.g-ba.de/richtlinien/87 (abgerufen am 10.10.2025)

Initiative Qualitätsmedizin (IQM) (o.J.) Internetpräsenz der Initiative Qualitätsmedizin (IQM). URL: https://www.initiative-qualitaetsmedizin.de (abgerufen am 10.10.2025)

Nimptsch U, Mansky T (2022) G-IQI – German Inpatient Quality Indicators Version 5.4. Bundesreferenzwerte für das Auswertungsjahr 2020. URL: https://verlag.tu-berlin.de/produkt/978-3-7983-3272-0 (abgerufen am 10.10.2025)

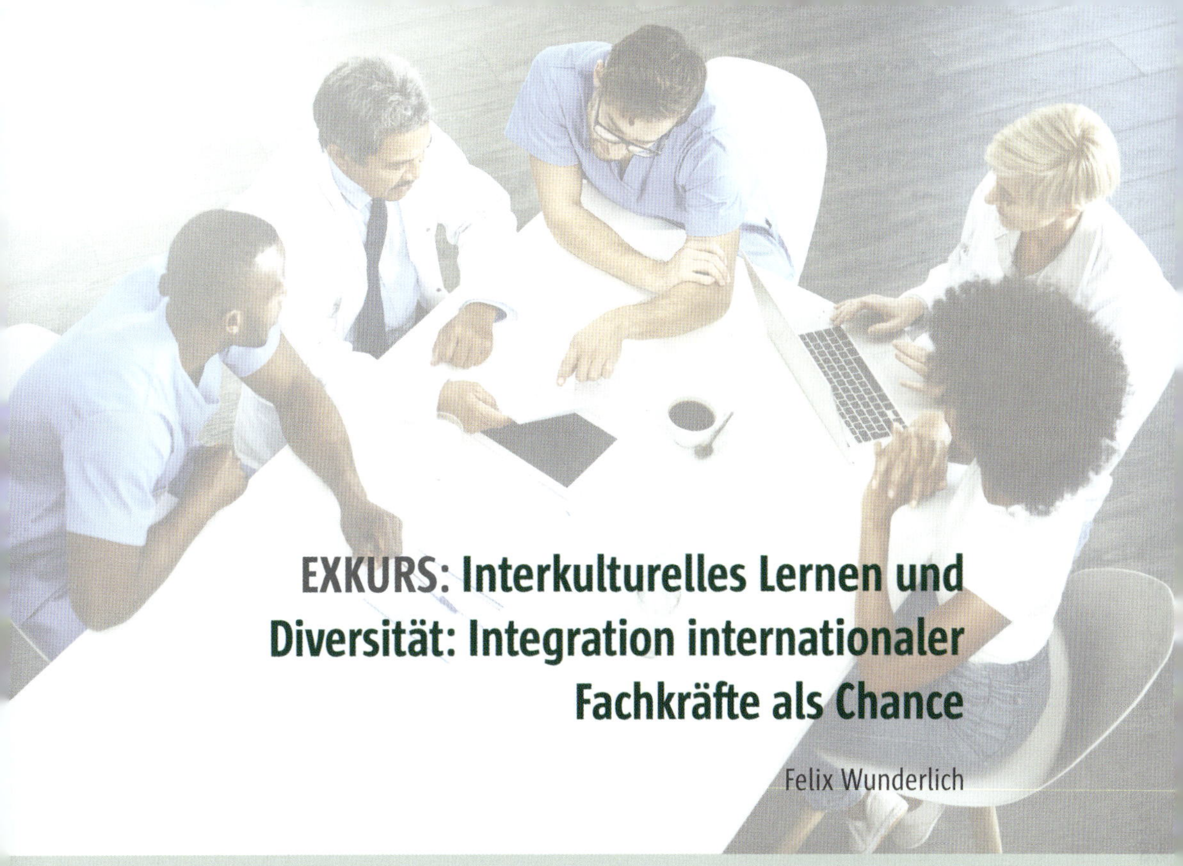

EXKURS: Interkulturelles Lernen und Diversität: Integration internationaler Fachkräfte als Chance

Felix Wunderlich

Als 2012 das Anerkennungsgesetz in Kraft trat, eröffnete es Fachkräften mit ausländischen Abschlüssen neue Wege in den deutschen Arbeitsmarkt und legte den Grundstein für die Anerkennung internationaler Berufsqualifikationen. Zu dieser Zeit war der Fachkräftemangel zwar in einzelnen Branchen spürbar, doch noch kein Thema, das die öffentliche Diskussion prägte. Auch die gezielte Anwerbung internationaler Fachkräfte befand sich vielerorts noch im Aufbau.

Gerade im Gesundheitswesen zeigte sich früh, wie groß der Bedarf an qualifizierten Fachkräften ist. Große Kliniken sammelten zu dieser Zeit erste Erfahrungen mit dieser Form der Personalgewinnung. Welche Herausforderungen und Chancen die Erwerbsmigration für alle Beteiligten mit sich bringt, war noch nicht abzusehen. Integrationsmanager:innen dürfte es damals, wenn überhaupt, nur vereinzelt gegeben haben. Das Angebot an interkulturellen Schulungen und Maßnahmen zur Anpassungsqualifizierung war überschaubar, von Fachsprachenkursen für die Pflege ganz zu schweigen. Erst im Rückblick wird deutlich, mit welcher Dynamik die Erwerbsmigration nach Deutschland an Fahrt aufgenommen hat – und mit welcher Geschwindigkeit Sprach-, Bildungs- und Integrationsangebote entwickelt wurden. Viele davon haben sich in der Praxis bewährt und tragen heute dazu bei, Fachkräfte auf ihrem Weg in den deutschen Arbeitsmarkt zu begleiten.

Auch wir haben in dieser Zeit zahlreiche Pflegefachpersonen aus dem Ausland sprachlich und fachlich begleitet. Dabei begegnen uns immer wieder Menschen mit hoher fachlicher Qualifikation, großer Motivation und viel Erfahrung. Gleichzeitig erleben wir, wie herausfordernd der Weg von der ersten Bewerbung bis zur nachhaltigen Integration in ein Team für alle Beteiligten sein kann. Trotz vieler positiver Entwicklungen gibt es weiterhin Anwerbeprojekte, die scheitern – aus strukturellen, organisatorischen oder individuellen Gründen. Vor diesem Hintergrund stellt sich für uns die Frage: Wie können wir gemeinsam dafür sorgen, dass internationale Fachkräfte nicht nur angeworben, sondern auch nachhaltig integriert werden – im beruflichen wie im sozialen Kontext?

Im Folgenden möchten wir vier Aspekte hervorheben, die aus unserer Sicht entscheidend für erfolgreiche Projekte sind: den Zusammenhang von Sprache und Integration, die Vorteile gemeinsamen (interkulturellen) Lernens, die Bedeutung von Erfahrungsaustausch und Vernetzung sowie die Bereicherung durch Diversität.

Sprache ist der Schlüssel zu Integration – Integration der Schlüssel zu Sprache

Sprache ist der Schlüssel jeder Integration und zugleich das Fundament für Qualität in der Pflege. Sie ist nicht nur Kommunikationsmittel, sondern Voraussetzung für Verantwortungsübernahme und Patientensicherheit. Wie Christiane Hild (2024) betont, ist das Sprachniveau B2 des GER der notwendige Mindeststandard, um komplexe Pflegeprozesse zu verstehen und fachlich zu lernen. Guter Sprachunterricht zeichnet sich unseres Erachtens durch vier Prinzipien aus (vgl. Hild 2024):

- **Teilnehmendenorientierung:** Der Unterricht wird auf die internationalen Pflegefachkräfte ausgerichtet, ihre besonderen fachlichen Kompetenzen und individuellen Lebenswege werden berücksichtigt.
- **Handlungsorientierung:** Im Zentrum stehen sprachlich-kommunikative Kompetenzen, die einen direkten Bezug zum Pflegealltag haben.
- **Scaffolding:** Im Unterricht werden schrittweise unterschiedliche Hilfestellungen für die Bewältigung einer (sprachlich-kommunikativen) Aufgabe angeboten.
- **Einsatz von Realien:** Der Unterricht zeichnet sich durch einen unmittelbaren Theorie-Praxis-Bezug aus, beispielsweise durch die Einbindung medizinischer Geräte oder authentischer Dokumente (Dienstpläne oder Beipackzettel).

Entscheidend ist eine gute Sprachausbildung bereits im Herkunftsland. Doch vielerorts fehlt es an qualifizierten Lehrkräften, Pflegebezug und Qualitätskontrolle. In der Praxis zeigt sich häufig, dass ein erheblicher Teil der internationalen Pflegekräfte das angegebene Sprachniveau noch nicht sicher beherrscht.

Eine weitere Herausforderung ist die oftmals lange Wartezeit zwischen Kursende im Herkunftsland und der Einreise nach Deutschland. Ohne kontinuierliche Sprachpraxis gehen Kenntnisse verloren und das Selbstvertrauen sinkt. Daher empfiehlt es sich, bereits im Herkunftsland fundierte Schulungen sowie Foren zum Sprachaustausch zu etablieren. Durch regelmäßige Check-ins – etwa per Videotelefonie – können Arbeitgeber:innen im Preboarding beispielsweise die sprachlichen Kompetenzen besser einschätzen und gezielt fördern. Solche Austauschformate helfen zugleich im Beziehungsaufbau und stärken das Vertrauen zwischen neuen und etablierten Kolleg:innen – eine wichtige Grundlage für einen guten Start.

In Deutschland ist die strukturierte Einbindung in die Praxis entscheidend. Denn nach der Einreise erschweren Dialekte, Redewendungen, Fachsprache und Stresssituationen den Einstieg in den Stationsalltag. Pflegefachkräfte kommunizieren täglich auf vielen Ebenen mit Patient:innen, Bewohner:innen, Kolleg:innen, Ärzt:innen, Therapeut:innen sowie Angehörigen und müssen ihre Sprache je nach Situation an die Zielgruppe anpassen. Während Muttersprachler:innen diese situative Sprachsensibilität oft leicht fallen mag, stellt sie für internationale Fachkräfte eine besondere Herausforderung dar. Zudem können sie ihr Fachwissen nur dann wirksam einbringen, wenn sie sich sprachlich differenziert ausdrücken können. Fehlen entsprechende Sprachkompetenzen, wird ihre fachliche Expertise oft unterschätzt oder auch abgewertet. Sprache, so zeigt sich, wird nicht nur im Unterricht gelernt, sondern vor allem in konkreten Situationen – dort, wo Handeln, Kommunikation und Fachwissen ineinandergreifen. Beispielsweise erschließen sich Begriffe wie *Zugluft*, *abwischen* oder *lauwarm* erst situativ. Dieses kontextbezogene Lernen stärkt sprachliche Sicherheit und fördert Verantwortung und Teilhabe.

So entscheidend die Sprachförderung internationaler Pflegefachpersonen ist, so wichtig ist gleichzeitig auch die sprachliche Sensibilisierung deutscher Muttersprachler:innen im Team. Die zentrale Frage lautet: Wie kann die Zusammenarbeit so gestaltet werden, dass Sprachförderung ein selbstverständlicher Teil des beruflichen Alltags wird – etwa bei der Übergabe, im Pflegegespräch oder in der Praxisanleitung? Aus unserer Arbeit wissen wir, dass bereits kleine Veränderungen im Sprachverhalten etablierter Pflegekräfte große Wirkung entfalten können. Wörter bewusst zu wählen, auf Metaphern oder Redewendungen zu verzichten und Informationen in klaren, kurzen Sätzen zu vermitteln, erleichtert die Verständigung im internationalen Team und unterstützt den Spracherwerb im Alltag. Sprachsensibilität beginnt im eigenen Handeln – sie ist Teil professioneller Kommunikation.

Sprache wird nicht nur im Unterricht gelernt, sondern vor allem in konkreten Situationen – dort, wo Handeln, Kommunikation und Fachwissen ineinandergreifen.

Nachhaltige Sprachförderung sollte daher als kontinuierlicher Prozess verstanden werden: vom Herkunftsland über das Preboarding bis zur berufsbegleitenden Fachsprachenförderung im Betrieb. Das geht weit über formale Anerkennungsverfahren und Zertifikate hinaus. Nur wenn Sprachförderung und Sprachsensibilisierung Hand in Hand gehen, entstehen Zugehörigkeit, Selbstwirksamkeit und gelebte Integration.

Spracherwerb, so zeigt sich immer wieder, ist mehr als die Aneignung von Vokabular, Grammatikregeln und Redewendungen – und er braucht mehr als guten Unterricht. Spracherwerb und Sprachsensibilisierung bilden die Grundlage für berufliche Identität, fachliche Handlungssicherheit und soziale Integration im Arbeitskontext.

In Integrationsprozessen wird zudem oftmals Kultur als zentrales Erklärungsmodell herangezogen, um das Handeln, Denken und Verhalten der Kolleg:innen zu deuten. Auch wenn Irritationen oder Missverständnisse in der interkulturellen Kommunikation entstehen, eröffnen sich daraus auch Chancen zum gemeinsamen Lernen. Unterschiedliche Kommunikationsstile oder variierende Berufsverständnisse, die beispielsweise Auslöser solcher Irritationen sein können, sollten nicht als Gegensatz, sondern als Ressource verstanden werden. Ein offenes Denken in Spannungen und „sowohl-als-auch"-Perspektiven fördert den Dialog und gegenseitiges Verständnis. Wichtig ist, sich der eigenen kulturellen Prägung sowie der kulturellen Vielfalt im Team bewusst zu werden und regelmäßige Reflexionsräume zu schaffen, in denen alle Teammitglieder interkulturelle Themen, wie beispielsweise ihr berufliches Selbstverständnis, kritisch hinterfragen und mit anderen Perspektiven in Austausch bringen können (vgl. Niederauer u. Peine 2025).

Erfahrung und Vernetzung als Erfolgsfaktoren

Wir sind überzeugt: Man kann aus Fehlern lernen, aber man muss nicht jeden Fehler selbst machen. Der größte Erfolgsfaktor für internationale Anwerbeprojekte liegt weniger in Budgets als vielmehr in Wissen, Austausch und Erfahrung.

Projektverantwortliche stehen täglich vor komplexen Aufgaben – von Wohnraumbeschaffung über Anerkennungsverfahren bis hin zu Fragen von Mobilität, Familiennachzug oder Kooperation mit Behörden. Ungleichheiten zwischen den Sektoren verschärfen die Lage: Während die Akutpflege stark profitiert, bleiben stationäre und ambulante Einrichtungen – trotz wachsender Bedeutung – häufig außen vor. Größere Träger haben angesichts drohender Personalengpässe frühzeitig begonnen, neue Strategien zur Personalgewinnung zu entwickeln und konnten dadurch bereits tragfähige Strukturen aufbauen. In kleineren Einrichtungen setzte diese Entwicklung erst in den letzten Jahren ein. Während große Träger heute über feste Strukturen verfügen, kämpfen kleinere Einrichtungen mit begrenztem Personal, fehlendem Know-how und finanziellen Engpässen. Hinzu kommt das Stadt-Land-Gefälle: Urbane Räume ziehen internationale Fachkräfte stärker an, da sie mehr Integrationsangebote und bestehende Communities bieten. Für Einrichtungen in ländlichen Regionen ist es entsprechend schwieriger, Personal zu gewinnen und zu halten. Nicht zuletzt arbeiten viele Einrichtungen noch isoliert. Oft fehlen passende Ansprechpartner:innen oder regionale Partner, obwohl ähnliche Herausforderungen andernorts längst gelöst wurden.

Hier können regionale Netzwerke und Initiativen wie *Match Pflege* wichtige Brücken schlagen: Der Austausch zwischen Einrichtungen, Bildungsträgern und lokalen Behörden kann Wege verkürzen, Ressourcen bündeln und erfolgreiche Ansätze sichtbar machen. Regionale Netzwerke fördern das Vertrauen unter Trägern und Einrichtungen und können so ein Konkurrenzdenken in der Branche verhindern: Im Vordergrund stehen Kooperation und ein gemeinsames Ziel. Beispielsweise können sich Pflegedienste, Krankenhäuser und Pflegeeinrichtungen auf kommunaler Ebene zusammenschließen und sich gegenseitig zu Integrationsmaßnahmen beraten. Solche Kooperationen erleichtern es, Wissen zu teilen, voneinander zu lernen und gemeinsame Lösungen zu entwickeln. Sie entlasten Einrichtungen organisatorisch wie finanziell und fördern gleichzeitig die berufliche und soziale Integration internationaler Pflegefachpersonen.

Integration erfordert Haltung und gemeinsame Verantwortung

Wenn wir auf die letzten Jahre unserer Arbeit blicken, wird eines deutlich: Anwerbeprojekte gelingen vor allem dann, wenn Kolleg:innen sich auf Augenhöhe begegnen und den Lernprozess gemeinsam gestalten. Es geht um mehr als Strukturen und Konzepte – es geht um Haltung. Die berufliche Anerkennung und Integration internationaler Fachkräfte ist ein „Wir-Projekt" (vgl. Sartorius 2024), das von Führungskräften, Teams, neuen Fachkräften und dem sozialen Umfeld gemeinsam gestaltet wird. Lernbereitschaft und Offenheit müssen auf allen Ebenen gelebt und von allen Beteiligten unterstützt werden.

Im Pflegealltag zeigt sich, wie auf diese Weise Vertrauen gestärkt und Zusammenarbeit erleichtert wird. Regelmäßige Feedbackgespräche, klare Zuständigkeiten, interkulturelle Schulungen und eine gemeinsam ausgehandelte Fehlerkultur schaffen dafür die Grundlage. Integration ist damit vor allem eines: ein gemeinsamer Entwicklungsprozess, getragen von Menschen, die bereit sind, ihr Wissen zu teilen und voneinander zu lernen.

Anwerbeprojekte gelingen vor allem dann, wenn Kolleg:innen sich auf Augenhöhe begegnen und den Lernprozess gemeinsam gestalten.

Interkulturelles Lernen bedeutet in diesem Kontext, Diversität als gemeinsame Ressource zu begreifen. Es ist kein Zusatzprogramm, sondern Ausdruck professioneller Verantwortungsübernahme und gelebter Kollegialität. Interkulturelles Lernen verbindet Patientensicherheit, Teamqualität sowie Arbeitgeberattraktivität und macht gegenseitige Wertschätzung zur Grundlage nachhaltiger Pflegepraxis. Wer in internationalen Teams arbeitet, weiß, dass Vielfalt sowohl Herausforderung als auch Chance ist – und dass sie nur dann ihr Potenzial entfaltet, wenn Respekt, Achtsamkeit und Offenheit zur Selbstverständlichkeit werden.

Literatur

Hild C (2024) Die Sprachausbildung internationaler Pflegefachkräfte. In: Initiative Match (Hrsg.) Internationale Pflegefachkräfte. Ein Praxisleitfaden für Gesundheitseinrichtungen. Medhochzwei, Heidelberg, Kap. 6.2

Initiative Match (Hrsg.) (2024) Internationale Pflegefachkräfte. Ein Praxisleitfaden für Gesundheitseinrichtungen. Medhochzwei, Heidelberg

Niederauer M, Peine V (2025) Fachlichkeit verbindet. In: Die Schwester/Der Pfleger (11/2025). Im Erscheinen

Sartorius A (2024) Pre- und Onboarding der internationalen Pflegefachkräfte am Beispiel eines bundesweiten Klinikbetreibers. In: Initiative Match (Hrsg.) Internationale Pflegefachkräfte. Ein Praxisleitfaden für Gesundheitseinrichtungen. Medhochzwei, Heidelberg, Kap. 6.3

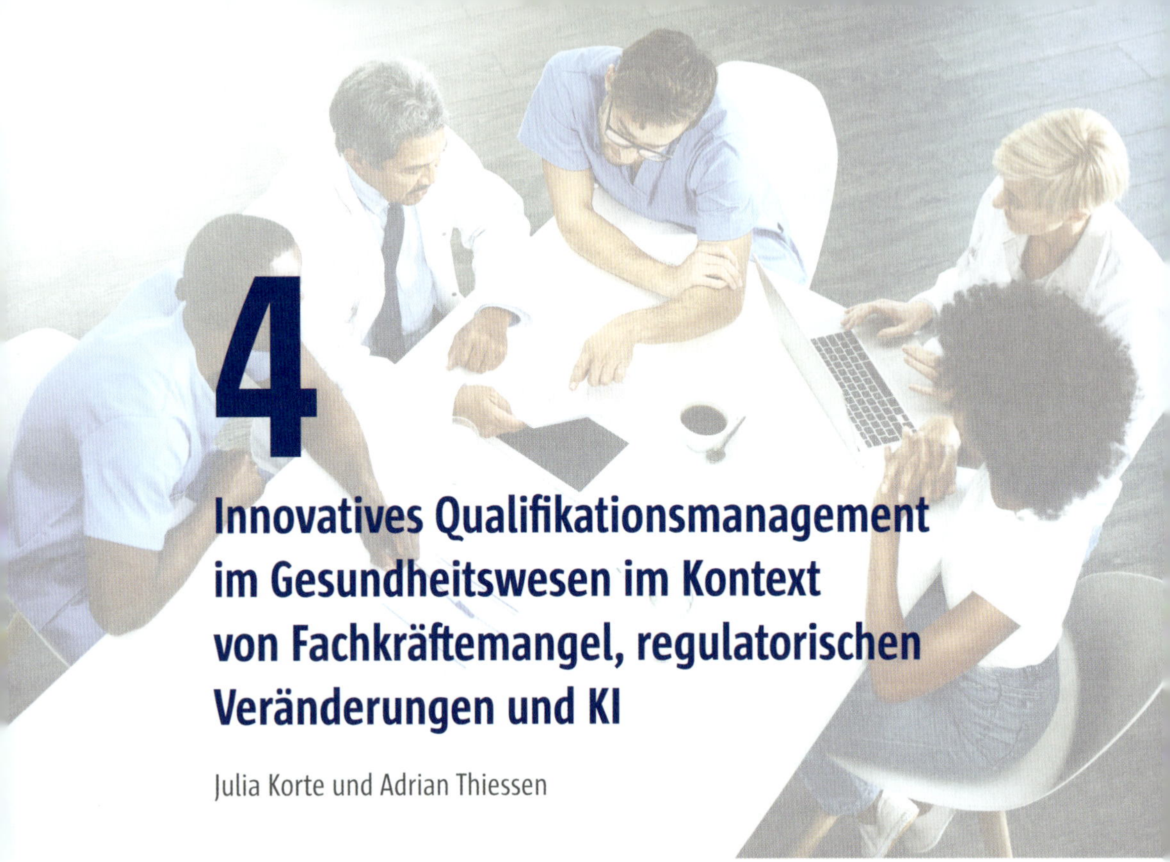

4 Innovatives Qualifikationsmanagement im Gesundheitswesen im Kontext von Fachkräftemangel, regulatorischen Veränderungen und KI

Julia Korte und Adrian Thiessen

4.1 Wie digitale und KI-gestützte Lösungen Herausforderungen in Chancen umwandeln können

Das deutsche Gesundheitswesen steht vor einem doppelten Umbruch: Es gibt weniger Personal und gleichzeitig höhere Anforderungen an die Qualitätsnachweise. Drei Treiber setzen den Rahmen dieser Herausforderungen: die fortschreitende Digitalisierung einschließlich KI, die Krankenhausreform durch das Krankenhausversorgungsverbesserungsgesetz (KHVVG) mit einer stärker qualitätsorientierten Finanzierung sowie die geplante Erweiterung pflegerischer Befugnisse durch das Gesetz zur Befugniserweiterung und Entbürokratisierung in der Pflege (ehemals Pflegekompetenzgesetz). Der Fokus verschiebt sich von Fallzahlen zu belegbarer Versorgungsqualität. Qualifikationsmanagement wird damit vom Verwaltungsakt zum zentralen Steuerungsinstrument.

Den prognostizierten Fachkräftemangel von 1,8 Millionen Stellen bis 2035 (PwC 2022) zu meistern, erfordert konsequente Planung mit einem Qualifikationsmix, systematische Delegation an qualifiziertes Hilfspersonal sowie kontinuierliche berufsbegleitende Personalentwicklung. Dazu gehören u.a. strukturierte und nachhaltige Integrationskonzepte für internationale Fachkräfte, die über das Anerkennungsverfahren hinaus gehen, sowie digitale und KI-Kompetenzen als Kernqualifikation aller Mitarbeitenden – zusätzlich zu fachlichen, sozialen und methodischen Kompetenzen.

Das KHVVG verankert eine 60-zu-40-Finanzierungslogik aus Vorhaltepauschalen und Fallpauschalen und koppelt Vergütung stärker an nachgewiesene Struktur- und Ergebnisqualität. Bundeseinheitliche Qualitätskriterien für 65 Leistungsgruppen verlangen klare Kompetenzprofile, gezielte Personalentwicklung und eine belastbare, prüfbare Nachweisführung (Forum Verlag Herkert 2024). Krankenhäuser müssen wissen, welche Qualifikationen wo vorgehalten werden, wie sie aktuell gehalten werden und wie der Nachweis im Audit erbracht wird.

Das Gesetz zur Befugniserweiterung und Entbürokratisierung in der Pflege könnte zukünftig Pflegefachpersonen in definierten Bereichen wie Diabetes, Wundmanagement und Demenz selbstständige heilkundliche Tätigkeiten ermöglichen. Das erfordert neue Weiterbildungsstrukturen, interprofessionelle Kooperationsmodelle und ein verlässliches Tracking erweiterter Befugnisse. Eine angedachte bundeseinheitliche Berufsvertretung könnte zu Akkreditierungspflichten im Pflegebereich führen, wie aktuell bereits in Rheinland-Pfalz durch die neue Fortbildungsverordnung begonnen (Landespflegekammer Rheinland-Pfalz 2025).

Wer in diesem Umfeld nachhaltig bestehen will, braucht ein Qualifikationsmanagement, das Qualifikationen präzise abbildet, aktiv entwickelt und rechtssicher nachweist – und somit eine strategische, taktische, und auch operative Einbindung in Versorgungsprozesse.

4.2 Qualifikationsmanagement als strategisches Steuerungsinstrument

Qualifikationsmanagement ist somit deutlich mehr als die Verwaltung von Zertifikaten: Es ist die zielgerichtete Planung, Erfassung, Entwicklung und Steuerung von Kompetenzen entlang konkreter Versorgungsziele. Im Mittelpunkt steht die Fähigkeit, zum richtigen Zeitpunkt die richtig qualifizierten Mitarbeitenden dort verfügbar zu haben, wo sie gebraucht werden. Damit wird Qualifikationsmanagement die operative Umsetzung von Qualitäts- und Sicherheitsansprüchen in belegbare Personalkompetenz.

Strategisch bedeutet das Folgendes: Erstens braucht es eine klare Kompetenzarchitektur, die Rollen, Tätigkeiten und Qualitätsanforderungen einer Einrichtung abbildet und Kompetenzniveaus präzise definiert. Zweitens ist ein aktuelles Kompetenzinventar erforderlich, das Qualifikationen, Befähigungen und Praxisroutine der Mitarbeitenden transparent macht. Drittens folgen systematische Gap-Analysen mit Priorisierung: Welche Kompetenzen fehlen, welche müssen aufgefrischt, welche können durch Delegation oder Rotation abgedeckt werden? Viertens werden Entwicklungsmaßnahmen geplant und gesteuert, bevorzugt so, dass Lernen arbeitsplatznah, nachweisbar und wirksam ist. Fünftens braucht es eine robuste Nachweisführung, die Prüf- und Auditanforderungen zuverlässig bedient und in die Dienst- und Einsatzplanung rückkoppelt.

Systematische Kompetenzentwicklung gilt dabei als strategische Antwort auf die Herausforderung, Personalengpässen aktiv entgegenzuwirken. Allerdings wirkt bei kontinuierlicher Fortbildung nicht jede Maßnahme gleich: Die Evidenz zeigt, dass Fortbildung dann am ehesten die Versorgung verbessert, wenn sie interaktiv, problemorientiert und mehrteilig ist und in die Arbeitsabläufe eingebettet wird; rein didaktische Formate zeigen dagegen deutlich schwächere Effekte auf Handlung und Outcome (Mazmanian et al. 2009). Digitale Instrumente wie E-Portfolios und automatisierte Kompetenzdatenbanken erlauben hier eine effiziente Qualifikationserfassung, in Arbeitsabläufe eingebettete Trainingsangebote sowie Nachweisführung.

4.3 Fachkräftemangel und strategische Personalentwicklung

Der akute Fachkräftemangel im Gesundheitswesen und die demografischen Prognosen erzwingen einen grundlegenden Strategiewandel im Personalmanagement. Anstelle der traditionellen Stellenbesetzung rückt strategisches Kompetenzmanagement in den Mittelpunkt. Ziel ist es, vorhandenes Personal entsprechend tatsächlichen, individuellen Fähigkeiten wirksam einzusetzen und gezielt weiterzuentwickeln.

Die demografischen Zahlen verdeutlichen den Handlungsdruck: Bis 2030 werden 6,1 Millionen Menschen pflegebedürftig sein, bis 2035 sind zusätzlich 130.000 Pflegende allein in der Altenpflege erforderlich. (Herrmann et al. 2023; Springer Pflege 2023).

Anstelle der traditionellen Stellenbesetzung rückt strategisches Kompetenzmanagement in den Mittelpunkt.

Bereits heute wird ein wesentlicher Teil des Beschäftigungszuwachses durch internationale Fachkräfte getragen (Mediendienst Integration 2025). Parallel deutet sich eine Verschiebung des Skill-Mix hin zu Pflegehilfs- und Assistenzpersonal mit kürzeren Ausbildungszeiten an. Dies ist Reaktion und Strategie zugleich, getrieben von Personalknappheit und der Notwendigkeit, Ressourcen effizient einzusetzen.

4.3.1 Internationale Fachkräfte: Vom Notbehelf zum strategischen Erfolgsfaktor

Bei der Anwerbung internationalen Pflegefachpersonals muss im Rahmen des Anerkennungsverfahrens zeitaufwändig geprüft werden, ob ausländische Abschlüsse deutschen Standards entsprechen. Bei fehlender Gleichwertigkeit sind zusätzliche Anpassungslehrgänge erforderlich, wodurch ausländisches Pflegefachpersonal durchschnittlich bis zu 500 Tage warten muss, bevor es vollständig entsprechend seiner ursprünglichen Qualifikation eingesetzt werden kann. (Böse u. Schmitz 2022)

Diese Wartezeiten haben weitreichende Konsequenzen: Neben den individuellen finanziellen Einbußen für die angeworbenen Fachkräfte können sie deren Motivation beeinträchtigen und den Integrationsprozess erschweren. Gleichzeitig können Einrichtungen das angeworbene Personal zunächst nicht als vollwertige Fachkräfte einsetzen.

Ein wirksamer Gegenentwurf ist ein strukturiertes, digital gestütztes Onboarding. Kompetenzen aus dem Herkunftsland werden systematisch erhoben, dokumentiert und in transparente Kompetenzprofile überführt. Darauf aufbauend lassen sich individualisierte Assessments und Lernpfade definieren, die regulatorische Auflagen adressieren und zugleich gezielt an den tatsächlich vorhandenen Fähigkeiten ansetzen. Unter geeigneten Rahmenbedingungen können Einrichtungen so vier bis sechs Monate Zeit gewinnen: Während die Gleichwertigkeitsprüfung bzw. Anerkennungslehrgänge laufen, übernehmen die zugewanderten Pflegepersonen bereits behandlungspflegerische Tätigkeiten, die über eine dokumentierte materielle Qualifikation abgesichert sind. Das erhöht die Flexibilität im Einsatz, entlastet Stammbeschäftigte früher und fördert Bindung, weil Kompetenz sichtbar wird und Entwicklung planbar ist. Zentral sind dabei eine belastbare Dokumentation, klare Verantwortlichkeiten und die Kopplung des Fortschritts an Dienst- und Einsatzplanung.

4.3.2 Standardisierte Delegation als operative Entlastungsstrategie

Parallel zur Integration ausländischer Fachkräfte gewinnt die Delegation behandlungspflegerischer Maßnahmen auch bei Pflegehilfspersonal zunehmend an Bedeutung.
Tätigkeiten wie Medikamentenverabreichung oder Vitalzeichenkontrollen können unter definierten Voraussetzungen an qualifiziertes Hilfspersonal übertragen werden. (Landesamt für Gesundheit und Pflege 2024) Dies ist ein Ansatz, der insbesondere in der Langzeitpflege zur Erfüllung des Versorgungsauftrags unverzichtbar geworden ist. Als Bedingung für die Delegation müssen Arbeitgeber für das eingesetzte Pflegepersonal den Nachweis einer Schulung über die theoretischen Inhalte nach einem definierten Prozess vorhalten. Die theoretischen Kenntnisse sind zudem einmal jährlich durch Schulungen aufzufrischen.
In stationären Pflegeeinrichtungen bildet diese Praxis bereits eine wesentliche Grundlage für die Arbeit im Qualifikationsmix nach PeBeM (Personalbemessungsverfahren in der Pflege) und ist angesichts der angespannten Personalsituation zur Sicherstellung des Versorgungsauftrags unerlässlich. Im klinischen Bereich variiert der Delegationsumfang je nach Fachbereich, durchgeführten Behandlungen und verfügbaren Qualifikationen. Dennoch kann die Delegation auch dort zur Entlastung des Fachpersonals und zur Steigerung der Patientenzufriedenheit beitragen, beispielsweise durch koordinierte Blutzuckermessungen, Insulingaben und Nahrungsverabreichung durch dieselbe Person.

> Abbildung 1 zeigt zwei Bildschirmfotos eines digitalen Tools (Prototyp) zum Qualifikationsprozess für die Delegation behandlungspflegerischer Maßnahmen an Pflegehilfspersonal. Eine Auswahl digitaler Lerninhalte wird passend zur jeweils ausgewählten behandlungspflegerischen Maßnahme bereitgestellt, ebenso wie die erforderlichen Prozessschritte. Pflegefachpersonen können den Prozess digital unterstützt starten, durchführen und dokumentieren. Die erworbenen Qualifikationen werden für die entsprechenden Pflegehilfspersonen im System gespeichert und angezeigt. Fristen zur Wiederholung von theoretischen Inhalten oder Prozessschritten (z.B. nach einem Jahr) sind ebenfalls im System hinterlegt und ermöglichen automatisierte Erinnerungen.

Der finanzielle Aspekt der Delegation ist nicht zu vernachlässigen: Übernimmt eine Pflegehilfsperson anstelle einer examinierten Fachkraft delegierbare Routinetätigkeiten, können Einrichtungen pro Vollzeitstelle monatlich zwischen 500 und 700 Euro einsparen, ohne Qualitätsverluste zu verzeichnen. Dies ergibt sich vornehmlich über die Gehaltsunterschiede von Pflegefach- und Hilfspersonal. (Presse- und Informationsdienst der Bundesregierung 2025)
In der ambulanten Pflege wirkt sich der finanzielle Vorteil noch direkter aus, da behandlungspflegerische Maßnahmen teilweise einzeln von den Krankenkassen vergütet werden. Bei steigenden Personalkosten und wachsendem Behandlungspflegebedarf gewinnt diese Kostenoptimierung zusätzlich an Relevanz. (Gemeinsamer Bundesausschuss 2025)
Die konsequente Nutzung der Delegation an qualifiziertes Pflegehilfspersonal dient nicht nur ökonomischen Zielen, sondern auch der Bewältigung des Fachkräfte-

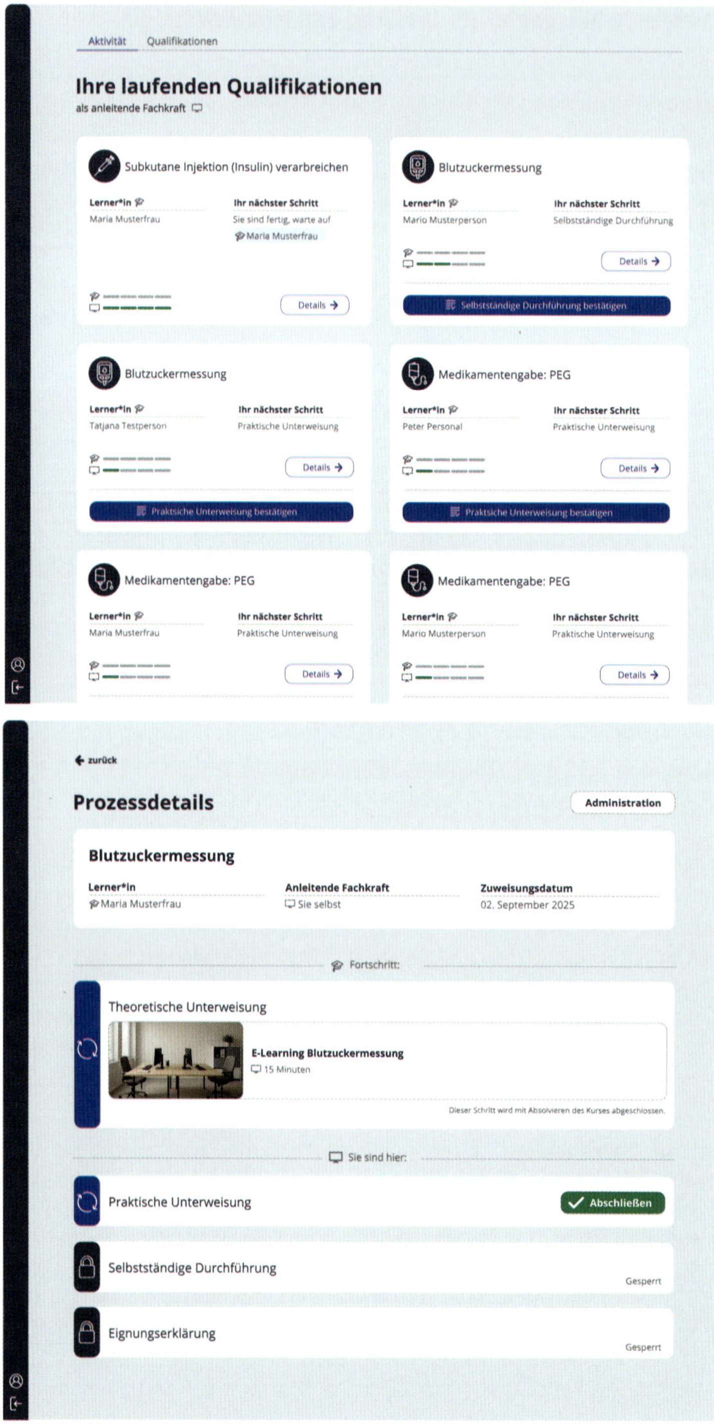

Abb. 1 Digitales Tool zum Qualifikationsprozess für die Delegation behandlungspflegerischer Maßnahmen (Prototyp)

mangels. Das Upskilling von Pflegehilfspersonal ist entscheidend, um den Versorgungsauftrag zu erfüllen und um qualifiziertes Fachpersonal zu entlasten und zu halten.

Die Delegation bleibt dabei professionelle Verantwortung der Pflegefachpersonen: Sie prüfen Eignung der Maßnahme, Stabilität der Patientensituation und Qualifikation der Hilfsperson und sichern die Schulung sowie die praktische Anleitung. Das erhöht die Anforderungen im Alltag und macht einen verlässlichen, einfach nutzbaren Prozess erforderlich. Fachpersonal muss darauf vertrauen können, dass Qualifikationen korrekt erworben, wirksam angewendet und lückenlos dokumentiert sind.

Die konsequente Nutzung der Delegation an qualifiziertes Hilfspersonal dient nicht nur ökonomischen Zielen, sondern auch der Bewältigung des Fachkräftemangels.

Eine digital gestützte Lösung zur standardisierten materiellen Qualifikation kann Fachpersonal dreifach entlasten: Erstens ermöglicht sie die Delegation einer größeren Anzahl von Tätigkeiten, zweitens reduziert sie den Aufwand für die Durchführung der Qualifikationsmaßnahmen und drittens minimiert sie Haftungsrisiken. Notwendig sind individuelle Eignungsprüfungen, kompakte und verständliche Lerninhalte (bei Bedarf mehrsprachig) sowie geführte Prozessschritte, vollständige Dokumentation und automatisiertes Tracking von Gültigkeiten und Nachschulungen. So entsteht eine tragfähige Basis für Qualitätssicherung, Haftungsschutz und eine zukunftsfähige Personalstrategie.

4.4 Problem erkannt – Lösungen unterwegs

4.4.1 Struktureller Paradigmenwechsel in Krankenhäusern durch bundeseinheitliche Qualitätskriterien

Das Krankenhausversorgungsverbesserungsgesetz (KHVVG) löst die Mengenlogik der Vergütung ab. Vergütet wird vor allem das nachweisbare Vorhalten qualifizierter Strukturen und Personalressourcen, zugeordnet zu bundeseinheitlich definierten Leistungsgruppen mit klaren Kriterien für Struktur-, Prozess- und Ergebnisqualität. Für das Qualifikationsmanagement bedeutet das: Qualifikationen werden zum Finanzierungs- und Compliance-Kriterium. Erforderlich sind aktuelle Kompetenzprofile je Rolle und Leistungsgruppe, die Überwachung von Gültigkeiten sowie eine revisionssichere Nachweisführung. Der Maßstab bleibt die Patientensicherheit; die wirtschaftliche Perspektive folgt aus belegbarer Qualität.

Die Logik entspricht dem Kern von *Value-based Care*: Entscheidend sind Ergebnisse für Patientinnen und Patienten im Verhältnis zu den eingesetzten Ressourcen. Neben klassischen Qualitätsindikatoren rücken Patientenergebnisse stärker in den Blick. *Patient-Reported Outcomes* (PROs) erfassen den Gesundheitszustand aus Sicht der Betroffenen; *Patient-Reported Outcome Measures* (PROMs) sind die standardisierten Instrumente dafür. Sie ergänzen die strukturellen und prozessualen Nachweise der Leistungsgruppen um eine direkte Ergebnisdimension und schaffen eine konsistente Linie von Qualifikation über Prozess zu Outcome.

Operativ verknüpfen Krankenhäuser leistungsgruppenbezogene Kompetenzprofile mit definierten PROMs und binden deren Erhebung in die Versorgung ein. Benötigt werden Kompetenzen in Ergebnis- und Instrumentenkunde, kommunikative Fähigkeiten für valide Erhebungen, digitale Datenerfassung und eine datenschutzkonforme Dokumentation. Die Ergebnisse fließen in Fallbesprechungen, Behandlungsanpassungen und in die Planung von Fort- und Weiterbildungen zurück. Damit verschiebt sich der Schwerpunkt von fallbezogener Steuerung hin zur leistungsgruppenbezogenen Strukturfähigkeit: präzise Kompetenzprofile, laufendes Monitoring von Verfügbarkeiten und Fristen, lückenlose, auditfeste Dokumentation sowie ein priorisiertes Schließen identifizierter Lücken. So werden Qualität, Compliance und Finanzierung konsistent miteinander verknüpft.

4.4.2 Gesetz zur Befugniserweiterung in der Pflege: Potenzial voll ausschöpfen

Neben dem KHVVG (in Kraft seit 01.01.2025) soll der Entwurf des Gesetzes zur Befugniserweiterung und Entbürokratisierung in der Pflege (ehem. Pflegekompetenzgesetz) Ende 2025 mit geplantem Inkrafttreten im Jahr 2026 verabschiedet werden (Bundesministerium für Gesundheit 2025). Ziel ist die Aufwertung des Pflegeberufs, die Entlastung der Ärzteschaft und die Sicherung der Versorgung, u.a. durch eine Abstufung erweiterter heilkundlicher Befugnisse für ausgebildetes Pflegefachpersonal, akademisch ausgebildetes Pflegefachpersonal und Pflegefachpersonal mit erweiterten Kompetenzen.

Neue Kompetenzverteilungen und Qualifikationsprofile: Grundlage wirtschaftlicher Einsatzplanung

Der Gesetzentwurf plant, ein Stufensystem erweiterter heilkundlicher Befugnisse, orientiert an Qualifikationsniveaus, zu implementieren. Pflegefachpersonen nach §1 PflBG mit und ohne Bachelorabschluss könnten mehr Befugnisse zu eigenverantwortlichen Entscheidungen bei Standardinterventionen erhalten. Personen mit Masterabschluss z.B. als Advanced Practice Nurse oder Physician Assistant und erweiterten Kompetenzen in den Bereichen diabetische Stoffwechsellage, chronische Wunden und Demenz sollen weitere zusätzliche heilkundliche Befugnisse erhalten, z.B. die Verabreichung von Infusionstherapien und Injektionen sowie die Verordnung von Medizinprodukten und Hilfsmitteln in diesen spezifischen Bereichen. (Bundesregierung, Gesetzesentwurf 2025)

Um diese Befugnisse sicher nachzuhalten und in die Personalplanung zu integrieren, u.a. auch im Hinblick auf die Förderung der interprofessionellen und intersektoralen Zusammenarbeit, bieten sich digitale, KI-gestützte Systeme an.

Für die effiziente Einsatzplanung mit dem Qualifikationsmix nach PeBeM in der stationären Langzeitpflege, bei der Qualifikationen und Kompetenzen der Pflegenden direkt den Pflegeanforderungen der zu versorgenden Menschen gegenübergestellt werden, ist es unerlässlich, dass für alle Mitarbeitenden Qualifikations- und Kompetenzprofile zur Verfügung stehen. Nur so kann die geforderte kompetenzorientierte Aufgabenverteilung umgesetzt werden, bei der für Beschäftigte in der Pflege vom niedrigsten Qualifikationsniveau ohne Pflegeausbildung bis zum höchsten Qualifikationsniveau mit hochschulischer Ausbildung mit Promotion Qualifikationsstufen zugrunde gelegt werden. (Forum Verlag Herkert 2023; Rothgang 2020)

Im Klinikbereich muss über PPR 2.0 die Einsatzplanung entlang des Versorgungsaufwands gestaltet werden und insbesondere für die S-Stufen, also die spezielle Pflege, nachgehalten werden, wer die entsprechenden Qualifikationen, Kompetenzen und

Befugnisse hat. Hier ist der erwartete Qualifikationsmix zwar etwas anders verteilt als in der Langzeitpflege, ein strukturiertes Qualifikationsmanagement ist in Bezug auf die Art der Pflegetätigkeiten jedoch genauso unerlässlich. Hinzu kommt, dass über ein zukünftig geltendes Gesetz zur Befugniserweiterung in der Pflege auch der ärztliche Dienst entlastet werden könnte und Behandlungsmaßnahmen, die im Rahmen zusätzlicher heilkundlicher Befugnisse von hoch qualifizierten Pflegenden übernommen werden, mit geringeren Personalkosten umgesetzt werden können.

Auch in der ambulanten Pflege besteht die Herausforderung, den Personalmix so zu gestalten, dass sowohl die gesetzlichen Anforderungen erfüllt als auch die Wirtschaftlichkeit gewährleistet wird, während gleichzeitig der Fachkräftemangel bewältigt werden muss.

Die bereits geltenden Personalbemessungsregularien einerseits sowie zukünftige Änderungen wie z.B. das erwartete Gesetz zur Befugniserweiterung in der Pflege andererseits erfordern einen umgehenden Fokus auf Qualifikationsmanagement, nämlich Planung, Aufbau, Tracking und effektivsten Einsatz von Qualifikationen und Kompetenzen. So können sich Pflegeeinrichtungen und Kliniken auf die Herausforderungen und Möglichkeiten, die die Zukunft bietet, vorbereiten.

Strategische Implikationen: Bildung, digitale Infrastruktur und Change-Management

Der Aufbau systematischer Weiterbildungsstrukturen wird zu einem Wettbewerbsvorteil. Einrichtungen können z.B. Partnerschaften mit Bildungsanbietern entwickeln, die die benötigten Lerninhalte für Diabetes-, Wund- oder Demenzversorgung anbieten. Dabei wird evaluiert, welche Pflegepersonen erweiterte Kompetenzen erwerben sollten. Dafür müssen Einrichtungen frühzeitig ihre Bedarfe analysieren und entsprechende Weiterbildungsstrukturen für ihre Mitarbeitenden schaffen. Auf diese Weise schaffen sie sich einen Vorsprung bei der Attraktivität als Arbeitgeber und in der Personalgewinnung.

Digitale Systeme für Kompetenzanalyse, -Tracking und -Nachweisführung werden benötigt, um die erweiterten Pflegekompetenzen zu dokumentieren, nachzuweisen und mit der Dienstplanung zu verknüpfen. Das erfordert Systeme, die nicht nur erfassen, wer welche Qualifikationen hat, sondern auch automatisch prüfen, ob für bestimmte Tätigkeiten die entsprechend qualifizierte Person verfügbar ist. Praktisch werden Softwarelösungen gebraucht, die Qualifikationsmanagement, Personalplanung und Compliance-Dokumentation integrieren. Dabei geht es insbesondere um rechtssichere Nachweisführung gegenüber Kostenträgern und Aufsichtsbehörden.

Der Aufbau systematischer Weiterbildungsstrukturen wird zu einem Wettbewerbsvorteil.

Eine verstärkte interprofessionelle Zusammenarbeit muss über ein geeignetes Change-Management implementiert werden. Die erweiterten Pflegekompetenzen verändern etablierte Arbeitsabläufe und Hierarchien zwischen ärztlichem und pflegerischem Personal. Einrichtungen müssen klare Verantwortlichkeiten und Delegationsmodelle definieren sowie die entsprechenden Strukturen etablieren. Konkret müssen Schulungen für die Beteiligten angeboten werden, neue Arbeits- und Verfahrensanweisungen konzipiert werden und neue Prozesse erprobt werden.

Einrichtungen, die diese drei Bereiche aktiv angehen, verschaffen sich möglicherweise entscheidende Vorteile: von der besseren Personalgewinnung durch attraktivere Karrieremöglichkeiten über effizientere Versorgungsprozesse durch optimierte Skill-Mix-Modelle bis hin zu neuen Geschäftsmöglichkeiten in der intersektoralen Versorgung.

4.5 Fazit und Ausblick: Qualifikationsmanagement der Zukunft

Während heute häufig noch isolierte Systeme für Fortbildungen, Zertifizierungen und Personalverwaltung nebeneinander existieren, entstehen bereits integrierte, KI-gestützte Plattformen. Qualifikationsmanagement wird zur operativen Brücke zwischen Qualitätsanspruch, Patientennutzen und Finanzierung. Das KHVVG und das kommende Gesetz zur Befugniserweiterung in der Pflege setzen den Rahmen, digitale und KI-gestützte Plattformen liefern die Mittel.

Kurzfristig zählt Umsetzungsdisziplin. Einrichtungen sollten Qualifikationsanforderungen je Leistungsgruppe eindeutig formulieren, Kompetenzprofile vollständig erfassen, Gültigkeiten überwachen und Nachweise revisionssicher führen. Parallel gilt es, die erweiterten pflegerischen Befugnisse in Rollen, Prozesse und Dienstplanung zu übersetzen. PROs und PROMs ergänzen Struktur- und Prozesskriterien um die Wirkung auf Patientinnen und Patienten und machen Lern- und Entwicklungsentscheidungen datenbasiert.

Mittelfristig schafft ein lernendes System den Unterschied: Gap-Analysen fließen in personalisierte Lernpfade, Ergebnisdaten steuern die Fortbildungsprioritäten, Qualifikationsdaten koppeln sich an Einsatzplanung und Compliance. Führungskräfte bleiben verantwortlich: Sie setzen Ziele, klären Verantwortlichkeiten, sichern Transparenz und etablieren klare Leitplanken für den KI-Einsatz.

So wird Qualifikationsmanagement vom Kostenfaktor zur Quelle von Qualität, Sicherheit und Wirtschaftlichkeit – messbar am Patientenwohl, anschlussfähig an die Finanzierung und tragfähig für die Zukunft.

Literatur

Böse C, Schmitz N (2022) Wie lange dauert die Anerkennung ausländischer Berufsqualifikationen? Analysen zur Verfahrensdauer anhand der amtlichen Statistik für die Jahre 2017 bis 2021; Ergebnisse des BIBB Anerkennungsmonitorings. (B. f. Berufsbildung, Hrsg.) URL: https://datapool-bibb.bibb.de/pdfs/Schmitz_Boese_Aktualisierung_Dauer_Anerkennungsverfahren.pdf (abgerufen am 27.08.2025)

Bundesministerium für Gesundheit (2025) Pressemitteilung. (B. f. Gesundheit, Hrsg.) URL: https://www.bundesgesundheitsministerium.de/presse/pressemitteilungen/weitere-befugnisse-fuer-pflegekraefte-und-entbuerokratisierung-in-der-pflege-pm-06-08-25.html (abgerufen am 25.08.2025)

Bundesregierung (2025) Entwurf eines Gesetzes zur Befugniserweiterung und Entbürokratisierung der Pflege. (Bundesregierung, Hrsg.) URL: https://www.bundesgesundheitsministerium.de/fileadmin/Dateien/3_Downloads/Gesetze_und_Verordnungen/GuV/P/GE_Befugniserweiterung_Entbuerokratisierung_Pflege.pdf (abgerufen am 25.08.2025)

Forum Verlag Herkert (2023) Personalbemessung Pflege 2023 – Was ändert sich für stationäre Pflegeeinrichtungen? (F.V. Online-Redaktion, Hrsg.) URL: https://www.forum-verlag.com/fachwissen/gesundheitswesen-und-pflege/personalbemessung-pflege/ (abgerufen am 27.08.2025)

Forum Verlag Herkert (2024) Krankenhausversorgungsverbesserungsgesetz (KHVVG): Inkrafttreten, Leistungsgruppen und Zusammenfassung der Inhalte. URL: https://www.forum-verlag.com/fachwissen/gesundheitswesen-und-pflege/khvvg/ (abgerufen am 27.08.2025)

Gemeinsamer Bundesausschuss (2025) Richtlinie des Gemeinsamen Bundesausschusses über die Verordnung von häuslicher Krankenpflege (Häusliche Krankenpflege-Richtlinie). URL: https://www.g-ba.de/downloads/62-492-3866/HKP-RL_2025-05-15_iK-2025-08-05.pdf (abgerufen am 28.08.2025)

Herrmann J, Calahorrano L, Praet M, Rebaudo M (2023) Daten zur Informellen Pflege – Pflegebedürftige und Pflegende. Sankt Augustin: Fraunhofer FIT. URL: https://publica-rest.fraunhofer.de/server/api/core/bitstreams/b55b85da-c6a4-4425-be2f-f746eb91a83e/content (abgerufen am 27.08.2025)

Landesamt für Gesundheit und Pflege, Hessen (Hrsg.) (2024). Leitlinie zur Durchführung von behandlungspflegerischen Maßnahmen in stationären Einrichtungen der Altenhilfe. URL: https://hlfgp.hessen.de/sites/hlfgp.hessen.de/files/2023-01/leitlinie_behandlungspflege_ba.pdf (abgerufen am 29.08.2025)

Landespflegekammer Rheinland-Pfalz (2025) Fortbildungsordnung der Landespflegekammer Rheinland-Pfalz. URL: https://pflegekammer-rlp.de/download/fortbildungsordnung/?wpdmdl=52775&refresh=67e16c6ae823a1742826602 (abgerufen am 27.08.2025)

Mazmanian PE, Davis DA, Galbratith R (2009) CHEST: American College of Chest Phisicians Evidence Based Educational Guidelines. Continuing medical education effect on clinical outcomes: effectiveness of continuing medical education. (CHEST, Hrsg.) URL: https://pubmed.ncbi.nlm.nih.gov/19265076/ (abgerufen am 26.10.2025)

Mediendienst Integration (2025) Factsheet Ausländische Ärzte und Pflegekräfte. URL: https://mediendienst-integration.de/fileadmin/Dateien/Auslaendische_Pflegekraefte_Aerzte_Mediendienst_Factsheet_2025.pdf (abgerufen am 27.08.2025)

Presse- und Informationsdienst der Bundesregierung (2025) Pflegemindestlohn. URL: https://www.bundesregierung.de/breg-de/aktuelles/mindestlohn-altenpflege-steigt-2216632#:~:text=Besch%C3%A4ftigte.&text=Pflegehilfskr%C3%A4fte%20erhalten%20seit%201.%20Juli,gilt%20einheitlich%20im%20gesamten%20Bundesgebiet (abgerufen am 28.08.2025)

PwC (2022) Fachkräftemangel im deutschen Gesundheitswesen 2022. URL: https://www.pwc.de/de/gesundheitswesen-und-pharma/fachkraeftemangel-im-deutschen-gesundheitswesen-2022.html (abgerufen am 27.08.2025)

Rothgang PD (2020) Abschlussbericht im Projekt Entwicklung und Erprobung eines wissenschaftlich fundierten Verfahrens zur einheitlichen Bemessung des Personalbedarfs in Pflegeeinrichtungen nach qualitativen und quantitativen Maßstäben gemäß § 113c SGB XI (PeBeM). Bremen

Springer Pflege (2023) Fachkräftemangel/Nachrichten: Altenpflege benötigt über 130.000 Fachkräfte zusätzlich bis 2035. URL: https://www.springerpflege.de/fachkraeftemangel/altenpflege/altenpflege-benoetigt-ueber-130-000-zusaetzliche-vollzeitbeschae/25524394#:~:text=Die%20Initiative%20f%C3%BCr%20eine%20nachhaltige%20und%20generationengerechte,130.000%20zus%C3%A4tzliche%20Vollze (abgerufen am 27.08.2025)

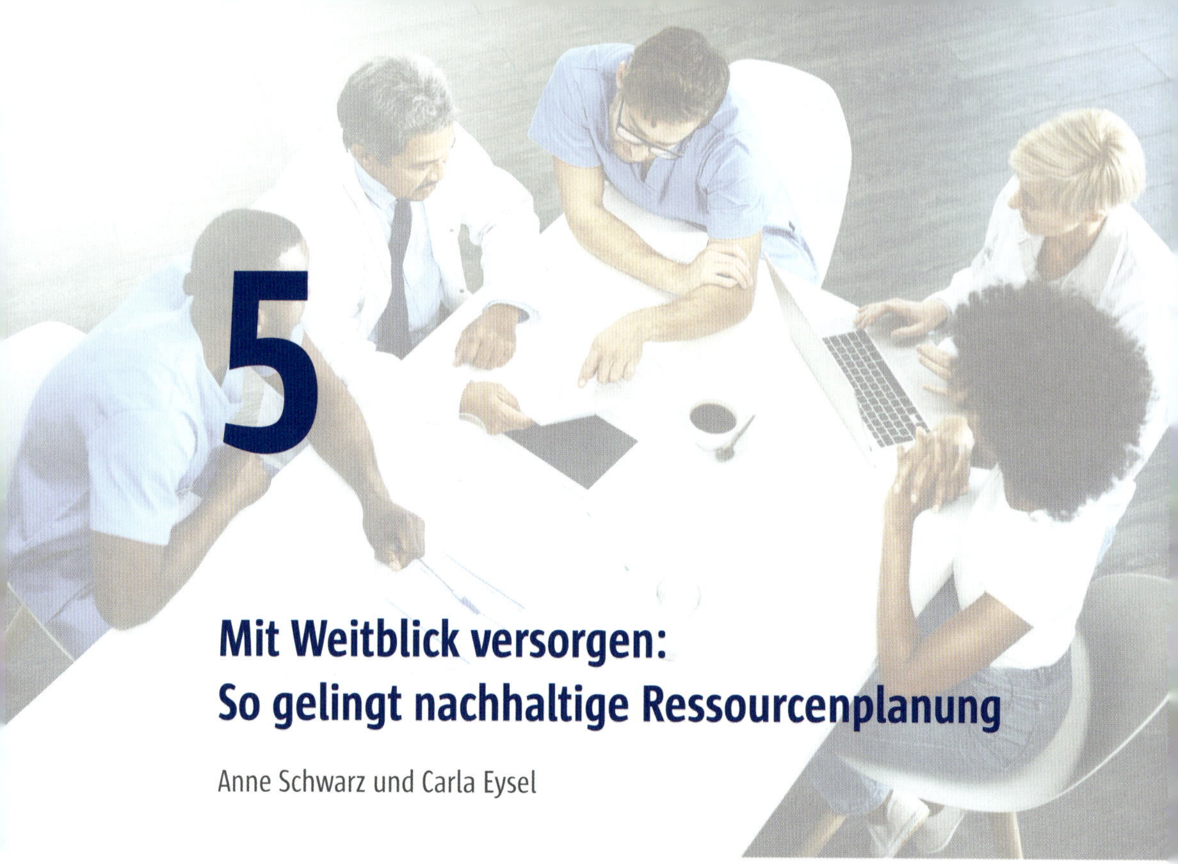

5

Mit Weitblick versorgen: So gelingt nachhaltige Ressourcenplanung

Anne Schwarz und Carla Eysel

Personal bildet eine der zentralen Grundlagen für die Versorgungssicherheit und Qualität im Gesundheitswesen. Ohne qualifizierte und kompetente Mitarbeitende geht es nicht. Zunehmende regulatorische Anforderungen, der demografische Wandel, Fachkräftemangel und steigende Versorgungsqualität fordern eine strategische Personalplanung (OECD 2024).

Die Personalplanung ist im Gesundheitswesen durch unterschiedliche Anforderungen geprägt. Seien es die Pflegepersonaluntergrenzen-Verordnung (PpUGV 2018), Besetzungsrichtlinien des Gemeinsamen Bundesausschusses (G-BA) (G-BA 2024) oder auch die Mindestvorhalte aus dem Krankenhausversorgungsverbesserungsgesetz (KHVVG 2024), um nur einige Beispiele zu nennen. Neben den oftmals rein quantitativen und qualifikationsgetriebenen Personalbemessungen gewinnen qualitative Kompetenzen der Mitarbeitenden, interprofessionelle Zusammenarbeit und Anpassungsfähigkeit an die Versorgungsbedarfe der Patient:innen immer mehr an Bedeutung. Die zunehmende Komplexität, steigende Qualitätsanforderungen und wachsende Versorgungsmöglichkeiten erfordern einen Blick über den Tellerrand reiner Qualifikation hinaus. Entscheidend ist die Passung von Qualifikation und Kompetenz zum Leistungsangebot oder Leistungsziel der Einrichtung. Die Verfügbarkeit von Wissen, dessen gezielte Nutzung – formal dokumentiert, informell vorhanden und innerhalb der Organisation transparent verfügbar – ist nach North und Kumta (2025) und Probst et al. (2019) ein Wettbewerbsvorteil.

Dieses Kapitel geht von der Kernthese aus, dass Wissensmanagement ein wesentlicher Einflussfaktor für effiziente Personalplanung ist. Die präzise Bedarfsanalyse des komplexen Rahmens gepaart mit transparenten Kompetenzprofilen schaffen die Grundlage strategisch ausgerichteter Personalentwicklungsmaßnahmen und damit effizienter Personalplanung. Das führt zu einer gesicherten Versorgungsqualität, Mitarbeitendenzufriedenheit und Wettbewerbsfähigkeit der Einrichtung.

Nach einer kurzen theoretischen Einordnung folgt die Darstellung der Bedarfsanalyse. Darauf aufbauend wird die Kompetenzmatrix als Steuerungsinstrument vorgestellt, das als unternehmenseigene Datenbasis den Übergang zu einer strategischen Ausrichtung ermöglicht. Dabei wird auch die Rolle und Integration in das Wissensmanagement bereits aufgegriffen. Anhand eines Beispiels aus der Einsatzplanung werden die Möglichkeiten effizienter Personaleinsatzplanung durch Wissensmanagement aufgezeigt. Abschließend werden Herausforderungen und Erfolgsfaktoren im Überblick dargestellt.

5.1 Einordnung

5.1.1 Wissensmanagement und Personalplanung

Besonders im Gesundheitswesen entscheiden sowohl explizites Wissen als auch implizites Wissen über Patientensicherheit und Organisationsentwicklung. Die systematische Gestaltung des Lebenszyklus von Wissen – *Wissensmanagement* – ist daher zentrale Managementaufgabe. Probst (2019) greift insbesondere die Bausteine Generierung, Wahrung und Nutzung als Determinanten auf. Auch North und Kumta (2025) sehen hierfür entsprechende Bausteine vor. Diese sind im Rahmen der Personalplanung essenziell. Ebenso müssen die Umweltfaktoren und unternehmensinterne Prämissen in das Wissensmanagement einfließen.

Die *Personalplanung* ist die in die Zukunft ausgerichtete Betrachtung der personellen Anforderungen und die optimale Allokation von Personalressourcen. Sowohl Qualifikation und Kompetenz als auch Verfügbarkeit werden berücksichtigt. Die effiziente Personalplanung zeigt sich durch Passung von quantitativen und qualitativen Anforderungen im Bedarfsmoment (Gärtner 2020).

Personalplanung soll durch Wissensmanagement effektiver werden, da anhand strukturierter Informationen im Kontext von Bedarfen im Soll und Kapazitäten im Ist eine effizientere Abbildung ermöglicht wird. Dies ist sowohl auf eine operative als auch strategische Ressourcenplanung anwendbar.

5.1.2 Strategische Zielsetzung als Bezugsrahmen für Wissensmanagement und Personalplanung

Bedingt durch die komplexen Anforderungen im Gesundheitswesen muss die strategische Zielsetzung der Bedarfsanalyse vorangestellt werden. Personalplanung findet nicht im luftleeren Raum statt, sondern im Kontext der übergeordneten strategischen Ziele der Einrichtung. Auch Sutton et al. (2023) bestätigen, dass ohne klare Definition des künftigen Versorgungsangebots weder notwendige Qualifikationen noch Kompetenzen der Mitarbeitenden zuverlässig abgeleitet werden können (Gärtner 2020).

Welches Angebot, welche Leistung soll künftig von der Einrichtung erbracht werden? Unterscheiden sich die kurz-, mittel- und langfristigen Ziele? Gibt es Leistungen, die aufgrund von Versorgungsaufträgen auf jeden Fall erbracht werden müssen? Die Festlegungen sind nicht unumstößlich, sondern können sich im Verlauf von Monaten und Jahren anpassen. Sie sollten die übergeordneten Entwicklungen auf globaler und lokaler Ebene berücksichtigen. Eine grundlegende Zielsetzung ist

Personalplanung findet nicht im luftleeren Raum statt, sondern im Kontext der übergeordneten strategischen Ziele der Einrichtung.

erforderlich, um eine Evaluation der sich daraus ergebenen Bedarfe zu ermöglichen. Erst wenn die strategische Zielsetzung geklärt ist, erfolgt die konkrete Bedarfsanalyse, die dann den weiteren Ausgangspunkt effizienter Personalplanung bildet.

5.2 Bedarfsanalyse

5.2.1 Definition und Bedeutung

Die *Bedarfsanalyse* evaluiert die aktuellen und künftigen Bedarfe von Ressourcen – in diesem Kapitel von Personalressourcen. Sie definiert den notwendigen Soll-Zustand der dann einen Abgleich mit dem Ist-Zustand ermöglicht. Der Soll-Zustand ergibt sich dabei aus den an das kurz-, mittel- und langfristige Leistungsangebot gestellten Anforderungen und stellt diese transparent dar (Gärtner 2020).

Von strategischer Bedeutung ist dabei, wie eng oder weit die Bedarfsanalyse gefasst wird. Primär werden die Bedarfe der zuvor festgelegten Ziele analysiert. Ob auch eine ggf. ergänzende Analyse inhaltlich angrenzender Bereiche erfolgen soll, sollte ebenfalls abgewogen werden. Je enger das Modell gefasst wird, desto weniger Szenarien lassen sich im Anschluss abbilden. Chancen und alternative oder ergänzende Zukunftsfelder können so unentdeckt bleiben (Gärtner 2020).

Externe Einflussfaktoren

Von strategischer Bedeutung ist, wie eng oder weit die Bedarfsanalyse gefasst wird.

Das Gesundheitswesen ist von vielen externen Einflussfaktoren geprägt. Sie bilden daher den Einstieg. Die Basis sind die bereits für die individuelle Einrichtung und das laufende Leistungsangebot maßgeblichen gesetzlichen und regulatorischen Anforderungen. Ein Beispiel: Die PpUGV (2018) legt Mindestbesetzungen der Pflege für definierte pflegesensitive Bereiche in Krankenhäusern fest. Eine Datenmeldung ist bereits jetzt anhand vorgegebener Kriterien für eine externe Meldung erforderlich, die die Einhaltung oder Unterschreitung der Mindestvorgaben reflektiert. Dabei erfolgt sowohl die Berücksichtigung des Einsatzortes (welcher pflegesensitive Bereich) als auch die Qualifikation (Fachkraft mit voller Anrechnung oder Hilfskraft mit eingeschränkter Anerkennung) (PpUGV 2018). Es wird davon ausgegangen, dass es bereits etablierte Prozesse zur Wissensgenerierung gibt und auch interne Berichte zur Erfüllung bzw. Nicht-Erfüllung.

Die Nutzung bereits vorgehaltener Informationen aus dem Ist heraus ist ein erster Schritt in die strukturierte Erfassung. Bei vom aktuellen Ist-Leistungsangebot abweichenden kurz-, mittel- oder langfristigen Zielen müssen deren Anforderungen ebenfalls evaluiert und dokumentiert werden. So entsteht der Anforderungskatalog für die strategischen Zielstellungen (Sutton et al. 2023).

Interne Einflussfaktoren

Darüber hinaus müssen auch interne Einflussfaktoren in die Bedarfsanalyse eingeflochten werden. Bestehen über die gesetzlichen Anforderungen hinaus Besetzungsvorgaben in einem Tarifvertrag wie etwa bei den Häusern mit einem Entlastungstarifvertrag (Charité 2021)? Diese gehören ebenso dazu wie Kriterien aus Dienstvereinbarungen, internen Qualitätsrichtlinien oder anderen internen Steuerungsgrößen. In der Regel gelten diese Vereinbarungen nicht unbefristet und bieten somit – abhängig von der Laufzeit – die Möglichkeit von zielgerichteter Anpassung (Gärtner 2020). Verankern Sie, wo bekannt und benannt, den Lebenszyklus des jeweiligen Einflussfaktors.

Blick über die Landesgrenzen

Insbesondere für Einrichtungen von strategischer Relevanz lohnt sich der Blick über die eigenen Landesgrenzen. Was haben andere Länder bereits implementiert? Welcher Parameter spielt im internationalen Umfeld eine tragende Rolle? Welche zentralen Entwicklungen gab es in den letzten Jahren, die auch auf Deutschland angewendet werden könnten?
Gehört die Übernahme der Vorreiterpositionen für das Gesundheitswesen zu ihrer Unternehmensidentität oder auch Mission, sollte das Blickfeld auf die Einflussfaktoren und damit verbundenen Möglichkeiten unbedingt erweitert werden. Dazu können z.B. der Scope of Practice und Standards for Practice für Pflegefachkräfte (Nursing and Midwifery Board of Australia 2016; American Nurses Association 2021) gehören, inkl. deren möglicher Auswirkungen auf Änderungen der Qualifikationen, Kompetenzen innerhalb der Pflegeprofession und im interprofessionellen Kontext.

5.2.2 Rolle von Wissensmanagement in der Bedarfsanalyse

Im Rahmen der Bedarfsanalyse gerät das Wissensmanagement nun in eine konkrete, erst einmal operative Rolle: Die strukturierte Wissensbasis aus internen und externen Einflussfaktoren, ergänzt durch den Lebenszyklus, schlägt die Brücke zu den analytischen Instrumenten. Sowohl North und Kumta (2025) als auch Taylor und Wright (2004) verdeutlichen, dass die systematische Erfassung, Verknüpfung und Aufbereitung der Daten entscheidend für die spätere Detailtiefe und Möglichkeiten dynamischer Analysen sind. Für die strategische Personalplanung wird auch laut Almyranti (2024) jetzt das operative Fundament gebaut. Dabei sind sowohl die unterschiedlichen Merkmaldimensionen (z.B. Qualifikation, Kompetenz, Wissenslebenszyklus) als auch Ausprägungen („vorhanden“, „nicht vorhanden“, Abstufung von „keine Kenntnisse“ bis „Expert:in“), sofern zur Bedarfsdeckung definiert, entscheidend für später belastbare Ergebnisse (North u. Kumta 2025).

5.2.3 Instrumente

Nach diesen – auch aufwendigen – Schritten können die Daten verarbeitet und analysiert werden. Beispielhaft sei hier auf die klassischen Instrumente wie Forecasting anhand historischer Daten und daraus ableitbarer Prognosen zu den quantitativen und qualitativen Bedarfen verwiesen. Berichte der OECD (2024) und WHO (2025) beispielsweise liefern belastbare Prognosedaten zur Entwicklung des Leistungsgeschehens und Anforderungen an den Gesundheitssektor und können in die Wissensbasis integriert werden. Szenariotechniken, die unterschiedliche Ausprägungen von Zukunftsentwicklungen – demografischer Wandel, Änderung der Krankheitsbilder, angepasste regulatorische Anforderungen – berücksichtigen können, sollten ebenfalls in der Toolbox vorhanden sein.

Um die Bedarfe des Leistungsangebots der Zukunft möglichst frühzeitig zu erkennen, bieten Künstliche Intelligenz (KI) und *predictive analytics* zusätzliche Möglichkeiten (Almyranti et al. 2024). Sie ermöglichen es, auch bei komplexen Datenmengen künftige Personalbedarfe zu simulieren (Gärtner 2020).

Im Ergebnis muss die Bedarfsanalyse die Gesamtsumme der benötigten Ressourcen für die kurz-, mittel- und langfristigen Ziele darstellen. Die geforderten Kriterien und Leistungsausprägungen bilden eine Leistungsmatrix für die Soll-Bedarfe und können aufgrund ihrer systematischen Erfassung sowohl gesamthaft als auch spezifisch ausgewertet werden (Rump u. Eilers 2020).

5.3 Kompetenzmatrix und Skill-Management

5.3.1 Definition und Zielsetzung

Die *Kompetenzmatrix* ist für Einrichtungen des Gesundheitswesens insbesondere wegen der heterogenen Berufsgruppen ein starkes Instrument, das implizites und explizites Wissen der Organisation im ersten Schritt systematisch erfasst und sichtbar macht. Durch die strukturierte Bereitstellung kann dieses dann strategisch genutzt werden. Im Gegensatz zur Leistungsmatrix – die die Anforderungen abbildet – stellt die Kompetenzmatrix den Ist-Zustand dar.

Anhand der Gegenüberstellung beider werden die Qualifikations- und Kompetenzlücken klar. Anhand dieses Skill-Gaps können dann strategische Entscheidungen zur Personalentwicklung eingeleitet werden, die zur Erreichung des Soll-Zustands nötig sind (Teece et al. 1997; North u. Kumta. 2025) – aktives und strategisches *Skill-Management* kann reflektiert erfolgen, um die Ressourcen zur strategischen Zielerreichung sicherzustellen.

5.3.2 Aufbau und Bestandteile

Doch wie anfangen? Qualifikationen und Kompetenzen sind schier endlos. Hier kann man sich leicht verlieren. Der Aufbau muss, um den Abgleich zum Soll-Zustand zu ermöglichen, in der gleichen Systematik erfolgen wie bei der Bedarfsanalyse. Eine Ergänzung ist möglich, die Erfassung des Status im Verhältnis zur Anforderung bildet das Mindestmaß. Je genauer die Modelle aus Leistungsmatrix und Kompetenzmatrix übereinstimmen, desto erfolgreicher die Anwendung.

Mindestens beachtet werden sollten Qualifikationen (binäre Wertung, ob vorhanden oder nicht vorhanden) und Kompetenzen (entweder gesondert erhoben oder auch aus den vorhandenen Daten abgeleitet). Eine Erweiterung auf Schlüsselkompetenzen ist, strategisch gedacht, eine sinnvolle Ergänzung, kann aber bei Einführung ggf. zu hoch gegriffen sein (Taylor u. Wright 2004), da sie auch laut Maier und Fotuhi (2007) mit einem hohen Kommunikationsaufwand verbunden sind. Bei der Bewertung

Je genauer die Modelle aus Leistungsmatrix und Kompetenzmatrix übereinstimmen, desto erfolgreicher die Anwendung.

von Kompetenzen braucht es zur strategischen Verwertung ebenfalls einen Standard (Rump u. Eilers 2020).
Um einen einfachen Abgleich zu den Anforderungen aus der Bedarfsanalyse zu ermöglichen, sollte die Abbildung in Form von digitalen Tools erfolgen. Diese begünstigen nicht nur die konsistente und konsequente Datenerfassung, sondern auch automatisierte Aktualisierungen.

5.3.3 Integration in das Wissensmanagement

Eingebettet in ein systematisches Wissensmanagement in Form von Skill-Management, entfaltet die Kompetenzmatrix ihr volles Potenzial – zuvor kann sie höchstens als operatives Tool anhand des Ist-Standes genutzt werden. Skill-Management ergänzt den Lebenszyklus von Wissen und ermöglicht so die kontinuierliche Entwicklung hin zum benötigten Zielzustand.
Digitale Systeme ermöglichen – ebenso wie bei der Bedarfsanalyse – die Erkennung von Trends, die Erstellung von Prognosen und die rechtzeitige Initiierung von Qualifizierungsmaßnahmen. Als Brücke zwischen Ist- und Soll-Zustand bildet das Skill-Management die Grundlage für eine effiziente Personalplanung (Probst et al. 2019). Um als Einrichtung im Gesundheitswesen auch langfristig erforderliche Qualität zu sichern, ist Skill-Management ein entscheidender Erfolgsfaktor (North u. Kumta 2025). In der operativen Einsatzplanung zeigen sich dieser Zusammenhang und die Potenziale besonders deutlich (OECD 2019).

5.4 Effiziente Einsatzplanung durch Wissensmanagement

5.4.1 Grenzen klassischer Einsatzplanung

> **Praxisbeispiel**
> Ein:e Kolleg:in meldet sich am Mittag für den Spätdienst krank. Fragen über Fragen: Ist die Schicht noch ausreichend besetzt? Muss ein Ersatz gefunden werden? Wer ist verfügbar? Und hilft uns diese Verfügbarkeit?
>
> Eine fast klassische Situation für dienstplanende Mitarbeitende. Sobald es durch einen Ausfall zu einer möglichen Unterbesetzung kommt, die Lücken nicht durch das eigene Team – dessen Qualifikationen und Kompetenzen man kennt – gefüllt werden können, beginnt die Suche. Aufgrund der mangelnden Transparenz der Ressourcen ist der Prozess aufwändig, fordert gegebenenfalls Rücksprache mit zentralen Bereichen, Nachbarstationen, oder auch die Frage: Müssen wir unser Leistungsangebot kürzen?

Klassische Einsatzplanung stößt genau hier an ihre Grenzen. Entscheidungen werden ggf. auf Basis subjektiver Wissensstände getroffen, ohne die Möglichkeit einer systematischen Abwägung und strukturierten Entscheidungsfindung (North u. Kumta 2025).

5.4.2 Endlich Transparenz – Aktion statt Reaktion

Der Paradigmenwechsel (Gärtner 2020) durch Wissensmanagement kann anhand des zuvor geschilderten Beispiels direkt verdeutlicht werden. Auf Basis der transparenten Leistungsmatrix mit konkreter Zielsetzung – gestützt durch die externen und internen Bedarfe – kann die Frage beantwortet werden, ob durch den Ausfall eine Unterbesetzung zustande kommt. Bestätigt sich der Bedarf, können anhand der Angaben aus der Leistungsmatrix und Kompetenzmatrix passgenaue personelle Ressourcen identifiziert werden (Sutton et al. 2023). Das klappt natürlich auch nicht immer. Es kann auch notwendig werden, dass zur Sicherstellung der notwendigen Versorgungsqualität das Leistungsangebot kurzfristig eingeschränkt werden muss, weil es keinen passenden Ersatz gibt – auch das kann ein Ergebnis sein.

Fundierte operative Entscheidungen können nur dann getroffen werden, wenn sie auf verlässlichen Daten beruhen. Je mehr Daten für die Entscheidung zur Verfügung stehen, desto fundierter und passgenauer sind die getroffenen Maßnahmen. Es findet eine Verschiebung von der rein quantitativen Betrachtung hin zur qualitativen Betrachtung statt – nicht nur die Frage „Wer ist verfügbar?“ entscheidend, sondern „Wer ist geeignet und verfügbar?“ In der Folge entsteht, laut North u. Kumta (2025), eine belastbarere Planung, die indes schneller hergeleitet werden kann als aus der klassischen Personaleinsatzplanung (Gärtner 2020).

Strategisch ermöglicht die Einbettung des Wissensmanagements in die Personalplanung auch die Etablierung von Frühwarnsystemen. Welche Engpässe entstehen in den nächsten Jahren durch Renteneintritte? Kann ich mein Leistungsangebot unter Berücksichtigung der notwendigen Qualifizierungsmaßnahmen mittelfristig aufrechterhalten? Welche Ressourcen – ggf. auch über den für das Leistungsangebot notwendigen Bedarfen – sollten zusätzlich eingeplant werden, um Kompetenzentwicklung im operativen Tagesgeschäft zu ermöglichen? (WHO 2025; OECD 2024). Ebenso wie bei den zuvor ausgeführten operativen Entscheidungen gilt: die Passung der Maßnahmen hängt von der Wissensbasis ab, von der aus Entscheidungen getroffen werden.

5.4.3 Effizienzgewinne durch digitale Integration

Durch die Integration des Wissensmanagements in die Personaleinsatzplanungssysteme kann ein automatisierter Abgleich zwischen den Anforderungen und intern verfügbaren Kompetenzen erfolgen – optimalerweise in Echtzeit (Gärtner 2020). Bei der zusätzlichen Integration von Klinikinformationssystemen ist eine weitere Schärfung möglich, da aktuelle Leistungsdaten die Personalbedarfe noch konkreter machen. Digitale Modelle dienen als Umsetzungsmotor im operativen und strategischen Geschäft.

Abbildung 1 visualisiert anhand vorliegender Daten die Besetzungsanforderungen aus der PpUGV (1:10 für Mindestbesetzung 1 Pflegefachkraft für 10 Patient:innen). Darüber hinaus wird die tatsächliche Besetzung und Belegung integriert und die sich daraus ableitbare Besetzung dargestellt (exemplarisch 1:5,3 am 01.08.2025). Die tatsächliche Besetzung speist sich aus dem Personaleinsatzplanungssystem (blau), Belegungsdaten aus dem Klinikinformationssystem (grau). Die rechte Darstellung ergänzt zudem, ob es zu

Digitale Modelle dienen als Umsetzungsmotor im operativen und strategischen Geschäft.

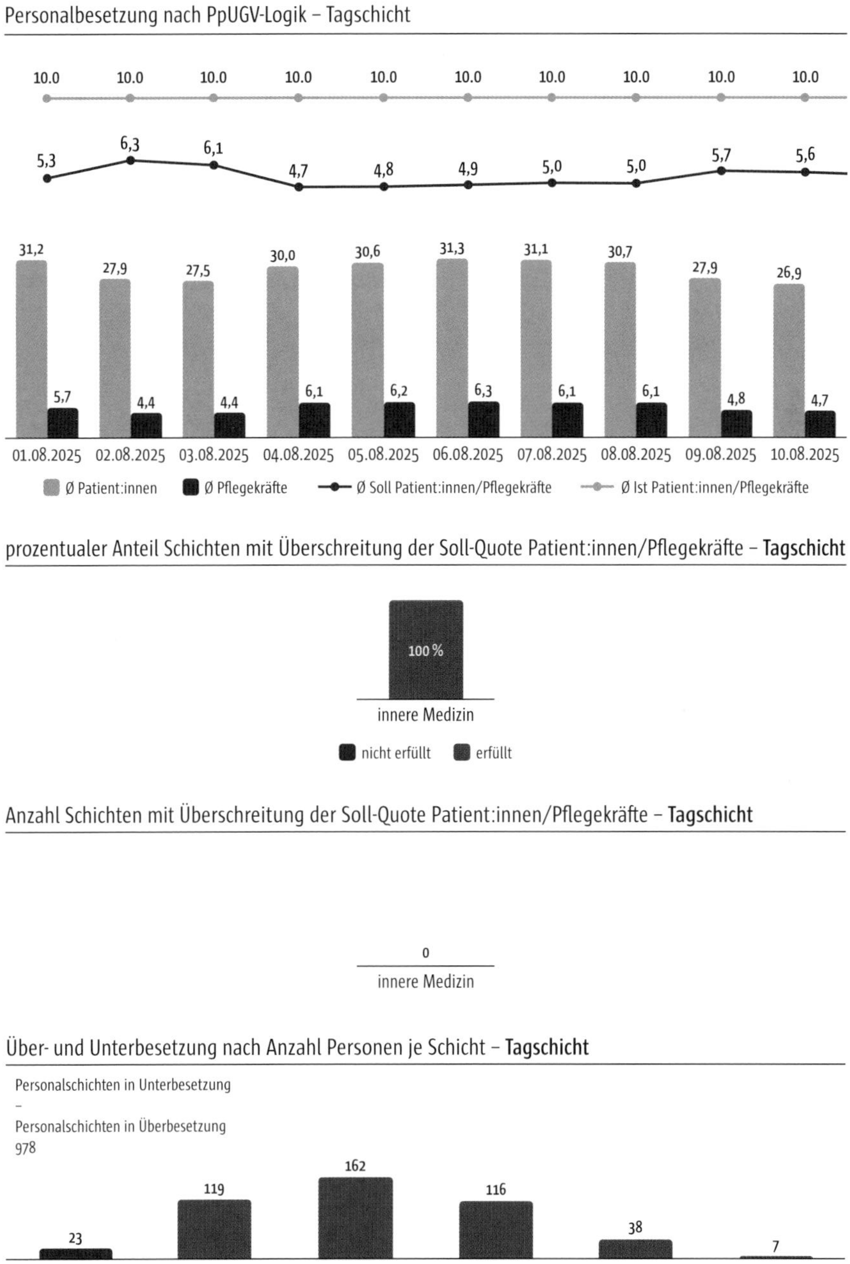

Abb. 1 Bemessung und Einhaltung der PpUGV inkl. Darstellung des Erfüllungsgrades und Über- bzw. Unterplanung (Charité Personal-Dashboard 2025)

einer Überbesetzung kam, und wenn ja, in welcher Schicht und mit wie vielen Personen (grün). Eine genaue Einhaltung der PpUGV wird in Blau angezeigt.

Das ist nur ein Beispiel, wie integriertes Wissensmanagement zur effizienten Personalplanung genutzt werden kann. Analog zur vorliegenden Abbildung sollte durch die definierten Soll-Zustände und einen Abgleich mit dem Ist-Zustand darstellbar gemacht werden, ab wann eine Qualifizierungsmaßnahme erfolgen muss, um den Soll-Zustand zum gewünschten Zeitpunkt X zu erreichen, oder auch wann Re-Qualifizierungen stattfinden müssen, um vorhandene Qualifikationen zu erhalten (Rump u. Eilers 2020). Herausforderungen und Erfolgsfaktoren

5.4.4 Herausforderungen bei der Umsetzung

Effiziente Personalplanung wird durch ein integriertes Wissensmanagement leichter, dennoch bleibt es komplex und bringt einige Hürden mit sich.

- Relevante Informationen finden sich in der Regel in unterschiedlichen Softwaresystemen, Excel-Listen, papierbasierten Personalakten oder auch nur im Kopf einzelner Personen (Maier u. Fotuhi 2007; Gärtner 2020). Die initiale, einheitliche Strukturierung erfordert einen erheblichen Aufwand. Ohne eine strukturierte Datenbasis ist allerdings keine Umsetzung möglich.
- Die Definition und Nutzung von Kompetenzmodellen muss erst einheitlich erfolgen, etabliert und dann im Verlauf durch strukturierte Verfahren nachgehalten werden (Almyranti et al. 2024).
- Personalplanung mit integriertem Wissensmanagement wird nur dann erfolgreich sein, wenn die Datenbasis kontinuierlich aktualisiert wird (North u. Kumta 2025). Im besten Fall passiert dies möglichst automatisiert anhand von hinterlegten Modellen (z.B. nach Qualifikationserwerb erfolgt die automatische Berücksichtigung im Rahmen getroffener Vorgaben oder gesetzlicher Regelungen). Dennoch wird vermutlich ein gewisser Aufwand für die Datenpflege bleiben.
- Die Etablierung datengetriebener Prozesse und darauf basierender Entscheidungen bzw. Nutzung zur Entscheidungsunterstützung erfordert einen Kulturwandel. An die Stelle von subjektivem Erfahrungswissen und Intuition treten nun objektivierte Fakten und Modelle, die Entscheidungsprozesse transparent machen (North u. Kumta 2025; Gärtner 2020). Hierzu bedarf es der Edukation der Führungskräfte, die diesen Wandel aktiv im Unternehmen mitgestalten und vorleben (Almyranti et al. 2024).
- Neben den rechtlichen Rahmenbedingungen aus der Datenschutzgrundverordnung (DSGVO) müssen Mitbestimmungsrechte von Personalvertretungen beachtet werden. Barrierefreiheit der Daten, Zugriffsmöglichkeiten, welche Daten durch wen eingesehen werden können – all das muss geregelt werden.
- Letztlich verursacht ein Wissensmanagementsystem auch Kosten, sowohl bei der initialen Softwarebeschaffung als auch im Hinblick auf die Integration und den Betrieb.

5.4.5 Erfolgsfaktoren für effizientes Wissensmanagement als Hebel für effiziente Personalplanung

Die folgenden Erfolgsfaktoren begünstigen die Umsetzung und sorgen für effizientere Personalplanung dank integriertem Wissensmanagement.

- Ziele des Wissensmanagements sind in der Strategie verankert und wissensbasiertes Arbeiten ist Teil der Unternehmensidentität oder Vision.
- Der Nutzen und die partizipativen Möglichkeiten, die Personalplanung durch Wissensmanagement bietet, sind transparent und werden verstanden. Der Mehrwehrt für die Mitarbeitenden unterschiedlicher Ebenen ist benennbar und fördert laut Almyranti (2024) so die Akzeptanz und erfolgreiche Etablierung.
- Transparenz in Bezug auf Kompetenzen erfordert Vertrauen und einen wertschätzenden Umgang mit den Ergebnissen und notwendigen Maßnahmen (Maier u. Fotuhi 2007). Eine Organisationskultur, die sich unter anderem auf Offenheit, Wissensaustausch und eine positive Fehlerkultur stützt, legt dafür sowohl laut Taylor und Wright (2004) als auch laut OECD (2019) den Grundstein. Lessons Learned und Best Practices werden zum gegenseitigen Wissensaustausch und kollektiven Lernen genutzt.
- Es findet ein kontinuierlicher Verbesserungsprozess statt, in Bezug auf die Software, auf die angewandten Modelle und die Anwendbarkeit (OECD 2019). Nutzerfeedback hilft bei der Weiterentwicklung des Systems und sorgt dafür, dass neue, benötigte Kompetenzen aufgenommen werden und ungenutzte Kategorien entfallen. Dabei ist das Feedback aller Nutzergruppen entscheidend, damit sowohl sich ändernde gesetzliche Anforderungen als auch fachpraktische Aspekte berücksichtigt werden.
- Informationen stehen sowohl retrospektiv, aktuell als auch prospektiv zur Verfügung.
- Erfolge, die durch die Personalplanung anhand des integrierten Wissensmanagements erzielt werden, werden als Erfolgsstorys kommuniziert (North u. Kumta 2025; Maier u. Fothuhi 2007), beispielsweise die Entdeckung eines versteckten Talents und gezielte Personalentwicklung, die ohne die transparente Datenlage nicht möglich geworden wäre, oder auch automatisierter, passgenauer Ressourcenersatz in Ausfallsituationen dank systemgestützter Matching-Funktion (Gärtner 2020). Aus ökonomischer Sicht kann die erfolgreiche Personalsteuerung zur Erfüllung gesetzlicher Regelungen und damit Abwendung von Sanktionen abgebildet werden. Aus qualitativer Perspektive kann sie zu einem Rückgang von Behandlungsfehlern durch eine bessere Passung in der Besetzung beitragen.

Die Qualität unserer Handlungen leitet sich aus den Informationen und deren Zuverlässigkeit ab, die uns zum Zeitpunkt der Entscheidung zur Verfügung stehen. Wissensmanagement eröffnet uns die Möglichkeit, die bestmögliche Informationsbasis für unsere Entscheidungen zu nutzen, und kann so kurz-, mittel und langfristig eine effiziente, Personalplanung ermöglichen.

Verzeichnis der Rechtsquellen

KHVVG: Gesetz zur Verbesserung der Versorgungsqualität im Krankenhaus und zur Reform der Vergütungsstrukturen (Krankenhausversorgungsverbesserungsgesetz – KHVVG) in der Fassung der Bekanntmachung vom 5. Dezember 2024 (BGBl. I. 400)

PpUGV: Verordnung zur Festlegung von Pflegepersonaluntergrenzen in pflegesensitiven Bereichen in Krankenhäusern (Pflegepersonaluntergrenzen-Verordnung – PpUGV) vom 5. Oktober 2018 (BGBl. I S. 1622), zuletzt geändert durch Artikel 1 der Verordnung vom 20. Dezember 2023 (BGBl. I Nr. 411)

Literatur

Almyranti M, Sutherland E, Nachman A, Eiszele S (2024) Artificial Intelligence and the health workforce: Perspectives from medical associations on AI in health. In: OECD Artificial Intelligence Papers, No. 28, OECD Publishing, Paris. URL: https://www.oecd.org/en/publications/artificial-intelligence-and-the-health-workforce_9a31d8af-en.html (abgerufen am 08.09.2025)

American Nurses Association (2021) Nursing: Scope and standards of practice (4th ed.). American Nurses Association

Charité – Universitätsmedizin Berlin (2021) Tarifvertrag Gesundheitsfachberufe Charité. URL: https://www.charite.de/fileadmin/user_upload/portal_relaunch/karriere/dokumente/tarife/Tarifvertrag_Gesundheitsfachberufe.pdf (abgerufen am 08.09.2025)

Gärtner C (2020) Digitale Tools für smarte Personalarbeit. In: Smart HRM, 51–189. Springer Gabler Wiesbaden

G-BA (2024) Richtlinie über die Ausstattung der stationären Einrichtungen der Psychiatrie und Psychosomatik mit dem für die Behandlung erforderlichen therapeutischen Personal gemäß § 136a Absatz 2 Satz 1 SGB V – PPP-RL. URL: https://www.g-ba.de/downloads/62-492-3666/PPP-RL_2024-06-20_iK-2025-01-01.pdf (abgerufen am 08.09.2025)

Maier U, Fotuhi P (2007) Kommunikation als Grundlage für das Management von Wissen und Prozessen im Krankenhaus. In: Bohnet-Joschko S (Hrsg.) Wissensmanagement im Krankenhaus: Effizienz- und Qualitätssteigerung durch versorgungsorientierte Organisation von Wissen und Prozessen,135–159. Deutscher Universitäts-Verlag Wiesbaden

North K, Kumta G (2025), Knowledge Management. Springer Texts in Business and Economics. https://doi.org/10.1007/978-3-031-87650-9

Nursing and Midwifery Board of Australia (2016) Registered Nurse Standards for Practice https://www.nursingmidwiferyboard.gov.au/codes-guidelines-statements/professional-standards/registered-nurse-standards-for-practice.aspx (abgerufen am 08.09.2025)

OECD (2019) Health in the 21st Century: Putting Data to Work for Stronger Health Systems, OECD Health Policy Studies. OECD Publishing, Paris. URL: https://doi.org/10.1787/e3b23f8e-en

OECD/European Commission (2024) Health at a Glance: Europe 2024: State of Health in the EU Cycle, OECD Publishing, Paris. URL: https://www.oecd.org/en/publications/health-at-a-glance-europe-2024_b3704e14-en.html (abgerufen am 08.09.2025)

Probst G, Raub S, Romhardt K (2019) Wissen managen: Wie Unternehmen ihre wertvollste Ressource optimal nutzen (8. Auflage). Springer Gabler Wiesbaden

Rump J, Eilers S (2020) Strategie für die Zukunft – Vom Trendscanning zur strategischen Personalplanung. In: Rump J, Eilers S (Hrsg) Strategische Personalplanung. S. 3–91. IBE-Riehe. Springer Gabler, Berlin, Heidelberg. URL: https://link.springer.com/chapter/10.1007/978-3-662-61903-2_1 (abgerufen am 08.09.2025)

Sutton C, Prowse J, McVey L, Elshehaly M, Neagu D, Montague J, Alvarado N, Tissiman C, O'Connell K, Eyers E, Faisal M, Randell R (2023) Strategic workforce planning in health and social care – an international perspective: A scoping review. In: Health Policy 132(104827) URL: https://pubmed.ncbi.nlm.nih.gov/37099856/ (abgerufen am 08.09.2025)

Taylor WA, Wright GH (2004). Organizational readiness for successful knowledge sharing: Challenges for public sector managers. Information Resources Management Journal (IRMJ) 17(2), 22–37. https://doi.org/10.4018/irmj.2004040102

Teece DJ, Pisano G, Shuen A (1997) Dynamic capabilities and strategic management. Strategic Management Journal 18(7), 509–533

WHO-Regionalbüro für Europa (2025) Wesentliche Perspektiven. Kopenhagen. URL: https://iris.who.int/bitstream/handle/10665/380614/9789289061742-ger.pdf?sequence=2 (abgerufen am 08.09.2025)

WHO (2025) Europäischer Gesundheitsbericht 2024: Gesundheit ganz oben auf der Tagesordnung

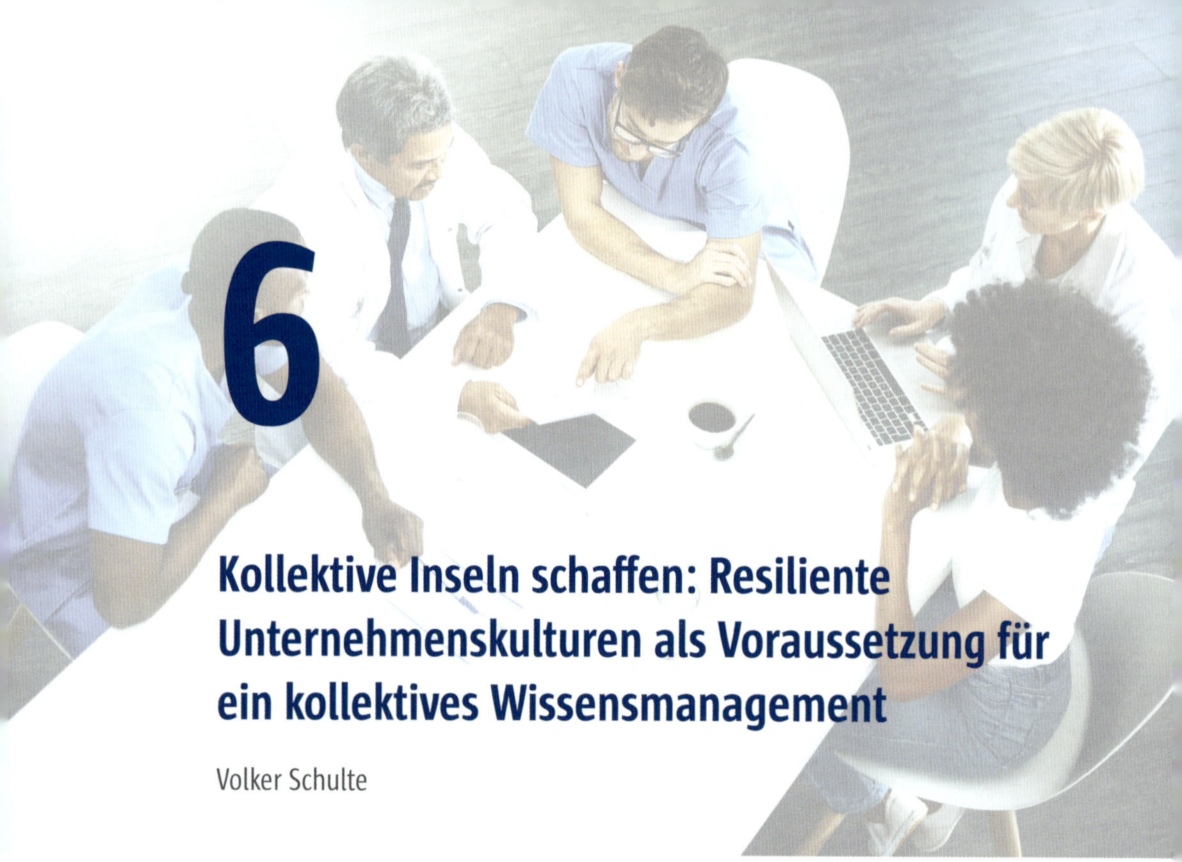

6

Kollektive Inseln schaffen: Resiliente Unternehmenskulturen als Voraussetzung für ein kollektives Wissensmanagement

Volker Schulte

6.1 Warum resiliente Unternehmenskulturen essenziell sind

Wer Wissen teilen möchte, muss sich mit seinem Unternehmen identifizieren können. Wenn einem Mitarbeitenden aus Enttäuschungen und Frustration heraus eine gedeihliche Entwicklung eines Unternehmens egal ist, wird er kaum motiviert sein, sein Wissen zu kollektivieren. Selbstverständlich können mit entsprechenden IT-Programmen Content-Management und standardisierte Prozesse etabliert werden. Wissensmanagement ist aber viel mehr, es ist Netzwerk-Know how, *people business* und individuelles Engagement, welches Innovationen einbringt und dann dem Unternehmen zur Verfügung steht. Hiermit sind wir bereits beim Kernthema. Wir brauchen resiliente Unternehmenskulturen, um Wissensmanagement aufzubauen (Bartzik et al. 2024). Im folgenden Beitrag werden die Kernelemente von Resilienz auf individualer, teamspezifischer und unternehmensspezifischer Ebene beleuchtet und dargestellt, wie man zu einer resilienten Organisation wird. Im abschließenden Teil des Beitrages untersuchen wir, welche Auswirkungen resiliente Strukturen auf ein effektives Wissensmanagement haben. Ein grundsätzlicher Gedanke sei am Anfang dieses Beitrages beigefügt, nämlich die Tatsache, dass wir hier von einem sozialen Umfeld sprechen, in welchem Pluralismus und individuelle Lebensgestaltung ermöglicht wird. Diese Attribute gelten nicht für autoritäre Gesellschaftsstrukturen oder für Menschen, die ohne eigenes Verschulden in Not und Elend leben müssen. Zugänge zu Resilienz, positiver Entwicklung oder Zukunftsorientierung sind hier systembedingt blockiert.

6.2 Individuelle Resilienz als Basis der Unternehmenskultur

Beginnen wir bei der individuellen Resilienz. Um ein Team und ein Unternehmen resilient aufzustellen, brauchen wir zunächst Resilienz auf der individuellen Ebene. Der Aufbau eigener Resilienz beginnt bei einem positiven Mindset. Mitarbeiter sollten ihre Energie darauf ausrichten, was sie selbst gestalten können, was sie in der Hand haben, um für sich privat und beruflich zukunftsorientierte Handlungsansätze zu entwickeln. Dazu gehört, Achtsamkeit zu kultivieren. Hierzu gibt es heute vielfältige Übungsangebote. Regelmäßige Achtsamkeitsübungen helfen dabei, den gegenwärtigen Moment bewusst wahrzunehmen. Wer achtsam lebt, kann seine eigenen Gefühle wie auch die seiner sozialen Umgebung besser wahrnehmen und wird sich nicht von negativen Gefühlen vereinnahmen lassen. Hierzu gehört auch, dankbar für kleine Erfolge zu sein. Dankbarkeit verändert nachhaltig die Wahrnehmung und stärkt das emotionale Wohlbefinden. Ein weiterer wichtiger Aspekt ist, sich der eigenen inneren Dialoge und negativen Gefühle bewusst zu werden, seine Gedanken auf ein ständiges Grübeln abzuklopfen. Wer sich davon befreien kann, kann neue Kraftquellen erschließen und eine positive Vision für sich selbst entwickeln.

Resilienz ist die innere Stärke, mit der wir Krisen bewältigen, Rückschläge verarbeiten und Belastungen standhalten, ohne daran zu zerbrechen. Resilienz hilft uns, auch unter Druck handlungsfähig, hoffnungsvoll und optimistisch zu bleiben. Uns bleibt nichts anderes übrig, als unser ganzes Leben anpassungsfähig zu bleiben. Menschen mit hoher Resilienz entwickeln seltener Depressionen oder Angststörungen – und sie haben mehr Ressourcen für Heilung und Regeneration. Dabei ist das Vertrauen in die eigene Handlungsfähigkeit, in die Selbstwirksamkeit wichtig. Resiliente Menschen pflegen soziale Kontakte, achten auf ihre Bedürfnisse und erleben oft ein tiefes Gefühl von Sinn und Zusammenhalt – selbst in schwierigen Lebensphasen (Steinebach 2012).

Der Aufbau eigener Resilienz beginnt bei einem positiven Mindset.

6.3 Bausteine der Resilienz

Im Folgenden schauen wir uns die sieben Bausteine an, auf denen Resilienz fußt (s. Abb. 1).

6.3.1 Baustein 1: Selbstakzeptanz

Zunächst braucht es eine Portion Mut – nämlich den Mut, sich in das Leben einzufinden, in dem wir uns befinden. Wir können es uns nicht aussuchen. Dies ist der Ausgangspunkt für jede Veränderung und Verbesserung. Entscheidend ist, die Realität als Ausgangslage für Veränderungen zu akzeptieren. Dazu gehört auch, sich selbst so anzunehmen wie man ist, mit allen Stärken und Schwächen. Ein Loslassen von Vergangenem und ein bewusster Blick nach vorn ist Teil dieses Prozesses. Denn an der Vergangenheit lässt sich ohnehin nichts mehr ändern. Sich an die Vergangenheit zu hängen, bringt uns im Hier und Jetzt keinen Schritt weiter – alte Sehnsuchtsorte frustrieren im veränderten Alltag.

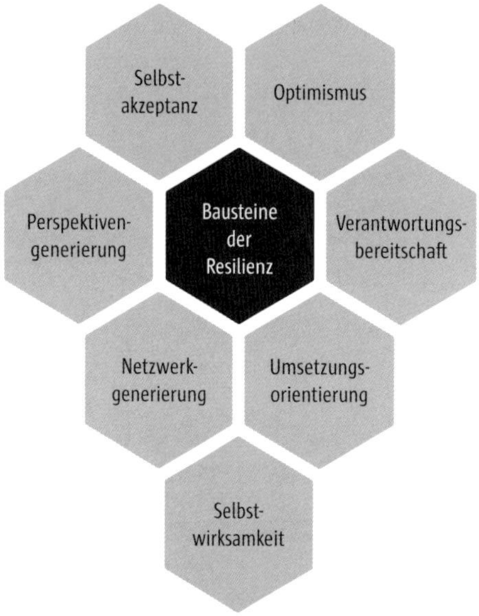

Abb. 1 Die sieben Resilienzbausteine

6.3.2 Baustein 2: Optimismus

Ein Optimist betrachtet die Welt mit einem positiven Blick – ohne dabei die Augen vor schwierigen Realitäten zu verschließen. Realistischer Optimismus bedeutet nicht wegschauen, sondern eine Einstellung, dass das Gute obsiegt. Es ist eine Haltung der Zuversicht, gerade auch im Angesicht von Herausforderungen. Wer sich an kleinen Momenten erfreuen kann und dankbar dafür ist, stärkt seine seelische Widerstandskraft.

Dazu gehören auch Demut und Dankbarkeit. Selbst in Niederlagen oder enttäuschenden Situationen sieht ein realistischer Optimist die Möglichkeit zur Veränderung und Erneuerung. Wir kennen den Spruch „Ist das Glas halb voll oder halb leer“. Hadern wir mit echten tiefgreifenden, disruptiven Situationen oder mit Luxusproblemen? Haben wir – mit Blick auf das große Ganze – wirklich Grund zu klagen?

6.3.3 Baustein 3: Selbstwirksamkeit

Nahezu jeder Mensch trägt den Wunsch in sich, das eigene Leben selbst in die Hand zu nehmen. Mal gelingt das besser, mal schlechter. Äußere Zwänge, berufliche Anforderungen oder familiäre Verpflichtungen können das Gefühl der Selbstbestimmung erschweren. Gleichzeitig lohnt es sich, zu hinterfragen: Was gibt mir mein soziales Umfeld zurück? Habe ich mir nicht vielleicht genau das Leben aufgebaut, das ich mir einst gewünscht habe? Und wenn nicht – welche Anpassungen könnten notwendig sein, um mehr Zufriedenheit und Lebensfreude zu empfinden? Gibt es noch etwas Wesentliches, das fehlt? Diese grundsätzlichen Reflexionen geben mir Aufschluss darüber, ob ich mein Leben so lebe, wie ich es möchte oder welche Anpassungen allenfalls vorzunehmen sind. Der Begriff „Selbstwirksamkeit“ impliziert zudem, dass wir uns mittelfristige Ziele setzen, die wir erreichen müssen, in jeder Alters- und Lebensphase. Mit dem Setzen von eigenen Entwicklungszielen können wir unser Leben planen und gestalten.

6.3.4 Baustein 4: Verantwortungsbereitschaft

Der Mensch lebt nie nur für sich allein. Wer Verantwortung für sich übernimmt, übernimmt meist auch Verantwortung in den Lebensbereichen, die mit anderen, Kollegen, Familien, Freundschaften gestaltet werden. Hierzu muss man sich der eigenen Stärken bewusst sein und diese einsetzen. Fortschritt gibt es in erster Linie nur im Kollektiv. Ein verantwortungsbewusster Mensch hinterfragt eigene Entscheidungen, bevor er diese in die Tat umsetzt. Dies hilft ihm, Schnellschüsse zu vermeiden, die sich im Nachhinein möglicherweise als Fehlschüsse herausstellen.

6.3.5 Baustein 5: Umsetzungsorientierung

An Lösungen arbeiten heißt vor allem, umzusetzen und nicht im Passiven zu verharren. Ein geübter Beobachter erkennt schnell, ob wir in einem privaten oder beruflichen Umfeld dazu neigen, Probleme oder Aufgaben vor uns herzuschieben oder tatkräftig und zeitnah anzugehen. Hierbei ist es sinnvoll, unser soziales Umfeld einzubeziehen, um Probleme konstruktiv zu bewältigen. Auch hier müssen wir uns immer die Frage stellen, ob wir bei der Problemlösung eher Bremser oder Treiber sind.

Mit dem Setzen von eigenen Entwicklungszielen können wir unser Leben planen und gestalten.

6.3.6 Baustein 6: Netzwerkgenerierung

Nicht jeder Mensch ist ein geborener Netzwerker – und das muss auch nicht sein. Selbst Menschen mit einem eher zurückgezogenen Lebensstil wissen, wie wertvoll es ist, sich auf andere verlassen zu können. So können Lebenserfahrungen, Erkenntnisse, Reflexionen und Herausforderungen geteilt und reflektiert werden. Das erweitert die Perspektive und schafft emotionale Sicherheit. Netzwerke brauchen Pflege. Netzwerke vermitteln das Gefühl, nicht allein zu sein.

6.3.7 Baustein 7: Perspektivengenerierung

Viele Menschen hängen, wie bereits erwähnt, der Vergangenheit nach. Wer jedoch davon ausgeht, dass die Zukunft gestaltet werden darf, richtet den Blick nach vorn – und beginnt, die kommenden Lebensabschnitte aktiv zu beeinflussen. Dieses Gestalten schafft Befriedigung und Selbstwirksamkeit. Denn so wird der Mensch vom Getriebenen zum Gestaltenden des eigenen Lebens. Sehr nützlich ist es sich zu fragen, wo man in fünf Jahren stehen möchte. Was soll bis dahin erreicht sein, was soll bis dahin abgelegt werden?

6.4 PERMA-Modell

Ein weiteres hilfreiches Modell, welches Bausteine für ein gelingendes Leben aufzeigt, ist das PERMA-Modell von Martin E.P. Seligman, einem der Begründer der Positiven Psychologie. Es ist ein Modell, welches die Elemente für menschliches Wohlbefinden beschreibt. Wir möchten nun im Hinblick auf das Wissensmanagement das PERMA-Modell für das Team im Unternehmen anwenden. Die folgenden fünf Elemente gelten sowohl für eine individuelle Lebenshaltung wie auch für den Austausch in einem Kollektiv (Seligman 2018). Der Begriff PERMA ist ein Akronym und steht für die fünf zentralen Elemente, die laut Seligman zu einem erfüllten und gelingenden Leben beitragen:

1. **P – Positive Emotionen (Positive Emotions):** Freude, Dankbarkeit, Hoffnung, Genuss und Inspiration sind positive Emotionen, die das subjektive Glück erhöhen. Sie verbessern das psychische und körperliche Wohlbefinden. Wenn in einer Gruppe, die intensiv an Innovationen arbeitet, positive Emotionen vorherrschen, ist es viel einfacher, sich auf ein Kernproblem zu konzentrieren. Wir wissen, wie schwierig es ist, mit jemandem intensiv zusammenzuarbeiten, wenn menschliche Energien und Verhaltensweisen nicht zusammenpassen. Dies soll nicht heißen, dass wir unsere Charaktere einhegen und alle gleich sein sollen, doch ein positives Mindset als Ausgangslage ist die essenzielle Basis für Kohärenz und Zusammenarbeit. Im Team kann man das trainieren. Es bedeutet, Genuss- und Erfolgsmomente bewusst zu erleben (*Savoring*). Es bedeutet auch, systematisch positive Rückschau zu halten, indem das Team Erfolge dokumentiert und sich kollektiv erinnert (*Positive Journaling*). Eine große Hilfe dabei, ein resilientes Team zu entwickeln ist, Humor zu kultivieren, gemeinsam zu lachen oder humorvolle Augenblicke zu genießen.
2. **E – Engagement (Vertieftes Engagement/Flow):** Das völlige Aufgehen in einer Tätigkeit – oft als Flow bezeichnet – sorgt für intrinsische Motivation und tiefe Erfüllung. Menschen erleben Flow bei Aufgaben, die sie fordern, aber nicht überfordern. Das Flow-Erlebnis ist vor allem in Teams anzufinden, die an eine gemeinsame Sache glauben und bei der Lösung oder Weiterentwicklung eines Projekts zusammenarbeiten. Wichtig für das Individuum wie für die Gruppe ist, sich nicht selbst auszubeuten und damit auszubrennen. Das interessanteste Projekt ist nur so lange ein gesundes Projekt, wie wir in der Lage sind, unsere Ressourcen zu schonen und nicht rücksichtslos durch Überarbeitung auszubeuten. In der Arbeitspsychologie spricht man hier von der „interessierten Selbstgefährdung“ (Baeriswil et al. 2018).
3. **R – Positive Beziehungen (Positive Relationships):** Soziale Verbundenheit und unterstützende Beziehungen gelten als Grundpfeiler menschlichen Wohlbefindens. Freundschaft, Liebe, Empathie und Teamgeist fördern Resilienz und Lebensfreude. Über positive, achtsame Beziehungen findet ein tiefer authentischer Meinungsaustausch statt, gerade weil die Schwächen einer Person nicht tabuisiert werden, sondern in Stärken und Fähigkeiten einbezogen werden. Im Team bedeutet dies, aktives Zuhören zu praktizieren, Präsenz zu zeigen, das Gegenüber ausreden zu lassen und allenfalls nachzufragen. Eine anteilnehmende Kommunikation bedeutet, sich dann bewusst einzubringen, wenn man etwas Konkretes mitteilen möchte, und zu schweigen, wenn nichts zu sagen ist. Wir haben im beruflichen Kontext häufig die Schwierigkeit, soziale Unterstützung

anzunehmen und um Hilfe zu bitten. Wenn wir in einer Gruppe Wertschätzung zeigen, bewusst Komplimente machen, uns bedanken und Mitfreude ausdrücken können, sind wir auf dem Weg zum resilienten Team.

4. **M – Sinn (Meaning):** Das Empfinden, Teil von etwas Größerem zu sein – sei es eine Gemeinschaft, Religion, Natur oder ein Lebensziel – verleiht dem Leben Tiefe und Richtung. Für die Arbeit bedeutet dies, in der Tätigkeit für ein Unternehmen auch einen Sinn zu sehen. Der Sinn feuert mich an, nicht allein das gute Gehalt oder andere Privilegien.
5. **A – Zielerreichung/Erfolg (Accomplishment):** Zielgerichtetes Handeln, persönliches Wachstum und das Erreichen selbstgesteckter Ziele stärken das Selbstvertrauen und fördern die langfristige Zufriedenheit. Für das Team ist dies eine Herausforderung, weil es sich immer wieder kollektive Ziele setzen muss, die eben nicht nur „von oben“ vorgegeben werden.

Wir sehen: Zentrale Elemente unserer Resilienzbausteine finden sich auch im PERMA-Modell wieder. Das Modell ist ein umfassender und praxisnaher Ansatz zur Stärkung des subjektiven und kollektiven Wohlbefindens. Es geht davon aus, dass Wohlbefinden trainierbar und entwickelbar ist – durch bewusste Lebensgestaltung, Beziehungspflege, Selbstwirksamkeit und Sinnorientierung. In der Organisationsentwicklung bietet es zahlreiche konkrete Anwendungsmöglichkeiten (Tomoff 2015).

6.5 Team- und Unternehmensresilienz – kollektive Inseln schaffen

Schauen wir uns noch die Ebenen der Team- und Unternehmensresilienz an. In Teams, Organisationseinheiten etc. geht es darum, gemeinsam Fähigkeiten aufzubauen, um aufkommende Krisen als Team zu bewältigen. Hierzu braucht es Vertrauen, Kohäsion und gemeinsam gesetzte Ziele. In einem resilienten Team wird eine psychologische Sicherheit aufgebaut, in denen Fehler oder Ängste offen angesprochen werden können und das Team untereinander unterstützend wirkt (Steinebach et al. 2013; Steinebach u. Schulte 2019). Wird diese Haltung von allen Organisationseinheiten gelebt und von der Geschäftsleitung aktiv gefördert, erreichen wir mit der Team- und Unternehmensresilienz den Zustand des kollektiven Lernens, mitunter genau das, was Voraussetzung für aktiv gelebtes Wissensmanagement ist (Schulte u. Steinebach 2025).

In einem resilienten Team wird eine psychologische Sicherheit aufgebaut, in denen Fehler oder Ängste offen angesprochen werden können.

In einer Krise, z.B. bei einem Lieferkettenausfall, zeigt sich Resilienz darin, dass ein Unternehmen alternative Bezugsquellen schnell findet und Prozesse umstellt. Dies wird möglich, wenn durch Wissensmanagement Best Practices dokumentiert sind, Expertennetzwerke bestehen und Informationen leicht auffindbar sind.

Die Unternehmensführung ist dabei werteorientiert. Dies beinhaltet entsprechende ethische Grundsätze, Sinnvermittlung und dienender Einsatz für das Kollektiv. Hierbei hat die Führung eine Vorbildfunktion. Praktische Ansätze, um diese Kultur zu leben, sind Partizipation und Mitbestimmung der Teams. Das Unternehmen kann dies mittels entsprechender Weiterbildungen, Resilienztrainings und Coachings fördern (Hunziker 2024; Schulte et al. 2021).

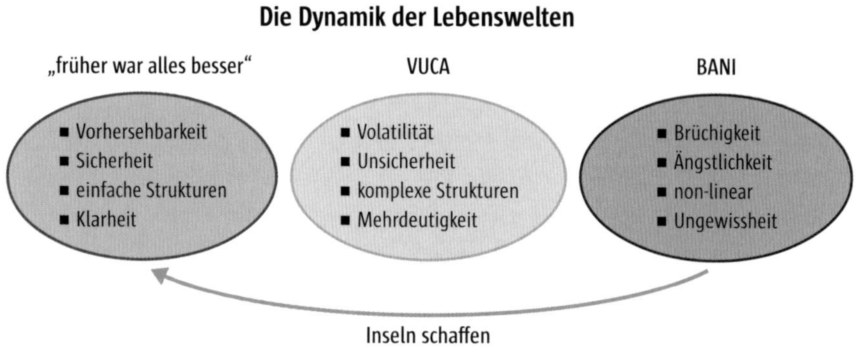

Abb. 2 Kollektive Inseln schaffen Hort der Sicherheit.

Im organisationssoziologischen Kontext geht es darum, kollektive Inseln zu schaffen, die einen Hort der Sicherheit bieten (s. Abb. 2). In einer Welt, die disruptiv und unvorhersehbar ist, schaffen resiliente Kulturen Kontinuität, Vertrauen und Zuversicht (Konas 2025; Kutz 2023).

6.6 Von Resilienz fördernder Kultur zu kollektivem Wissensmanagement

Resiliente Organisationen sind immer auch lernende Organisationen. Sie überstehen Krisen, Veränderungen und Unsicherheiten, indem sie sich flexibel an neue Bedingungen anpassen. Resiliente Organisationen etablieren in der Regel eine konstruktive Fehler- und Feedbackkultur, das ist der Kern resilienter Betriebskulturen. Dieser betriebskulturelle Ansatz schafft die Basis für Wissensaustausch und Wissensweitergabe (Steinebach et al. 2023). Veränderungskompetenz, die möglichst weit unten in der Hierarchie ansetzt, schafft kollektive Lernbereitschaft und verankert den Wissenstransfer innerhalb des Unternehmens. Während bei den prozessorientierten, technischen Wissensmanagement-Ansätzen Wissen gespeichert wird, wird in resilienzorientierten Unternehmen Technologie mit Erfahrungslernen verbunden. Dadurch wird Wissen zur geteilten Ressource (Michalik u. Schulte 2022; Rühmling 2019).

Aus gesundheitsfördernder Sicht bedeutet dies, auf allen Hierarchieebenen Ressourcen zu schonen, Stress zu vermeiden und immer wieder Prioritäten zu setzen, sodass wir uns auf die Kernprozesse für Innovation konzentrieren.

Literatur

Baeriswyl S, Dorsemagen C, Krause A, Mustafić M (2018) Indirekte Steuerung, interessierte Selbstgefährdung und Sinnerleben. In: Fehlzeiten-Report 2018: Sinn erleben–Arbeit und Gesundheit, 157–168. Berlin, Heidelberg: Springer Berlin Heidelberg

Bartzik M, Handschuch K, Peifer C (2024) Gesündere Arbeit durch Positive Psychologie: Konzepte und Anwendungen. In: Die Welt im Wandel: Gesellschaft–Gesundheit–Pflege, 157–181. Berlin, Heidelberg: Springer Berlin Heidelberg

Hunziker AW (2024) Positiv führen: Leadership–mit Wertschätzung zum Erfolg. Verlag SKV AG

Konas E (2025) Relevante Faktoren der Unternehmenskultur in unserer BANI-Welt. In: Improvisation: die neue Managementkompetenz: Wie Unternehmen in einer dynamischen Umwelt handlungsfähig bleiben, 25–40. Berlin, Heidelberg: Springer Berlin Heidelberg

Kutz A (2023) Systemik für ganzheitliche Resilienz im permanenten Wandel der agilen VUCA/BANI-Welt. Springer

Michalik G, Schulte V (2022) Einleitung: Lernen, Planen und Entscheiden im 21. Jahrhundert. In: Co-Creation Learning, 11–14. Schäffer-Poeschel, Stuttgart

Rühmling LEP (2019) Nachhaltigkeit, Resilienz und Organisationale Achtsamkeit als Bausteine einer umfassenden Ressourcenorientierung in der Managementlehre (Doctoral dissertation, Universität Bremen)

Schulte V, Steinebach C (2025) How to Build a Culture of Resilience for the Successful Management of a Company. In: Leadership for Digital Transformation: Navigating the Journey, 3–15. Cham: Springer Nature Switzerland

Schulte V, Steinebach C, Veth K (2021) Achtsame Führung. Stuttgart: Schäffer-Poeschel Verlag

Seligman M (2018) PERMA and the building blocks of well-being. The journal of positive psychology 13(4), 333–335

Steinebach C (2012) Resilienz, 95–101. Beltz Juventa

Steinebach C, Schulte VB (2019) Beratung und Reflexion–Trends zum gesunden Dialog, 185–197. Hogrefe

Steinebach C, Gharabaghi K, Steinebach U (2013) Teamarbeit: positive Umwelten schaffen. In: Resilienzförderung im Jugendalter: Praxis und Perspektiven, 183–196. Berlin, Heidelberg: Springer Berlin Heidelberg

Steinebach C, Sempach R, Schulte V (2023) Erfolgsfaktoren. Was ist wichtig an Caring Communities?. In: Care schafft Community–Community braucht Care, 25–48. Wiesbaden: Springer Fachmedien Wiesbaden

Tomoff M (2015) Positive Psychologie in Unternehmen. Wiesbaden: Springer Fachmedien Wiesbaden

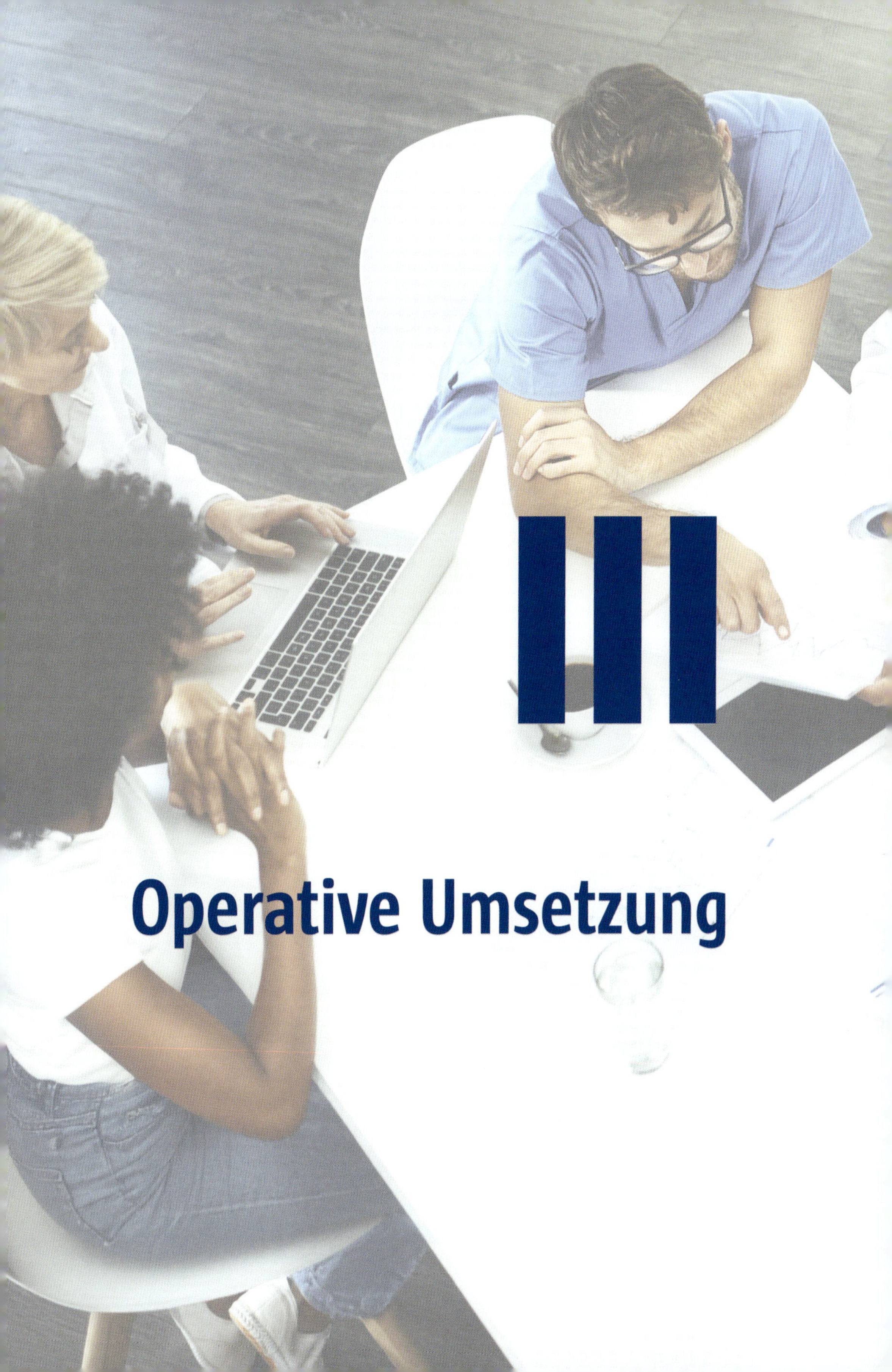

III

Operative Umsetzung

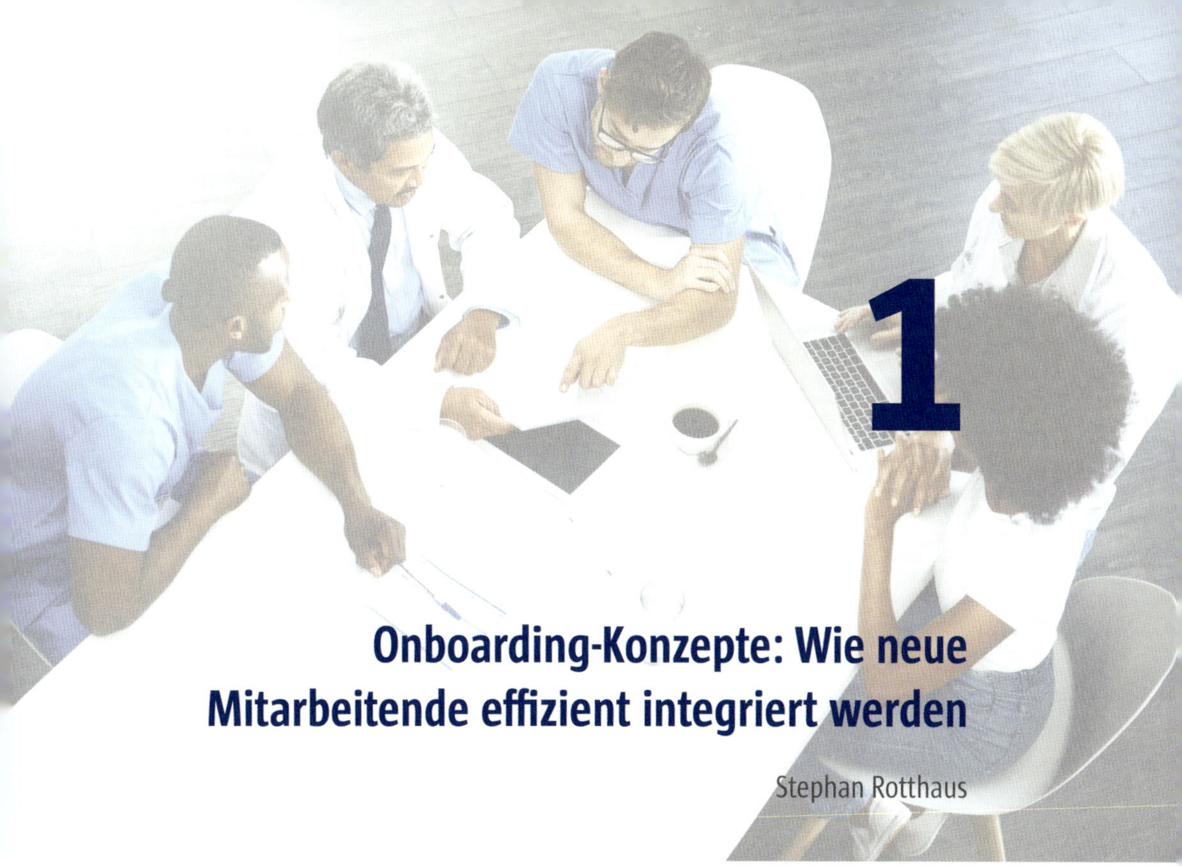

1 Onboarding-Konzepte: Wie neue Mitarbeitende effizient integriert werden

Stephan Rotthaus

Die Bedeutung des Onboarding im Gesundheitswesen kann kaum überschätzt werden. Die Branche steht vor massiven Herausforderungen, die den Bedarf an qualifizierten Fachkräften und effizienten Integrationsprozessen mehr denn je in den Mittelpunkt rücken.

1.1 Onboarding hat eine hohe Relevanz!

Der Fachkräftemangel ist ein strukturelles Problem, das sich durch die demografische Entwicklung, eine steigende Komplexität der Aufgaben und den Wandel der Arbeitswelt weiter verschärft. Hinzu kommt eine hohe Fluktuation, die erhebliche Kosten verursacht – ein Risiko, das durch professionelles Onboarding deutlich reduziert werden kann.

> *Onboarding ist weit mehr als die bloße Einarbeitung neuer Mitarbeitender. Es ist ein strategischer Prozess, der darauf abzielt, die Produktivität neuer Teammitglieder möglichst schnell und nachhaltig zu steigern.*

Dabei geht es nicht nur um die Vermittlung von Fachwissen und die Einführung in Arbeitsabläufe, sondern auch um die Integration in die Unternehmenskultur, die Förderung sozialer Bindungen und die Schaffung eines Zugehörigkeitsgefühls. Gerade im Gesundheitswesen, wo Teamarbeit und Kommunikation überlebenswichtig sind, entscheidet die Qualität des Onboarding darüber, wie schnell neue Mitarbeitende Verantwortung übernehmen und sich produktiv einbringen können.

Die Wirkungen eines guten Onboarding reichen weit über die ersten Wochen hinaus. Es beeinflusst die Mitarbeiterbindung, die Motivation und die Identifikation mit dem Arbeitgeber. Unternehmen, die gezielt in die Integration neuer Mitarbeitender investieren, profitieren von geringerer Frühfluktuation, höherer Zufriedenheit und einer stärkeren Arbeitgeberattraktivität. In Zeiten des Fachkräftemangels ist dies ein maßgeblicher Wettbewerbsvorteil.

Entscheidend ist, das Onboarding nicht erst zu beginnen, wenn Mitarbeitende ihren ersten Arbeitstag haben. Onboarding beginnt deutlich früher – schon im Prozess der Mitarbeitergewinnung, aber auch in Ausbildungsphasen. Eine vertane Chance ist zum Beispiel, das Onboarding von Auszubildenden erst am Ende ihrer Ausbildung zu starten. Die gesamte Ausbildungszeit ist als Onboarding in das Unternehmen zu betrachten. Wer bereits während der Ausbildung Nachwuchskräfte in Prozesse einbindet, über den Lehrplan hinaus auf den Berufseinstieg vorbereitet und auf regelmäßige Feedbackschleifen setzt, erhöht die Bindung deutlich, erleichtert die Integration und verbessert die Übernahmequoten.

Die gesamte Ausbildungszeit ist als Onboarding in das Unternehmen zu betrachten.

Best Practice: Ausbildung = Onboarding

Die SRH Holding Heidelberg ist ein positives Beispiel für das Onboarding von Auszubildenden in Kliniken. Dort wurde mit dem CORE-Prinzip (*Competence Oriented Research and Education*) eine eigene Didaktik für die Bildungseinrichtungen der SRH entwickelt, die die Kompetenzen der Lernenden konsequent in den Mittelpunkt stellt. Ziel ist die individuelle Entfaltung der Auszubildenden – nicht nur im Hinblick auf fachliche Fähigkeiten, sondern auch auf Selbst-, Sozial- und Methodenkompetenz.

Das Besondere an diesem Ansatz: die enge Verzahnung von Theorie und Praxis. Beispielweise werden am Vormittag theoretische Inhalte vermittelt, am Nachmittag folgt direkt die praktische Anwendung, etwa durch Übungen an Modellen. Die Lerninhalte werden nicht abstrakt, sondern anhand konkreter Fälle wie beispielsweise einer Themenwoche „Herzinfarkt" vermittelt, sodass die Auszubildenden das Wissen unmittelbar anwenden können. Ein wöchentlicher Homeschooling-Tag fördert selbstbestimmtes Lernen, wobei die Bearbeitung kontrolliert wird. Die Bedürfnisse und Perspektiven der Auszubildenden werden durch regelmäßige Evaluierungen berücksichtigt.

Durch die aktive Einbindung der Auszubildenden in die Gestaltung und Bewertung des Lernprozesses entsteht ein hohes Maß an Identifikation und Motivation. Die frühe Integration in den Klinikalltag führt dazu, dass die Auszubildenden schneller selbstständig und selbstbewusst agieren können. Die messbaren Erfolge – bessere Prüfungsergebnisse, niedrigere Abbrecherquoten und eine gestiegene Zufriedenheit – belegen die Wirksamkeit dieses Ansatzes.

Insgesamt zeigt das CORE-Prinzip der SRH, wie modernes, wirksames Onboarding in Kliniken gelingen kann: Es stärkt Auszubildende nicht nur fachlich, sondern auch persönlich, bindet sie aktiv ein und ermöglicht ihnen einen erfolgreichen und motivierten Start ins Berufsleben.

(Quelle: Rotthaus 2025)

1.2 Demografische Entwicklung erzwingt verbessertes Onboarding

Welche hohe Bedeutung das Gewinnen von Nachwuchskräften sowie von Fachkräften hat, wird deutlich, wenn man sich die demografische Entwicklung vor Augen führt. Abbildung 1 zeigt, wie die Altersstruktur in den kommenden Jahren zu einer dramatischen Personallücke führen kann, wenn nicht frühzeitig gegengesteuert wird.

Die Herausforderungen aus Pensionierungswelle und Nachwuchslücke machen ein strategisches Onboarding erforderlich, um die Versorgungssicherheit zu gewährleisten.

Die Grafik bietet einen Überblick über die Altersstruktur im Gesundheitswesen und zeigt, wie sich die demografische Entwicklung auf den Personalbedarf auswirkt. Sie verdeutlicht, warum Onboarding und langfristige Bindung von Mitarbeitenden zu den wichtigsten Aufgaben der Personalentwicklung gehören.

Neben den quantitativen Aspekten sind auch qualitative Faktoren entscheidend. Ein professionelles Onboarding trägt dazu bei, die Unternehmenskultur zu stärken, Werte zu vermitteln und die Zusammenarbeit im Team zu fördern. Gerade im Gesundheitswesen, wo Empathie, Kommunikation und Teamgeist eine zentrale Rolle spielen, ist die Integration neuer Mitarbeitender ein komplexer Prozess, der weit über die Vermittlung von Fachwissen hinausgeht.

Die ganze Dimension des Generationenproblems

Anzahl Personen in 1.000

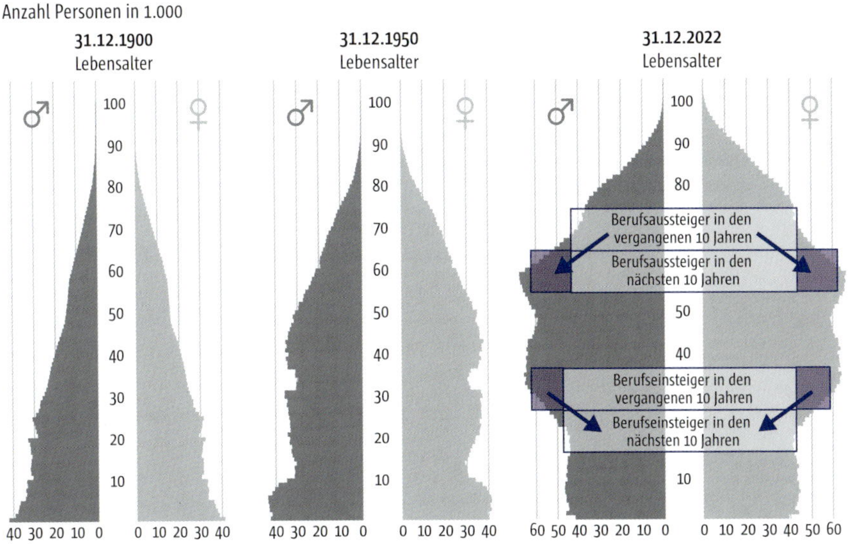

Abb. 1 Die Personallücke wird sich in den kommenden Jahren weiter verschärfen. Der Kampf um die Nachwuchskräfte verstärkt den Blick auf die Ausbildung als Onboardingprozess. © Altersaufbau der Bevölkerung, Bundesamt für Statistik Schweiz, BFS-STATPOP VZ 2023, www.bfs.admin.ch (modifiziert durch rotthaus medical GmbH)

Die ersten Tage und Wochen sind entscheidend für den weiteren Verlauf der Beschäftigung. Wer sich von Anfang an willkommen und wertgeschätzt fühlt, entwickelt eine stärkere Bindung zum Unternehmen und ist motiviert, sich aktiv einzubringen. Unternehmen, die gezielt in das Onboarding investieren, schaffen die Grundlage für eine langfristige und erfolgreiche Zusammenarbeit.

1.3 „Total Recruiting" als strategischer Rahmen für das Onboarding

Das Konzept des *Total Recruiting* stellt einen Paradigmenwechsel im Personalmanagement dar. Es geht nicht mehr darum, einzelne Maßnahmen zu ergreifen, sondern den gesamten Personalzyklus als zusammenhängenden Prozess zu verstehen und kontinuierlich zu optimieren.

Total Recruiting basiert auf der Erkenntnis, dass jeder Schritt im Zyklus – von der Ansprache von Kandidaten über das Onboarding bis hin zur Bindung und Mitarbeiterentwicklung – entscheidend für den Erfolg des Unternehmens ist.

Total Recruiting: Der Begriff

Total Recruiting nennen wir unseren neuen strategischen Ansatz.

Der Begriff ist angelehnt an das „Total Quality Management" (TQM), welches 1950 zum ersten Mal in Japan erfolgreich angewandt wurde. Total Recruiting überträgt dieses Prinzip einer systematischen und kontinuierlichen Verbesserung auf das Personalmarketing. Der Begriff „Total Recruiting" wurde im Jahre 2021 durch Stephan Rotthaus geprägt.

Abb. 2 Total Recruiting als strategischer Ansatz setzt auf die Aktivierung aller Mitarbeitenden für die Personalgewinnung und -bindung.

Die Grundidee von Total Recruiting ist die kontinuierliche Verbesserung aller Prozesse rund um das Personalmanagement. Es reicht nicht aus, nur punktuell zu handeln – beispielsweise durch die Einführung eines neuen Recruitingtools oder die Optimierung des Bewerbungsprozesses. Vielmehr müssen alle Phasen des Personalzyklus als strategische Einheit betrachtet und systematisch weiterentwickelt werden.

Drei Basisstrategien stehen im Mittelpunkt von Total Recruiting: *Erstens* das schnelle Handeln. In einer sich ständig verändernden Arbeitswelt ist es entscheidend, flexibel und zügig auf neue Anforderungen und Veränderungen am Arbeitsmarkt zu reagieren. Unternehmen müssen in der Lage sein, schnell zu handeln, um Chancen zu nutzen und Risiken zu minimieren.

Zweitens die Zyklusoptimierung. Jeder Schritt im Personalzyklus wird analysiert und optimiert, um Verluste zu minimieren und Konversionsraten zu steigern. Dies umfasst die Verbesserung des Recruitingprozesses, die Optimierung des Onboarding, die Förderung der Mitarbeiterbindung und die Entwicklung von Karrieremöglichkeiten. Ziel ist es, den Anteil der erfolgreich integrierten und gebundenen Mitarbeitenden kontinuierlich zu erhöhen.

Drittens die Aktivierung der gesamten Belegschaft. Alle Mitarbeitenden werden als Botschafter und Multiplikatoren für das Unternehmen verstanden. Sie tragen dazu bei, die Arbeitgebermarke zu stärken, neue Kolleginnen und Kollegen zu integrieren und das Betriebsklima positiv zu gestalten. Die Einbindung der Belegschaft ist ein zentraler Erfolgsfaktor für Total Recruiting (s. Abb. 2).

Onboarding ist ein integraler Bestandteil der Gesamtstrategie. Es verbindet die Recruiting-Phase mit der Bindung und Entwicklung der Mitarbeitenden und sorgt dafür, dass neue Kolleginnen und Kollegen nicht nur an Bord kommen, sondern auch bleiben und sich weiterentwickeln. Ein professionelles Onboarding schafft die Grundlage für eine langfristige und erfolgreiche Zusammenarbeit.

Best Practice: Das ganze Team prägt das Onboarding

Das Alb Fils Klinikum in Göppingen setzt das Konzept des Total Recruiting um, bei dem alle Mitarbeitenden aktiv in die Gewinnung und Bindung neuer Kolleginnen und Kollegen eingebunden werden. Jedes Team trägt Mitverantwortung für die Besetzung offener Stellen und beeinflusst durch sein Verhalten maßgeblich, ob Bewerbende sich willkommen fühlen und langfristig bleiben. Voraussetzung dafür ist, dass die Teams sich ihrer Mitverantwortung bewusst sind.

Die Einbindung der Belegschaft ist ein zentraler Erfolgsfaktor für Total Recruiting.

Zu diesem Zweck hat das Klinikum einen Strategieprozess gestartet, bei dem auch gezielt Mitarbeitende befragt, Ziele definiert und Schlüsselprojekte identifiziert wurden. Besonders wichtig war es deutlich zu machen: Neue Pflegekräfte entlasten die Teams, was jedem Einzelnen zugutekommt. Es ist wichtig – auch im hektischen Alltag – sich Zeit zu nehmen für „die Neuen". Wenn sich also alle Mitarbeitenden mitverantwortlich fühlen für ein gutes Onboarding, werden neue Kolleginnen und Kollegen von Anfang an als Teil des Teams wahrgenommen werden und fühlen sich willkommen.

(Quelle: Rotthaus 2025)

Führungskräfte sind das Rückgrat von Total Recruiting und somit von allen Phasen des Personalzyklus. Auch im Onboarding übernehmen die Führungskräfte eine zentrale Rolle. Sie begrüßen neue Mitarbeitende persönlich, sorgen für eine strukturierte Einführung und stehen als Ansprechpartner zur Verfügung. Durch regelmäßige Feedbackgespräche und die Förderung individueller Entwicklungsmöglichkeiten entsteht eine Kultur der Wertschätzung und Unterstützung, die weit über den ersten Arbeitstag hinausreicht.

Die kontinuierliche Analyse und Verbesserung der Prozesse ist ein weiterer Aspekt von Total Recruiting. Durch die Erhebung und Auswertung von Kennzahlen – Konversion von Bewerbern zu Einstellungen, Frühfluktuation, Zufriedenheit – können Schwachstellen identifiziert und gezielt behoben werden. Die Einführung von Feedbacksystemen und die regelmäßige Befragung neuer Mitarbeitender sind wichtige Instrumente, um die Qualität des Onboarding und des gesamten Personalmanagements zu sichern.

Total Recruiting: Die drei Grundideen

Total Recruiting basiert auf folgenden Grundideen für das Personalmarketing:

1. **Der gesamte Personalzyklus wird laufend optimiert.**
2. **Die ganze Mitarbeiterschaft wird eingebunden in die Problemlösung.**
3. **Mit hohem Einsatz wird die Abwärtsspirale des Personalmangels frühzeitig gestoppt.**

Abb. 3 Die Grundideen des Total Recruiting zielen auf die Optimierung des gesamten Personalzyklus unter Einbindung aller Mitarbeitenden

Die Aktivierung der gesamten Belegschaft – Mitarbeitende und Führungskräfte – ist somit ein zentraler Erfolgsfaktor für Total Recruiting. Mitarbeitende werden als aktive Gestalter des Unternehmens verstanden und in die Prozesse eingebunden (s. Abb. 3). Sie übernehmen Verantwortung für die Integration neuer Kolleginnen und Kollegen, tragen zur Vermittlung von Werten und zur Förderung des Betriebsklimas bei und stärken die Arbeitgebermarke durch ihre positive Einstellung und ihr Engagement.

1.4 Die „Eiger-Nordwand" liegt noch vor uns

Die demografische Entwicklung stellt das Gesundheitswesen vor eine Herausforderung, die der Besteigung der Eiger-Nordwand gleicht: Sie ist steil, herausfordernd und erfordert eine präzise Vorbereitung.

> *Die Pensionierungswelle, die in den kommenden Jahren auf das Gesundheitswesen zukommt, wird zu einer erheblichen Lücke führen, die durch den Nachwuchs allein nicht geschlossen werden kann. Wir müssen das Arbeitsvolumen in allen Altersgruppen steigern.*

Eine Personalbedarfsprognose für das eigene Unternehmen wird damit zu einer strategischen Notwendigkeit. Die Kohortenanalyse ist ein zentrales Instrument, um das Potenzial in den verschiedenen Altersgruppen zu bewerten. Sie ermöglicht es, die Altersstruktur im Unternehmen zu analysieren, die Entwicklung der Belegschaft zu prognostizieren und den zukünftigen Personalbedarf zu ermitteln. Ohne eine solche vorausschauende Planung ist die Versorgungssicherheit im Gesundheitswesen ernsthaft gefährdet.

Abbildung 4 verdeutlicht, wie sich die Altersstruktur in den kommenden Jahren verändern wird und welche Maßnahmen notwendig sind, um den Bedarf zu decken. Sie zeigt, wie viele Mitarbeitende in den nächsten Jahren in den Ruhestand gehen werden und wie groß die Lücke in dem jeweiligen Unternehmen tatsächlich ist.

Die Grafik zeigt, wie sich die Altersstruktur auf den Personalbedarf auswirkt. Sie verdeutlicht die Notwendigkeit einer vorausschauenden Personalbedarfsplanung und die Bedeutung gezielter Maßnahmen zur Förderung und Bindung des Nachwuchses.

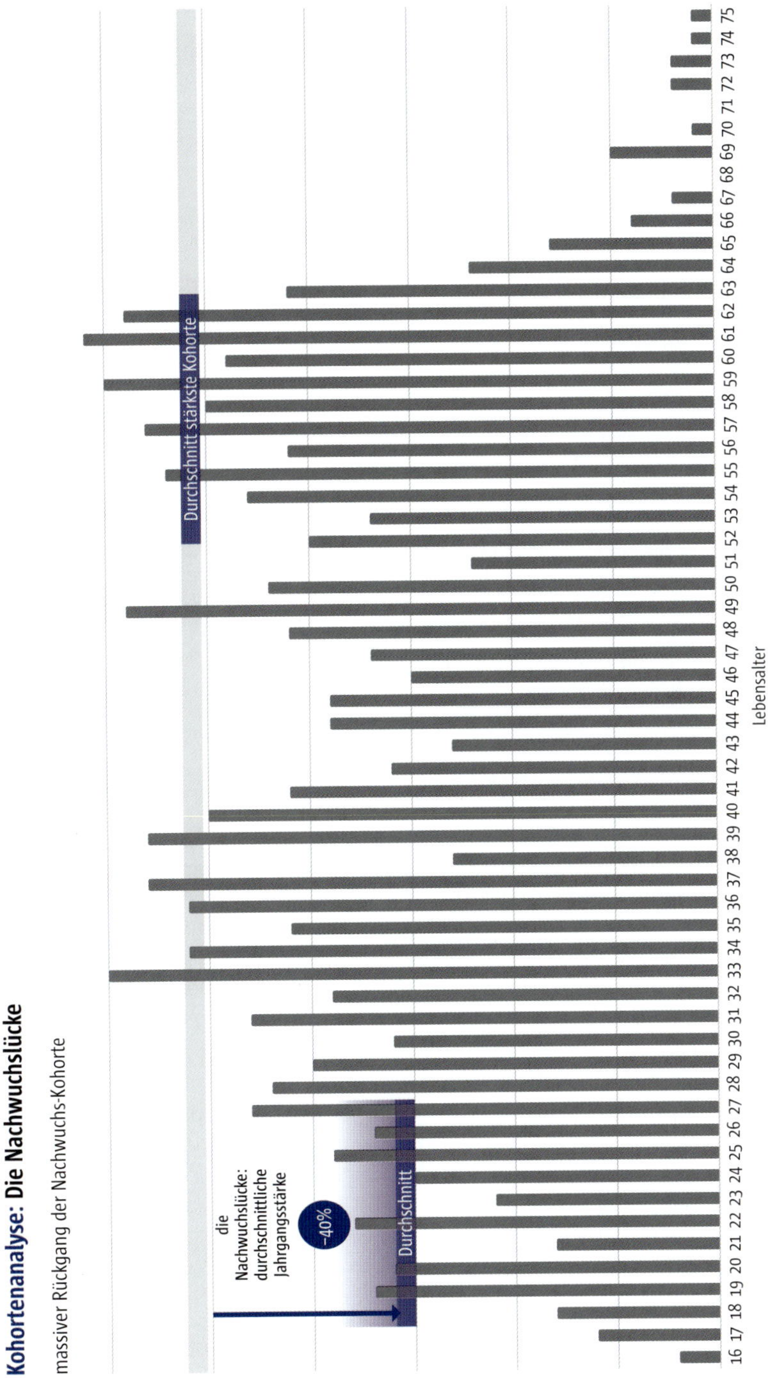

Abb. 4 Die Altersstruktur wird sich ändern. Der Nachwuchs allein kann die entstehenden Lücken nicht füllen. Das hat auch Konsequenzen für das Onboarding. Quelle: Rotthaus 2025

Was hat das mit Onboarding zu tun? Wenn klar ist, in welchem Umfang Altersgruppen wegfallen, wird auch deutlich, welche Herausforderungen das Onboarding meistern muss. Geht es um die Vorbereitung von Nachwuchskräften, um die Wiedereingliederung von Personen, die aus dem Gesundheitsbetrieb ausgestiegen waren, oder um die gezielte Akquise von Personen aus dem Ausland? Daraus entstehen sehr unterschiedliche Anforderungen an das Onboarding: fachliche, emotionale, sprachliche, kulturelle Herausforderungen.

1.5 Onboarding als Teil des Personalzyklus optimieren

Der Personalzyklus ist ein komplexer Prozess, der zahlreiche kritische Phasen umfasst. Er beginnt mit der Ansprache potenzieller Kandidaten und endet mit dem Austritt aus dem Unternehmen. Dazwischen liegen zahlreiche Übergänge, in denen Verluste entstehen können – sei es durch Abspringen vor Vertragsunterzeichnung, während der Probezeit oder durch mangelnde Bindung im weiteren Verlauf.

> *Onboarding ist der kritische Übergang zwischen Einstellung und Bindung. In dieser Phase entscheidet sich, ob neue Mitarbeitende bleiben oder das Unternehmen frühzeitig wieder verlassen. Jeder Schritt im Zyklus zählt, denn Verluste sind teuer und können die Produktivität und das Betriebsklima nachhaltig beeinträchtigen.*

Die Optimierung des Onboarding-Prozesses ist daher ein zentraler Hebel der Prozessoptimierung im gesamten Personalzyklus. Ziel ist es, Verluste zu minimieren und die Konversionsraten – also den Anteil der erfolgreich integrierten und gebundenen Mitarbeitenden – zu steigern. Dazu gehören die Verbesserung der Einarbeitung, die Förderung sozialer Bindungen und die Schaffung eines Zugehörigkeitsgefühls. Neue Mitarbeitende müssen sich schnell in das Team einfinden und die Unternehmenskultur kennenlernen. Unternehmen, die gezielt in die soziale Integration investieren, profitieren von höherer Zufriedenheit, geringerer Frühfluktuation und einer stärkeren Arbeitgeberattraktivität.

> ***Unternehmen, die gezielt in die soziale Integration investieren, profitieren von höherer Zufriedenheit, geringerer Frühfluktuation und einer stärkeren Arbeitgeberattraktivität.***

Wie gelingt systematisches Onboarding? Die Integration braucht einen klaren Plan, der auch individuelle Bedürfnisse berücksichtigt, nicht nur Fachwissen vermittelt, sondern auch die soziale Integration und den Teamgeist stärkt. Wer begleitet die neuen Mitarbeitenden durch den Onboarding-Prozess? Auch hierbei hilft der Ansatz des Total Recruiting. Neben klaren Verantwortlichkeiten für verschiedene fachliche Aspekte der Einarbeitung, müssen sich alle Kolleginnen und Kollegen bewusst sein, dass sie Mitverantwortung dafür tragen, ob der neue Kollege bzw. die neue Kollegin gut im Team und in der Arbeitsaufgabe ankommt.

Wer einen Schritt weiter gehen möchte, kann strukturierte Onboarding-Gespräche einführen, gern mit einer unabhängigen Person z.B. aus dem HR: Ideen, die neue Mitarbeitende nach den ersten Monaten äußern, sind häufig noch nicht von Betriebs-

Total Recruiting: Im ganzen Personalzyklus laufend besser werden

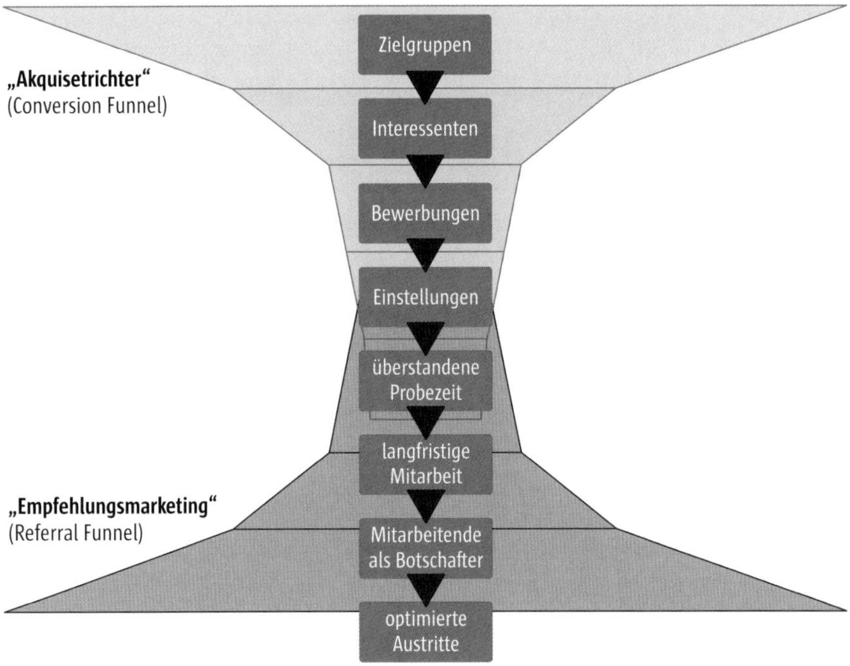

Abb. 5 Das Onboarding findet an der Stelle im Personalzyklus statt, die den Übergang zwischen Gewinnung und Bindung markiert. Es kann nur gut gelingen, wenn auch andere Phasen des Personalzyklus optimiert werden. Quelle: Rotthaus 2025

blindheit verstellt und können wichtige Impulse setzen. Gleichzeitig werden wichtige Informationen gesammelt, wie der Onboarding-Prozess im Gesamtunternehmen noch besser werden kann.

Abbildung 5 zeigt das Onboarding als kritischen Übergang im Personalzyklus: Optimierungen in dieser Phase haben erhebliche Auswirkungen auf die Mitarbeiterbindung, die Produktivität und die Arbeitgeberattraktivität.

Die schrittweise Optimierung des Personalzyklus erfordert eine kontinuierliche Analyse und Verbesserung der Prozesse. Dazu gehören die Erhebung von Kennzahlen, die Einführung von Feedbacksystemen und die regelmäßige Befragung von Mitarbeitenden. Dabei ist die Optimierung des Onboarding-Prozesses ein zentraler Hebel für die Prozessoptimierung im gesamten Personalzyklus.

> **Best Practice: Onboarding für eine komplett neue Klinik**
> Bei der Neueröffnung einer psychiatrischen Klinik mit über 100 Betten in Fürth stand das Onboarding unter besonderen Voraussetzungen: Es gab kein bestehendes Team, sondern es musste eine völlig neue Belegschaft aufgebaut werden. Dabei war zu beachten, dass vom Tag der Klinikeröffnung die neu zusammengesetzten Teams voll funktionsfähig sein mussten, um die Patientenversorgung zu gewährleisten. An diesem Beispiel der Bezirkskliniken Mittelfranken zeigt sich in besonderem Maße, welche Aspekte beim Onboarding zu beachten sind.

> In der Vorbereitung wurde ein Team aus der Klinikleitung und einer Gruppe von Führungskräften für die Gestaltung des Onboarding gebildet. Um diese „Keimzelle“ herum wurden nach und nach die kompletten Teams zusammengestellt. In einem zweitägigen Workshop mit den Oberärzten und Stationsleitungen wurden gemeinsame Zielvorstellungen entwickelt, Stärken herausgearbeitet und festgelegt, wie der Erfolg gemessen werden soll.
>
> Da viele der neu rekrutierten Mitarbeitenden keine Erfahrung in der Psychiatrie hatten, wurde ein besonderes Augenmerk auf deren Vorbereitung gelegt. Neben wenigen erfahrenen Kräften aus anderen Standorten mussten auch psychiatrie- und suchtunerfahrene Mitarbeitende, vor allem im Pflegebereich, integriert werden. Sie wurden mit Lehrbriefen zu den wichtigsten Indikationen theoretisch vorbereitet und durch Expertengespräche weitergebildet. So konnten sie sich sicher fühlen und waren gut auf den Arbeitsalltag vorbereitet, was wesentlich zum erfolgreichen Start beitrug.
>
> Viele Abläufe und Prozesse für die neue Klinik mussten neu entwickelt werden. Es wurden also nicht erfahrene und eingearbeitete Teams durch einzelne Personen ergänzt, sondern alle Mitarbeitende mussten ab der Klinikeröffnung in einer neuen Umgebung mit neuen Abläufen arbeiten. Um dies zu meistern, wurde ein Trainingscenter eingerichtet. In diesem interdisziplinären Team – bestehend aus Ärzten, Therapeuten, Sozialarbeitern, Pflegekräften und kaufmännischen Mitarbeitenden – wurden die neuen Prozesse entwickelt und praktisch erprobt. Durch die aktive Mitgestaltung konnten sich die Mitarbeitenden mit den neuen Abläufen identifizieren.
>
> (Quelle: Rotthaus 2025)

1.6 Onboarding in der Krise – eine besondere Herausforderung

Krisenzeiten stellen besondere Anforderungen an das Onboarding. Gerade in Phasen hoher Belastung – etwa während einer Pandemie, bei plötzlichen Personalengpässen, aber auch bei Teamerosionen – kommt es darauf an, jeden Schritt im Prozess zu optimieren und Verluste zu minimieren.

> *Das Onboarding generiert hier einen außerordentlich hohen Return on Investment (ROI): Wer neue Mitarbeitende schnell und effizient integriert, kann die Produktivität steigern und die Versorgungssicherheit gewährleisten.*

Gerade in Krisenzeiten ist es besonders wichtig, professionell zu kommunizieren und neue Mitarbeitende aktiv einzubinden. Regelmäßige Feedbackgespräche, die Förderung der sozialen Integration und die Schaffung eines Zugehörigkeitsgefühls sind entscheidend, um die Motivation und die Zufriedenheit zu steigern. Gerade hierfür bleibt in Krisenzeiten häufig zu wenig Zeit, wodurch die schwierige Situation weiter zugespitzt wird.

Im Sinne des Total Recruiting geht es dann darum, das gesamte Team zu stärken – durch Team-Coaching und ergänzende Retention-Maßnahmen. Der Blick auf „die Neuen“ greift zu kurz und kann die Krise weiter verschärfen, wenn sich altgediente Mitarbeitende benachteiligt fühlen. Gerade in Krisensituationen wird deutlich, dass Mitarbeitergewinnung, Onboarding und Mitarbeiterbindung Hand in Hand gehen müssen.

> **Best Practice: Onboarding in der Krise muss alle Register ziehen**
> Das Universitätsspital Basel liefert ein gutes Beispiel, dass ein erfolgreiches Onboarding in der Krise weit mehr erfordert als das Einstellen neuer Mitarbeitender. Die Ausgangssituation war kritisch: Wegen Personalmangels mussten auf einer Station 24 von 39 Betten gesperrt werden, sodass nur noch ein Bruchteil der Patienten versorgt werden konnte – mit entsprechenden finanziellen Einbußen. Diese Entwicklung war das Ergebnis einer schleichenden Teamerosion, die durch Unzufriedenheit einzelner Teammitglieder und Schwächen in der Führung begünstigt wurde.
>
> Um solche Situationen zu verbessern, reicht es nicht aus, neue Mitarbeitende einzustellen, weil diese oft direkt wieder die Station verlassen. Es müssen alle Register gezogen werden, um die Ursachen für die Personallücken als auch die Arbeitsbedingungen und Führungskultur im Team zu adressieren. Dazu gehören Coaching und intensive Teambildungsmaßnahmen, aber notfalls auch der Austausch von Führungskräften. Gleichzeitig wird das Recruiting verstärkt, auch international, um die nötigen Fachkräfte zu gewinnen. Besonders wichtig: ein individuell angepasstes Onboarding, das die neuen Mitarbeitenden auch sozial ins Team integriert und so verhindert, dass sie das Unternehmen schnell wieder verließen.
>
> Das Beispiel zeigt: Ein nachhaltig erfolgreiches Onboarding setzt voraus, dass nicht nur neue Mitarbeitende eingestellt, sondern auch die Ursachen für Personalengpässe, die Führungssituation und die Arbeitsbedingungen aktiv angegangen und verbessert werden.
>
> (Quelle: Rotthaus 2025)

1.7 Mit dem Bewerbungsprozess startet die Mitarbeiterbindung

Mitarbeiterbindung beginnt nicht erst mit dem ersten Arbeitstag, sondern bereits im Bewerbungsprozess. Jede Interaktion mit potenziellen Kandidaten wirkt nach innen und nach außen. Ein professioneller und wertschätzender Recruitingprozess trägt dazu bei, dass sich Bewerberinnen und Bewerber von Anfang an willkommen fühlen und eine positive Einstellung zum Unternehmen entwickeln.

Mitarbeiterbindung beginnt nicht erst mit dem ersten Arbeitstag, sondern bereits im Bewerbungsprozess.

Der Bewerbungsprozess ist der erste Kontakt zwischen Unternehmen und potenziellen Mitarbeitenden. Jede Interaktion prägt das Bild des Unternehmens und beeinflusst die Entscheidung, ob ein Bewerber das Angebot

Total Recruiting: Im ganzen Personalzyklus besser werden

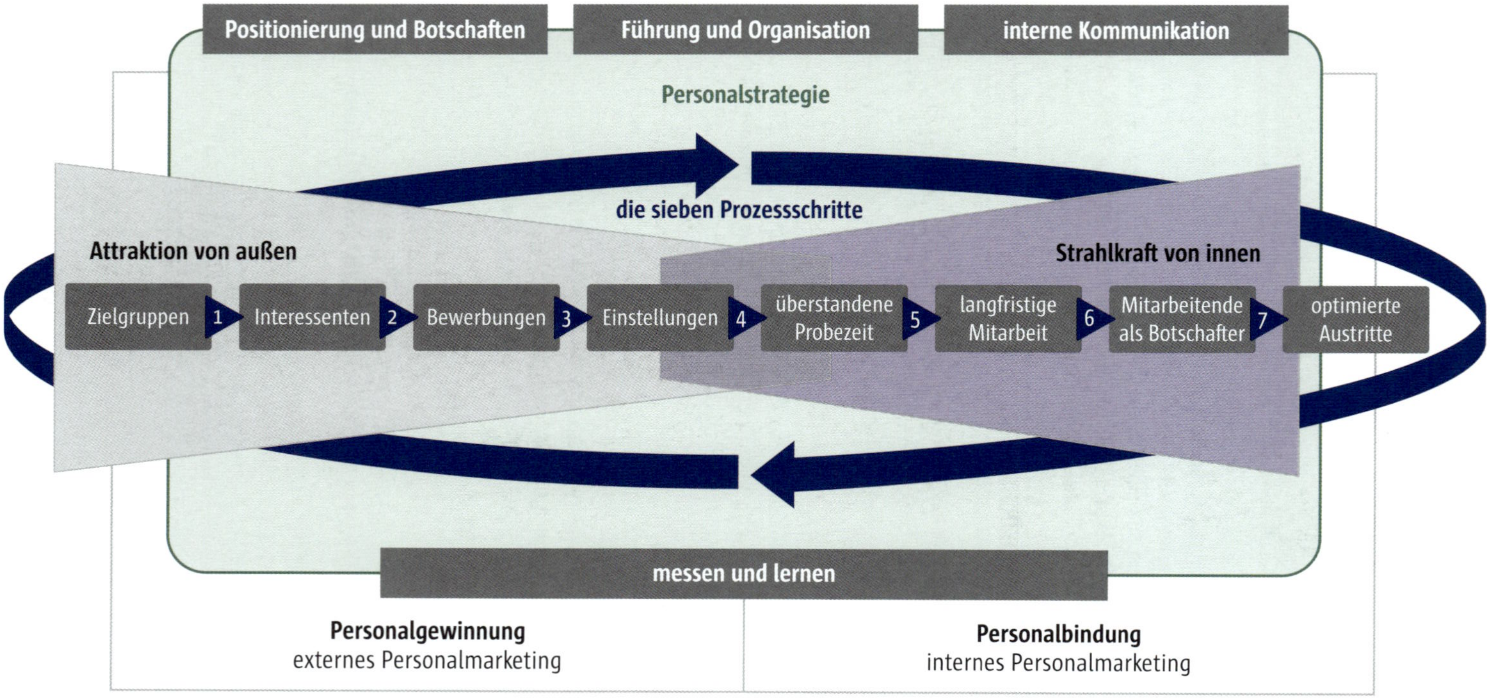

Abb. 6 Der Bewerbungsprozess ist der Startpunkt der Mitarbeiterbindung. Sind die Mitarbeitenden überzeugt, verhindert das nicht nur die Frühfluktuation im Onboarding, sondern führt insgesamt zu einer Strahlkraft von innen, die auf potenzielle Mitarbeitende wirkt. Quelle: Rotthaus 2025

annimmt. Unternehmen, die gezielt in die Verbesserung des Recruitingprozesses investieren, schaffen die Grundlage für eine langfristige und erfolgreiche Zusammenarbeit.

Die Sensibilisierung der eigenen Organisation für die Bedeutung des Onboarding ist ein zentraler Erfolgsfaktor. Ziel ist es, Mitarbeitende zu überzeugen und zu binden. Nicht nur, damit sie da sind und bleiben. Sondern auch, damit sie andere davon überzeugen, zu kommen und zu bleiben. Dadurch entsteht eine Strahlkraft von innen, die potenzielle Mitarbeitende anzieht. Das ist Total Recruiting.

1.8 Onboarding als Schlüssel zur Reduzierung der Fluktuation

Somit ist das Onboarding nicht nur als die Einarbeitung neuer Mitarbeitender zu verstehen – es ist der Beginn einer Beziehung fürs Leben (s. Abb. 6). Ziel ist es, Fluktuation zu reduzieren und für jede Lebenssituation das passende Arbeitszeitmodell anzubieten. Flexibilität und individuelle Lösungen sind entscheidend, um Mitarbeitende langfristig zu binden und ihre Zufriedenheit zu steigern.

Dabei ist es hilfreich, sich von dem Bild zu verabschieden, dass Privatleben und Berufsleben streng voneinander getrennt sind. Wie Mitarbeitende ihr Privat- und Arbeitsleben gestalten wollen, ist hier in den verschiedenen Lebensphasen Rechnung zu tragen. Kliniken bieten ihren Mitarbeitenden heute schon vielfältige und flexible Arbeitsmodelle. Auch Pool- und Flexlösungen können wesentlich zur Mitarbeiterbindung beitragen.

> *Das Onboarding ist damit der Schlüssel zur erfolgreichen Integration neuer Mitarbeitender im Gesundheitswesen. Es verbindet Recruiting und Bindung, minimiert Verluste und steigert die Produktivität.*

Total Recruiting als Gesamtstrategie sorgt dafür, dass alle Prozesse kontinuierlich optimiert werden und die gesamte Belegschaft als aktive Gestalter eingebunden ist. Wer das Onboarding als Beginn einer Beziehung fürs Leben versteht, legt den Grundstein für eine hohe Mitarbeiterzufriedenheit und nachhaltige Unternehmensentwicklung.

Literatur

Rotthaus S (2025) Total Recruiting. Wie Sie den Personalmangel für Ihre Klinik in den Griff bekommen. MWV Berlin

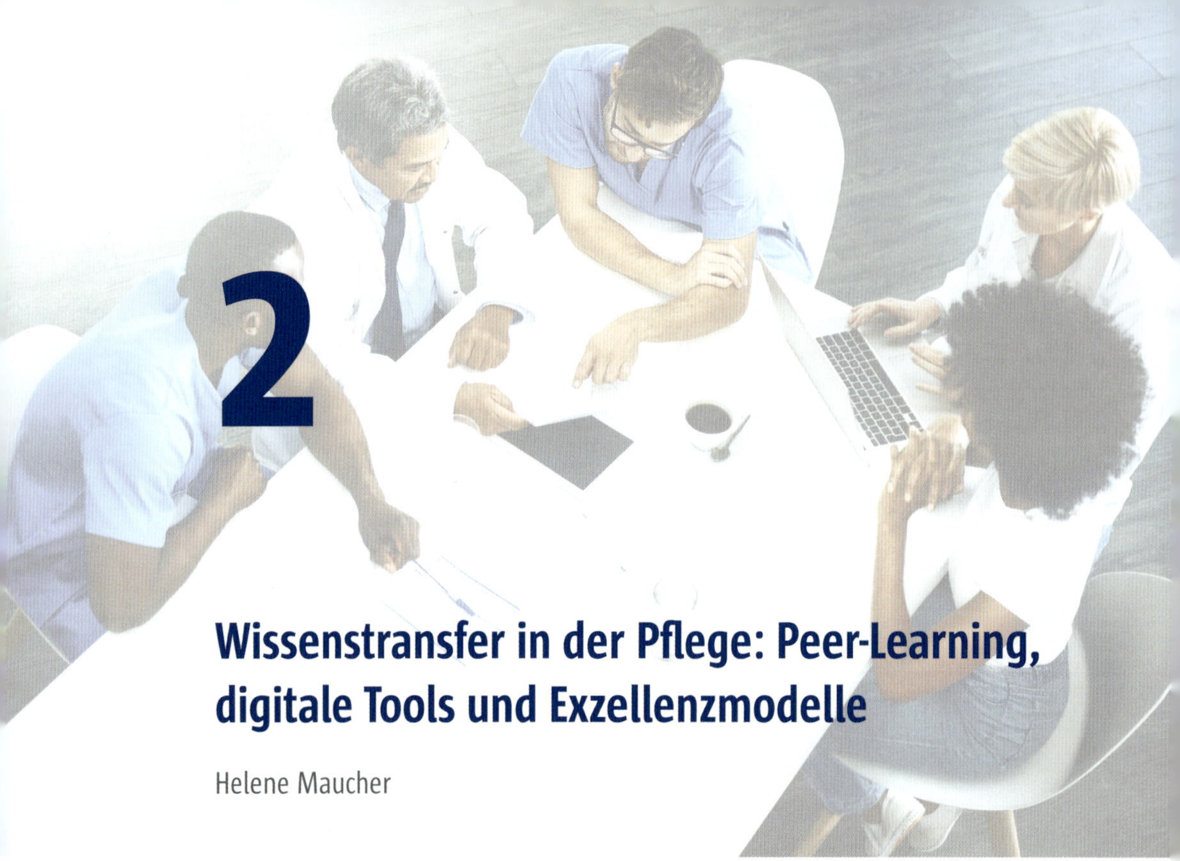

2

Wissenstransfer in der Pflege: Peer-Learning, digitale Tools und Exzellenzmodelle

Helene Maucher

2.1 Pflege im Wandel: Lernen als Schlüssel zur Exzellenz

Das Gesundheitswesen und die Pflege stehen vor einem tiefgreifenden Wandel. Zunehmend komplexe Patientensituationen, medizinische und pflegerische Innovationen sowie dynamische Versorgungsstrukturen erfordern ein hohes Maß an Agilität und kontinuierlichem Lernen. In einer Wissensgesellschaft, in der sich die Halbwertszeit des Wissens rasant verkürzt, wird lebenslanges Lernen zur Grundlage professioneller Pflegepraxis. Interprofessionelles Lernen, digitale Kompetenzen und reflektierte Praxis werden zu Schlüsselfaktoren einer zukunftsfähigen Pflege (DPR 2023; BMG 2024). Pflegefachpersonen verbinden technologische Innovation mit Empathie, Ethik und klinischer Urteilskraft. Bereits Florence Nightingale (1860) betonte, dass Beobachtung, Reflexion und Wissen die Basis pflegerischer Professionalität bilden. Damit steht Lernen im Zentrum pflegerischer Identität und wird zum Bindeglied zwischen Fachlichkeit, Ethik und Fürsorge.

> *„Lernen ist die Entwicklung von der Novizin zur Expertin.“* (Benner 1984)

2.2 Digitale und kollaborative Lernformen in der Pflegepraxis

Digitale Lernformate und kollaborative Ansätze fördern den Wissenstransfer im Team und ermöglichen Lernen am *Point of Care*. Peer-Learning stärkt Reflexion, Verantwortungsübernahme und klinische Entscheidungsfähigkeit. Das Peer-Review-Verfahren der Initiative Qualitätsmedizin (IQM 2024) gilt dabei als Best-Practice-Beispiel: Pflege,

Medizin und Therapie analysieren reale Fälle, identifizieren Erfolgsfaktoren und leiten Verbesserungen ab. Die Ausbildung von Pflege-Peers und ihre aktive Beteiligung an Peer-Review-Verfahren fördern Verantwortungsbewusstsein, Selbstwirksamkeit und interprofessionelles Lernen (Sana Kliniken 2024).

Simulationstrainings, *Skill Labs* und Room-of-Error-Formate bieten sichere Lernräume, in denen Teams klinische Situationen risikofrei trainieren und Fehler als Lernchancen begreifen (GQMG 2022; Zimmermann et al. 2020).

Peer-Learning stärkt Reflexion, Verantwortungsübernahme und klinische Entscheidungsfähigkeit.

> *Technologie kann den Menschen in der Pflege nicht ersetzen, aber sie kann ihn freisetzen – für das Wesentliche: Zuwendung, klinisches Denken und professionelles Handeln.*

Virtuelle Lernplattformen und Tele-Coaching vernetzen Pflegefachkräfte standortübergreifend und fördern evidenzbasiertes Handeln in Echtzeit (Sanford et al. 2024; Nowell et al. 2025). Diese digitalen Tools verbinden Wissen, Feedback und Teamarbeit und schaffen so einen neuen Lernraum, in dem Pflege als lernende Profession agiert.

2.3 Praxisbeispiel: Sana Kliniken – Matrixorganisation, Expertennetzwerke und Peer-Kompetenz

2.3.1 Interdisziplinär vernetzte Pflegeexpertengruppen

Ein positives Beispiel für gelingenden Wissenstransfer und strategische Pflegeentwicklung zeigt sich in der Pflegestrategie der Sana innerhalb der Matrixorganisation der Sana Kliniken AG. Ausgehend von Fragestellungen aus der Praxis wurden Pflegeexpertengruppen gebildet, die Lernen und Entwicklung als festen Bestandteil der pflegerischen und interdisziplinären Weiterentwicklung verstehen.

In diesen Gruppen sind Pflegeexpert:innen aus über 50 Kliniken miteinander vernetzt. Sie bringen ihr spezifisches Fachwissen ein, das als kollektives Wissen für die gesamte Organisation und darüber hinaus nutzbar gemacht wird. So entsteht eine Kultur des gemeinsamen Lernens, der Reflexion und der evidenzbasierten Weiterentwicklung.

Ein Beispiel ist die *Expertengruppe Intensivpflege*, die das Konzept der *Rapid-Response-Visiten* durch Intensivpflegeexpert:innen entwickelt hat. Diese begleiten Patient:innen nach dem Aufenthalt auf der Intensivstation. Das Konzept wurde zunächst in zwei Kliniken pilotiert und evaluiert. Erste Ergebnisse zeigen, dass Rückverlegungen auf die Intensivstation deutlich reduziert werden konnten. Gleichzeitig berichten Mitarbeitende auf den Normalstationen, dass sie sich sicherer im Umgang mit komplexen Situationen fühlen und durch die Zusammenarbeit mit den Fachexpert:innen Raum für Reflexion und Lernen erhalten.

Eine weitere zentrale Rolle spielt die *Expertengruppe Pflegewissenschaft*, die sich zu einem *Nursing Development Center* (NDC) weiterentwickelt. Ziel ist die Förderung einer forschenden Haltung und die enge Verbindung von Theorie und Praxis. Hier werden praxisrelevante Projekte initiiert, beispielsweise die wissenschaftliche Evaluation einer Lagerungsmethode im Brustzentrum der Sana Klinik Benrath. Auch die Entwicklung und Implementierung von Expertenstandards – etwa zur Dekubitus- Sturzprävention etc. – erfolgt evidenzbasiert und interprofessionell.

Die *Pflegeexpertengruppe Zentrale Notaufnahme* arbeitet eng mit der ärztlichen Fachgruppe *Medizin* zusammen und entwickelt Lösungen für Herausforderungen in der Praxis. Ebenso vernetzt sich die *Expertengruppe Pflegeausbildung* mit der Pflegedirektorenkonferenz und der Pflegeausbildungsleiterkonferenz, um den *Theorie-Praxis-Transfer* systematisch zu stärken und gemeinsam für eine bestmögliche Ausbildung zu lernen.

Wo immer es sinnvoll ist, arbeiten die Pflegesxpertengruppen *interdisziplinär* – mit Kolleg:innen aus Medizin, Qualitätsmanagement, Hygiene, Recht, HR und weiteren Abteilungen. Innerhalb klar strukturierter Projektorganisationen werden Themen bearbeitet und Standards, Implementierungsmodule und Lernformate (z.B. Online-Sprechstunden, „One-Minute-Wonder", Präsentationen) für die Praxis entwickelt.

Ziel ist es, Fragen aus der Praxis systematisch zu strukturieren, wissenschaftlich zu reflektieren und mit Evidenz zu verknüpfen. Das daraus entstehende Wissen fließt anschließend wieder in den klinischen Alltag zurück. So entstehen Lösungen, die von den Mitarbeitenden selbst getragen und verantwortet werden – die gesamte Organisation lernt gemeinsam.

2.3.2 Interprofessionelle Zusammenarbeit und Qualitätsarbeit

Ziel ist es, Fragen aus der Praxis systematisch zu strukturieren, wissenschaftlich zu reflektieren und mit Evidenz zu verknüpfen.

Ein herausragendes Beispiel interprofessioneller Zusammenarbeit ist der *Sana-Sepsis-Pathway*. Dieses Projekt entstand bereits 2023 aus einer Initiative der Bereiche *Unternehmensstrategie*, *Medizin*, *Pflege*, *Qualitätsmanagement* und *Hygiene*. In regelmäßigen interprofessionellen Fallbesprechungen werden klinische Daten reflektiert, Verbesserungen abgeleitet und in wiederkehrenden Analysen nachhaltig verankert. Die Kombination aus digitalem Dashboard, Reflexion und Fallanalysen hat messbare Verbesserungen in der Behandlungsqualität hervorgebracht. Die Teilnahme der Pflege an diesen Besprechungen ist heute selbstverständlich und zeigt, wie gelebte interprofessionelle Zusammenarbeit direkt zur Qualitätssteigerung beiträgt.

> *Die Matrixorganisation schafft Räume, in denen Pflegewissenschaft lebendig wird.*

2.3.3 Technische Innovation im Kompetenzaufbau

Ein weiterer innovativer Bestandteil der Entwicklung war die Pilotierung von *Virtual Reality* (VR) in der Pflegeausbildung und Weiterbildung. Besonders hervorzuheben ist hier der sogenannte „OP-Führerschein", bei dem Pflegefachpersonen realitätsnah das Verhalten im Operationssaal, sterile Arbeitsprozesse und Teamkommunikation trainieren. Durch diese praxisnahen Simulationen werden die Handlungssicherheit erhöht, die Teamkoordination verbessert und das Fehlerrisiko minimiert (Zimmermann et al. 2020).

Diese Beispiele verdeutlichen, dass Wissenstransfer, Innovation und Reflexion keine Zusatzaufgaben sind, sondern zentrale Elemente moderner Pflegeentwicklung.

> *Pflege wird exzellent, wenn sie aus Erfahrung lernt, interprofessionell vernetzt, aus Daten erkennt und aus Haltung handelt und dabei selbstverständlich die Patienten im Mittelpunkt sieht.*

2.4 Lernarchitektur Sana – Wissen im Fluss

Das Lernsystem der Sana Kliniken basiert auf einer zirkulären Struktur: Wissen entsteht im Pflegealltag, wird durch Expertengruppen analysiert und über Projektteams aufbereitet, anschließend fließt es über digitale Lernplattformen, Schulungen und Peer-Formate wieder in die Praxis zurück. Dieses System sichert nicht nur Qualität, sondern fördert eine lernende Organisation, in der auch Pflegeforschung, Bildung und Praxis eng verzahnt sind.

„Wissen teilt nur, wer Vertrauen erlebt." Dieser Leitsatz spiegelt die Kultur wider, die Lernen als kollektiven Prozess versteht. Feedback, Anerkennung und Offenheit sind dabei zentrale Elemente. Die Pflegeexpertenstruktur mit den Expertengruppen bei Sana ermöglicht, dass jede Pflegefachperson – unabhängig von Funktion oder Standort – Teil eines lernenden Netzwerks wird.

2.5 Lernkultur, psychologische Sicherheit und transformative Führung

Eine nachhaltige Lernkultur basiert auf Vertrauen, Feedback und psychologischer Sicherheit (Edmondson 2019). Transformationales Leadership (Bass u. Riggio 2019) unterstützt diese Haltung, indem Führungskräfte die sinnstiftende Tätigkeit und Qualität transparent machen, Mitarbeitende inspirieren und Lernprozesse fördern. Dabei bieten Kennzahlen die Möglichkeit, einen kontinuierlichen Verbesserungsprozess einzuleiten, Interventionen zu planen und Verbesserungen sichtbar zu machen. Damit wird das berufliche Selbstverständnis gestärkt und die Selbstwirksamkeit erfahrbar.

> **Pflege ist angewandte Wissenschaft – doch sie bleibt zutiefst menschlich.**

2.6 Übergang zur Praxis: Lernen sichtbar machen

Lernen wird erst dann nachhaltig, wenn es im Pflegealltag sichtbar und erlebbar ist. Tabelle 1 zeigt exemplarisch Lernformen, die theoretische Konzepte, digitale Innovation und praktische Umsetzung miteinander verbinden.

Tab. 1 Lernformen und digitale Unterstützung in der klinischen Praxis

Lernform/Instrument	Beschreibung	Nutzen/Ziel	typische Dauer/Frequenz/Rahmen	digitale Unterstützung (Tools/Plattformen)	Beispielanwendung
Übergaben mit SBAR (Situation, Background, Assessment, Recommendation)	strukturierte Kommunikation nach standardisiertem Schema zur sicheren Informationsweitergabe zwischen Berufsgruppen	erhöht Informationsqualität, reduziert Übermittlungsfehler, stärkt Patientensicherheit	Dauer: 5–10 Minuten pro Patient Frequenz: bei jedem Schichtwechsel oder bei interdisziplinären Übergaben Hinweis: je nach Kontext und Stationsgröße anpassbar	digitale Übergabetools (z.B. CareCockpit, ISBAR-Vorlagen im KIS), Checklisten-Apps	Übergabe zwischen Früh- und Spätdienst oder bei Verlegung auf andere Station
Huddles (Team-Kurzbesprechung)	kurze, strukturierte Besprechung im Stehen zur täglichen Abstimmung im Team – themenbezogen (Sicherheit, Prozess, Qualität).	fördert Teamkohäsion, Kommunikation und Sicherheitskultur	Dauer: max. 10 Minuten Frequenz: einmal pro Schicht oder täglich Rahmen: im Stehen, ggf. digital zugeschaltet; ideal für Teams mit bis zu 10 Patient:innen Hinweis: Dauer und Struktur variieren je nach Klinikbereich	MS Teams, Miro, digitale Whiteboards, Aufgabenmanagement-Tools (Planner, Trello)	Tageshuddle auf Station zur Planung, Besprechung von Risikopatient:innen oder Prozessanpassungen
Peer-Feedback und Mentoring	kollegiales Feedback und begleitendes Lernen zwischen Berufsgruppen oder Erfahrungsebenen – systematisch oder anlassbezogen	stärkt Feedbackkultur, Selbstwirksamkeit, berufliche Identität und Bindung	Dauer: 30–60 Minuten Frequenz: monatlich oder nach Bedarf Rahmen: Einzel- oder Gruppensetting; Vorbereitung: Reflexionsleitfaden, Zielvereinbarung, Feedback-Matrix Hinweis: Dauer je nach Zielgruppe und Fallkomplexität	E-Learning- und Mentoring-Plattformen (Mentorloop, LinkedIn Learning), digitale Feedbacktools	APN (Advanced Practice Nurse) coacht Pflegefachpersonen nach Pflegevisite oder bei komplexen Fällen

Lernform/Instrument	Beschreibung	Nutzen/Ziel	typische Dauer/Frequenz/Rahmen	digitale Unterstützung (Tools/Plattformen)	Beispielanwendung
Room of Error/ Simulationstraining	Simulation realer, kritischer Situationen in sicherer Lernumgebung – Fokus auf Fehlerlernen und Team-Performance	fördert Handlungssicherheit, Teamkoordination, Fehlerkompetenz, Stressresistenz	Dauer: 60–90 Minuten Frequenz: viertel- bis halbjährlich Hinweis: je nach Einrichtung und Thema flexibel planbar	VR-Simulationen (Oxford Medical Simulation, Body Interact), digitale Simulationsmodule, Simulationszentren	Simulationstraining zu Notfällen wie Reanimation, Sepsis oder Delir
Reflective Practice Rounds	strukturierte Teamreflexion zu komplexen Situationen oder ethischen Fragestellungen	fördert Selbstreflexion, Resilienz, Teamverständnis	Dauer: 30–45 Minuten Frequenz: monatlich oder nach besonderen Ereignissen Rahmen: moderierte Gruppensitzung mit Reflexionsleitfaden Hinweis: Dauer und Frequenz je nach Teamdynamik	Online-Reflexionsplattformen (Padlet, Mentimeter, MS Teams), digitale Journals	Reflexion nach herausforderndem Fall (z.B. Patientenverlust, Teamkonflikt)
interprofessionelle Fallkonferenzen	gemeinsame Analyse komplexer Patientensituationen durch Pflege, Medizin, Therapie und Sozialdienst. Auch gezielte thematische Fallkonferenzen, z.B. zu Hygiene, Sepsis, Medikationssicherheit. Idealerweise wechseln sich Pflege und Medizin bei der Fallvorstellung ab.	verbessert interprofessionelle Zusammenarbeit, stärkt gegenseitiges Rollenverständnis und Behandlungsqualität	Dauer: 30–60 Minuten Frequenz: wöchentlich oder bei Bedarf Rahmen: hybrid möglich; Vorbereitung: Fallauswahl, Datensichtung, Abstimmung zwischen Berufsgruppen Hinweis: zusätzliche Vorbereitungszeit erforderlich; Ablauf je nach Klinikstruktur anpassbar	Videokonferenztools (Zoom, MS Teams), digitale Fallakten, geteilte Dokumente	Fallkonferenz zu Sepsisverläufen, Hygienemaßnahmen oder Schnittstellenproblemen

Lernform/Instrument	Beschreibung	Nutzen/Ziel	typische Dauer/Frequenz/Rahmen	digitale Unterstützung (Tools/Plattformen)	Beispielanwendung
digitales Microlearning	kurze, praxisnahe Lernmodule (Text, Video, Quiz) – mobil abrufbar und individuell kombinierbar	unterstützt kontinuierliches, selbstgesteuertes Lernen im Arbeitsalltag	Dauer: 5–10 Minuten pro Modul Frequenz: wöchentlich oder individuell Hinweis: Anpassung je nach Lerninhalt und Verfügbarkeit	Tipton, Instructive, Moodle, Articulate Rise	Mini-Lerneinheit zu neuen Geräten, Hygienestandards oder klinischen Scores
Peer Reviews/ kollegiale Fallanalyse	systematische Analyse realer Fälle durch Kolleg:innen nach strukturiertem Schema (z.B. IQM-Methodik)	identifiziert Verbesserungspotenziale, stärkt Qualitätsbewusstsein und Lernkultur	Dauer: 60–90 Minuten Frequenz: quartalsweise oder projektbezogen Rahmen: multiprofessionelles Setting; Vorbereitung: Fallauswahl, Dokumentenanalyse, Rollenverteilung Hinweis: je nach Themenkomplexität variabel	IQM Peer Review-Tools, digitale Dokumentationsplattformen, MS Forms zur Vorabdatenerfassung	kollegiale Fallanalyse nach Zwischenfall oder Qualitätsaudit
Rapid Response Rounds	tägliche Kurzvisiten durch Intensivpflegepersonal auf Normalstation zur Sichtung komplexer Patient:innen. Kombination aus klinischer Einschätzung, Beratung und Mikroschulung	reduziert Rückverlegungsrate auf Intensivstation, senkt Mortalität, stärkt klinische Kompetenz der Teams	Dauer: ca. 1 Stunde im Rahmen des Dienstes (je nach Klinikgröße und Patientenanzahl) Frequenz: täglich Hinweis: Ablauf, Dauer und Zielgruppe je nach Kontext anpassbar	digitale Patientendatenübersichten (KIS, EPIC, CGM Clinical), Kommunikationsplattformen (MS Teams, Vocera), mobile Monitoring-Tools	Intensivpflegeexpert:innen führen auf Normalstationen *Daily Rounds* durch; gemeinsame Bewertung instabiler Patient:innen, Schulung zur Früherkennung von Verschlechterungen

Lernform/Instrument	Beschreibung	Nutzen/Ziel	typische Dauer/Frequenz/Rahmen	digitale Unterstützung (Tools/Plattformen)	Beispielanwendung
virtuelle Nursing-Beratung/Tele-Nursing	digitale Pflegeberatung und klinisches Monitoring durch erfahrene Pflegeexpert:innen, insbesondere Advanced Practice Nurses (APNs). Unterstützung bei Entlassungsvorbereitung, Verlaufskontrolle und sektorenübergreifender Kommunikation. Zudem gezielte digitale Beratung und Begleitung von Auszubildenden und Pflegefachpersonen in der Einarbeitung	verbessert Kontinuität der Versorgung und Patientensicherheit, fördert klinische Entscheidungsfähigkeit und Übergangsmanagement, stärkt Lern- und Beratungskompetenz von Pflegefachpersonen	Dauer: variabel (10–60 Minuten) je nach Fall und Setting Frequenz: individuell – nach klinischem Bedarf, Entlassungsphase oder Lernstand Hinweis: Konzeptentwicklung erfolgt auf Basis klinischer Bedarfsanalyse; kombinierbar mit hybriden Beratungsformen (Video + Präsenz)	MS Teams, Zoom Healthcare, Telemonitoring-Systeme (Imito, Tunstall, Cisco HealthConnect), digitale Fallakten, Lernplattformen (Moodle, Tipton)	virtuelle Beratung durch APN zur Entlassungsvorbereitung (z.B. bei komplexem Wundmanagement), Verlaufskontrolle nach Entlassung oder digitale Beratung von Auszubildenden bei klinischen Fragestellungen

2.7 Zusammenfassung und strategischer Ausblick

Pflege steht heute und in Zukunft an der Schnittstelle von Wissenschaft, Technik und Menschlichkeit. Künstliche Intelligenz unterstützt bereits in *Early Warning Scores*, bei Dokumentation und Analyse – doch entscheidend bleibt die klinische Urteilskraft der Pflegenden.

Lernen im Alltag – bei Übergaben, Visiten, Huddles oder Pflegevisiten – wird zum Motor für Qualität und Patientensicherheit. Reflektive Praxis und kollektive Lernprozesse stärken Selbstbewusstsein und Kompetenz im Umgang mit hochkomplexen Situationen.

In Peer-Reviews und kollegialen Fallbesprechungen zeigt sich, wie Pflege Qualität lernt – aus Erfahrung, Evidenz und Dialog.

Innovative *Skill Labs* und *Rooms of Error* ermöglichen Lernen in geschütztem Rahmen, während Teams gemeinsam Strategien für sichere Versorgung entwickeln. Eine interprofessionelle Lernkultur entsteht dort, wo Visiten und Kommunikation bewusst als Lernort gestaltet werden.

Lernen im Alltag [...] wird zum Motor für Qualität und Patientensicherheit.

Pflege lernt auch vom Patienten – im alltäglichen Handeln, durch Beobachtung und durch die Anwendung des besten Standards am individuellen Fall (Behrens u. Langer 2004). Florence Nightingale hat dies vorweggenommen: Daten und Beobachtung bilden die Grundlage pflegerischer Qualität. Zahlenbasiertes Lernen ist damit Ausdruck von Professionalität und Empathie zugleich.

Zukünftig werden *Entlass-Allianzen* und *Community-Health-Nursing-Modelle* pflegerische Expertise über Versorgungsebenen hinweg verknüpfen (WHO 2023). Pflege wird sektorenübergreifend lernen – von Kolleg:innen und von anderen Professionen.

Nicht zuletzt ist es bedeutend, dass bereits in der Ausbildung und im Studium gemeinsam gelernt wird und die Studenten und Auszubildenden in die täglichen Lernsituationen integriert werden. So entsteht eine nachhaltige Kultur, die Vertrauen und Sicherheit schafft.

> *Pflege lernt – mit Menschen, für Menschen, im Team. Zwischen Daten, Erfahrung und Empathie entsteht jene Exzellenz, die heilt.*

Literatur

Bass BM, Riggio RE (2019) Transformational Leadership (3rd ed.). Routledge

Behrens J, Langer G (2004) Evidence-based Nursing. Huber

Benner P (1984) From Novice to Expert. Addison-Wesley

Bundesministerium für Gesundheit (BMG) (2024) Digitalisierung in der Pflege – Chancen, Grenzen und Perspektiven. Berlin

Deutscher Pflegerat (DPR) (2023) Pflegebildung und Professionalisierung im Wandel. Berlin

Edmondson A (2019) The Fearless Organization. Wiley

Gesellschaft für Qualitätsmanagement in der Gesundheitsversorgung (GQMG) (2022) Room of Error – Simulationstrainings zur Patientensicherheit

Initiative Qualitätsmedizin (IQM) (2024) Peer Review Verfahren zur Qualitätsentwicklung in der Medizin. Berlin

Nightingale F (1860) Notes on Nursing. London: Harrison

Nowell L et al. (2025) Web-based teaching and learning of virtual caring skills. JMIR Nursing

Sana Kliniken (2024) Pflegequalität im Benchmark – Wissen vernetzt Exzellenz

Sanford K et al. (2024) Virtual Nursing: Improving Patient Care and Meeting Workforce Challenges. PSNet AHRQ

World Health Organization (WHO) (2023) Global strategic directions for nursing and midwifery 2021–2025. Geneva: WHO

Zimmermann C et al. (2020) Room of Horrors: Simulation zur Förderung der Patientensicherheit. ZEFQ

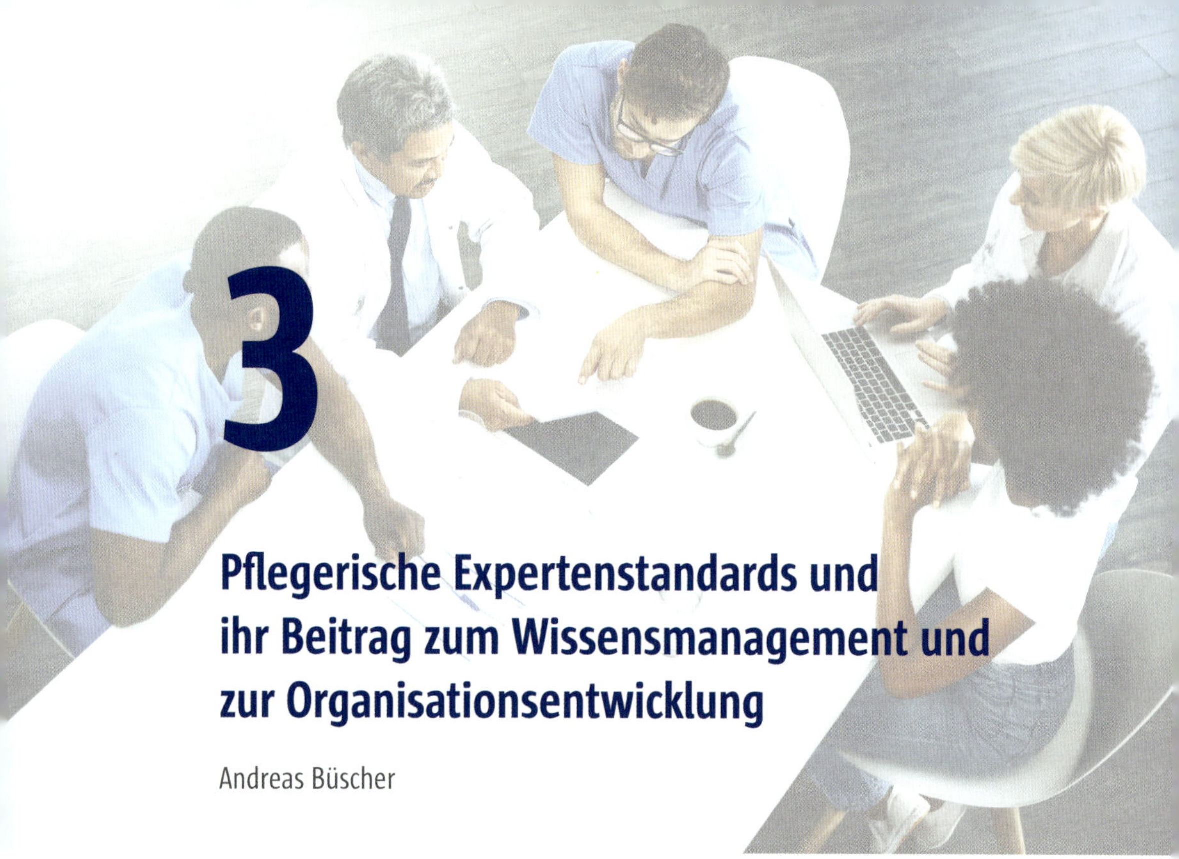

3

Pflegerische Expertenstandards und ihr Beitrag zum Wissensmanagement und zur Organisationsentwicklung

Andreas Büscher

3.1 Einführung

Seit mehr als 30 Jahren entwickelt und vertreibt das Deutsche Netzwerk für Qualitätsentwicklung in der Pflege (DNQP) Expertenstandards zu zentralen Qualitätsrisiken der gesundheitlichen und pflegerischen Versorgung. Diese Expertenstandards werden in vielen Einrichtungen als zentrales Instrument für die interne Qualitätsentwicklung genutzt und leisten somit einen wichtigen Beitrag zum Wissensmanagement und zur Organisationsentwicklung. Im folgenden Beitrag werden die Definition, Entwicklung und Funktion von Expertenstandards kurz beschrieben, bevor auf der Basis von Erfahrungen aus vielfältigen Implementierungsprojekten ihr Beitrag zum Wissensmanagement und zur Organisationsentwicklung herausgearbeitet wird. Optionen zur digitalen Nutzung von Expertenstandards runden den Beitrag ab.

Expertenstandards sind evidenzbasierte, monodisziplinäre Instrumente, die den spezifischen Beitrag der Pflege für die gesundheitliche und pflegerische Versorgung zu zentralen Qualitätsfragen aufzeigen und die Grundlage für eine kontinuierliche Verbesserung der Pflegequalität in Gesundheits- und Pflegeeinrichtungen bieten. Sie sind definiert als „... professionell abgestimmtes Leistungsniveau (...), das dem Bedarf und Bedürfnissen der damit angesprochenen Bevölkerung angepasst ist und Kriterien zur Erfolgskontrolle dieser Pflege einschließt. Expertenstandards geben die Zielsetzung und das Qualitätsniveau komplexer, interaktionsreicher pflegerischer Aufgaben sowie Handlungsalternativen und Handlungsspielräume in der direkten Versorgung von Menschen mit Pflegebedarf vor." (DNQP 2025). Die Entwicklung von Expertenstandards geht somit unmittelbar mit einem Verständigungsprozess innerhalb der

Tab. 1 Vorliegende Expertenstandards in der Pflege

Expertenstandard	Entwicklung	erste Aktualisierung	zweite Aktualisierung
Dekubitusprophylaxe in der Pflege	2002	2010	2017
Entlassungsmanagement in der Pflege	2004	2009	2019
Schmerzmanagement bei akuten Schmerzen in der Pflege	2005	2011	2020
Sturzprophylaxe in der Pflege	2006	2013	2022
Förderung der Kontinenz in der Pflege	2007	2014	2024
Pflege von Menschen mit chronischen Wunden	2009	2015	2025
Ernährungsmanagement zur Sicherstellung und Förderung der oralen Ernährung in der Pflege	2010	2017	in Arbeit
Schmerzmanagement bei chronischen Schmerzen in der Pflege, 2020 zusammengeführt mit Schmerzmanagement bei akuten Schmerzen	2015	2020	
Beziehungsgestaltung in der Pflege von Menschen mit Demenz	2019	in Arbeit	
Förderung der Mundgesundheit in der Pflege	2023		
Erhaltung und Förderung der Hautintegrität in der Pflege	2024		
Delir (Arbeitstitel)	in Arbeit		
Erhaltung und Förderung der Mobilität (Expertenstandard nach § 113 SGB XI)	2014	2020	

pflegerischen Berufsgruppe einher. Die Berufsgruppe entwickelt auf der Grundlage verfügbarer wissenschaftlicher Evidenz ein Leistungs- und Qualitätsniveau professioneller Pflege. Die Veröffentlichung eines Expertenstandards sorgt dafür, dass das professionell abgestimmte Leistungsniveau für die interessierte Öffentlichkeit, professionelle Akteure anderer Berufsgruppen, Politik und Leistungsträger sowie die Organisationen der gesundheitlichen und pflegerischen Versorgung transparent ist. Bislang sind Expertenstandards zu zwölf Themen veröffentlicht und zum Teil bereits mehrfach aktualisiert worden. Ein weiterer befindet sich zum Zeitpunkt der Entstehung dieses Beitrags in der Entwicklung (s. Tab. 1).

3.2 Entwicklung von Expertenstandards

Die Entwicklung von Expertenstandards geht zurück auf die methodischen Vorarbeiten des DNQP in den 1990er-Jahren zur dezentralen Qualitätsentwicklung und hat große Bestärkung durch den Beschluss der Gesundheitsministerkonferenz von 1999 über „Ziele einer einheitlichen Qualitätsstrategie im Gesundheitswesen“ und die darin beschlossene Förderung von Qualitätsinstrumenten wie Leitlinien und Expertenstandards erhalten. Die Entwicklung der ersten sieben Expertenstandards wurde durch das Bundesministerium für Gesundheit zwischen 1999 und 2009 gefördert. Diese Förderung wurde anschließend eingestellt, sodass das DNQP seit 2010 seine Arbeit ohne öffentliche Förderung fortführt und aus eigenen Mitteln bestreitet, die durch den Vertrieb der Expertenstandards generiert werden. Innerhalb der Pflegeversicherung wurde durch die Einführung von § 113a SGB XI die Entwicklung von Expertenstandards 2008 der Selbstverwaltung aus Leistungsträgern und Leistungserbringern übertragen. Das DNQP hat unabhängig davon seine Arbeit fortgesetzt, dabei seine sektorübergreifende Perspektive beibehalten und entsprechend Expertenstandards entwickelt und aktualisiert, die auch für die Pflege im Krankenhaus Gültigkeit beanspruchen. Nachdem im SGB XI innerhalb von 15 Jahren kein einziger Expertenstandard abschließend entwickelt und veröffentlicht werden konnte, wurde der § 113a SGB XI wieder gestrichen. Seitdem erfolgt die Entwicklung von Expertenstandards im deutschsprachigen Raum ausschließlich durch das DNQP. Es sollte als bedenklich erachtet werden, dass die Arbeit zur Entwicklung einer verbesserten Pflegequalität keine öffentliche Förderung erfährt, auch nicht über den Innovationsfonds des Gemeinsamen Bundesausschusses, der mittlerweile die Entwicklung von Leitlinien fördert. Andererseits garantiert die Finanzierung aus eigenen Mitteln die Unabhängigkeit von kommerziellen und anderen Interessen. Dass die Finanzierung der Arbeit des DNQP aus Eigenmitteln möglich ist, gibt einen Hinweis auf die Bedeutung der Expertenstandards für die Pflegepraxis (DNQP 2019). Ursprünglich gab es eine intensivere Nutzung in Krankenhäusern, recht schnell wurden die Expertenstandards jedoch auch in Einrichtungen der langzeitpflegerischen Versorgung im Rahmen der Pflegeversicherung in großem Umfang genutzt. Diese Nutzung wurde zum Teil auch durch die Verwendung der Expertenstandards in der externen Qualitätssicherung von Pflegeeinrichtungen beeinflusst. Das DNQP hat jedoch immer Wert auf die Feststellung gelegt, dass die Expertenstandards vor allem als Instrumente der internen Qualitätsentwicklung anzusehen sind. Sie unterstützen individuelle Pflegefachpersonen, aber auch Organisationen der gesundheitlichen und pflegerischen Versorgung bei der Qualitätsentwicklung zu zentralen Versorgungsthemen.

Für die Entwicklung von Expertenstandards (s. ausführlich das Methodenpapier des DNQP, das über die Internetseite abgerufen werden kann) sucht das DNQP über einen öffentlichen Aufruf jeweils eine wissenschaftliche Leitung und zehn bis 15 Mitglieder für eine Expertenarbeitsgruppe. Als wissenschaftliche Leitungen kommen Personen in Betracht, die wissenschaftlich zum Thema des Expertenstandards im Rahmen von Forschungs- und Entwicklungsprojekten gearbeitet und dazu publiziert haben. Die wissenschaftlichen Leitungen tragen die Verantwortung für das wissenschaftliche Niveau der Expertenstandards, ihrer Kommentierungen und der Literaturstudie. Die Mitglieder der Expertenarbeitsgruppen kommen jeweils zur Hälfte aus unterschiedlichen Bereichen der Pflegepraxis und -wissenschaft. Aufgrund der sektorübergreifenden Perspektive pflegerischen Handelns, die in den Expertenstandards eingenommen wird, wird angestrebt, Personen aus den Bereichen Krankenhaus, stationäre Langzeitpflegeeinrichtung und ambulante Pflegedienste in die Expertenarbeitsgruppen aufzunehmen.

Es sollte als bedenklich erachtet werden, dass die Arbeit zur Entwicklung einer verbesserten Pflegequalität keine öffentliche Förderung erfährt.

Für jeden Expertenstandard wird zunächst eine Literaturrecherche und -analyse durchgeführt, um die verfügbare wissenschaftliche Evidenz zum Standardthema zu identifizieren. Die Ergebnisse dieser Analyse werden aufbereitet und durch die Exper-

Deutsches Netzwerk für Qualitätsentwicklung in der Pflege

2.3 Expertenstandard Erhaltung und Förderung der Hautintegrität in der Pflege

Stand: Mai 2023

Zielsetzung: **Jeder Mensch mit einem pflegerischen Unterstützungsbedarf und einem in diesem Expertenstandard adressierten hautbezogenen Risiko oder Problem erhält pflegerische Interventionen, welche die Hautintegrität erhalten und fördern.**

Begründung: Probleme der Haut können maßgeblich die Gesundheit und das Wohlbefinden beeinflussen. Durch eine Beeinträchtigung der Hautintegrität werden wichtige Funktionen, wie der Schutz vor äußeren Einflüssen, beeinträchtigt und es kann zu Wunden, Infektionen und starken Einschränkungen des körperlichen Wohlbefindens kommen. Durch eine frühzeitige Identifikation von Menschen mit benannten Risiken und spezifischen Problemen der Haut, umfassende Information und Beratung zum richtigen Umgang mit diesen Risiken und Problemen, die Durchführung von evidenzbasierten Maßnahmen bei der Reinigung und Pflege der Haut und die regelmäßige Evaluation dieser Maßnahmen können die im Expertenstandard adressierten Hautprobleme verhindert oder verbessert werden.

Strukturkriterien	Prozesskriterien	Ergebniskriterien
S1 **Die Pflegefachkraft** verfügt über die Kompetenz zur Identifikation von Menschen mit hautbezogenen Risiken und Problemen.	**P1a** **Die Pflegefachkraft** führt zu Beginn des pflegerischen Auftrags eine erste Einschätzung zur Identifikation von Menschen mit hautbezogenen Risiken und Problemen durch. **P1b** **Die Pflegefachkraft** führt bei festgestellten hautbezogenen Risiken und Problemen eine vertiefte Einschätzung durch und wiederholt diese in individuell festzulegenden Zeitabständen und anlassbezogen. Bei Bedarf zieht sie weitere Expertise hinzu.	**E1** Eine aktuelle, systematische Einschätzung der individuellen Risiken und Probleme der Haut liegt vor.
S2a **Die Pflegefachkraft** verfügt über Kompetenzen zur Planung und Koordination von Maßnahmen zur Erhaltung und Förderung der Hautintegrität. **S2b** **Die Einrichtung** verfügt über eine Verfahrensregelung zur Erhaltung und Förderung der Hautintegrität.	**P2** **Die Pflegefachkraft** plant gemeinsam mit dem Menschen mit hautbezogenen Risiken und Problemen und ggf. seinen Angehörigen individuelle Maßnahmen für die Erhaltung und Förderung der Hautintegrität.	**E2** Ein individueller Maßnahmenplan zur Erhaltung und Förderung der Hautintegrität unter Berücksichtigung der Selbstmanagementkompetenzen und Ressourcen von Menschen mit hautbezogenen Risiken und Problemen liegt vor.
S3 **Die Pflegefachkraft** verfügt über die Kompetenz zur Information, Schulung und Beratung zur Erhaltung und Förderung der Hautintegrität.	**P3a** **Die Pflegefachkraft** informiert, schult und berät den Menschen mit hautbezogenen Risiken und Problemen und ggf. seine Angehörigen und fördert dabei die Selbstmanagementkompetenzen. **P3b** **Die Pflegefachkraft** zieht bei speziellem Informations-, Schulungs- und Beratungsbedarf weitere Expertise hinzu.	**E3** Der Mensch mit hautbezogenen Risiken und Problemen und ggf. seine Angehörigen kennen die Bedeutung einer intakten Haut und wirken auf der Basis ihrer Möglichkeiten an der Umsetzung von Maßnahmen zur Erhaltung und Förderung der Hautintegrität mit.
S4a **Die Pflegefachkraft** verfügt über aktuelles zielgruppenspezifisches Wissen und die Kompetenz zur Umsetzung von pflegerischen Maßnahmen zur Erhaltung und Förderung der Hautintegrität. **S4b** **Die Einrichtung** trägt Sorge dafür, entsprechend den organisatorischen Rahmenbedingungen, adäquate Hautmittel und Materialien zur Verfügung zu stellen.	**P4** **Die Pflegefachkraft** wendet in Abstimmung mit dem Menschen mit hautbezogenen Risiken und Problemen und ggf. seinen Angehörigen die pflegerischen Maßnahmen zur Erhaltung und Förderung der Hautintegrität an.	**E4** Die Maßnahmen zur Pflege der Haut sind entsprechend der Maßnahmenplanung und der Bedarfe und Bedürfnisse des Menschen mit hautbezogenen Risiken und Problemen durchgeführt.
S5 **Die Pflegefachkraft** verfügt über die Kompetenz, die Wirksamkeit der pflegerischen Maßnahmen auf die Hautintegrität zu beurteilen.	**P5** **Die Pflegefachkraft** beurteilt in individuell festzulegenden Zeitabständen und anlassbezogen die Wirksamkeit pflegerischer Maßnahmen.	**E5** Die Hautintegrität ist gefördert und erhalten.

Abb. 1 Expertenstandard Erhaltung und Förderung der Hautintegrität (DNQP 2024)

tenarbeitsgruppe hinsichtlich der daraus abzuleitenden Konsequenzen für das pflegerische Handeln bewertet. In der Regel führt das Vorliegen wissenschaftlicher Evidenz dazu, dass diese sich auch eindeutig in den Kriterien der Expertenstandards wiederfindet. Als Herausforderung stellt sich manchmal dar, dass nicht für alle Aspekte des pflegerischen Handelns eine gute wissenschaftliche Evidenz vorliegt. In diesen Fällen sind die Expertenarbeitsgruppen gefordert, Empfehlungen auf Basis ihrer Erfahrungen und Einschätzungen abzustimmen.

Der Aufbau eines Expertenstandards orientiert sich an den Schritten des Pflegeprozesses, der die Grundlage einer systematischen Pflegepraxis bildet. Dieser sieht als ersten Schritt die Einschätzung eines pflegerischen Sachverhalts vor. Der zweite Schritt besteht in der Planung und Vereinbarung von aus der Einschätzung abgeleiteten Maßnahmen mit dem auf Pflege angewiesenen Menschen. Der dritte Schritt besteht in der Durchführung der Maßnahmen. In einigen Expertenstandards sind die Maßnahmen differenziert in Information und Beratung, pflegerische Interventionen und Einsatz von Hilfsmitteln. Im vierten Schritt erfolgt die Evaluation der pflegerischen Maßnahmen. Die Schritte des Pflegeprozesses werden jeweils als Struktur-, Prozess- und Ergebniskriterien formuliert. Abbildung 1 zeigt beispielhaft den Expertenstandard zur Erhaltung und Förderung der Hautintegrität (DNQP 2024).

Der in dieser Form entwickelte Expertenstandard-Entwurf wird im Rahmen einer Konsensus-Konferenz mit mehreren hundert Teilnehmenden der Fachöffentlichkeit vorgestellt und diskutiert. Vertreter:innen anderer Berufsgruppen im Gesundheitswesen sowie weitere relevante Akteure werden zu Stellungnahmen eingeladen. Die Ergebnisse der Konferenz fließen in die abschließende Fassung des Expertenstandards ein.

3.3 Implementierung von Expertenstandards

Abschließender Teil der Entwicklung eines Expertenstandards ist seine modellhafte Implementierung. Dieser Schritt dient dazu, die Akzeptanz und Praxistauglichkeit des Expertenstandards zu untersuchen und Hinweise auf fördernde und hemmende Implementierungsbedingungen zu erhalten. Nach der Konsens-Konferenz veröffentlicht das DNQP einen Aufruf zur Beteiligung an der modellhaften Implementierung, auf den sich Krankenhäuser, stationäre Pflegeeinrichtungen und ambulante Pflegedienste bewerben. In der Regel nehmen etwa 25 Einrichtungen an den Projekten zur modellhaften Implementierung teil. Das DNQP hat für die Implementierung ein eigenes Phasenmodell entwickelt (s. Abb. 2), das seit der ersten Implementierung des Expertenstandards zur Dekubitusprophylaxe in der Pflege (DNQP 2002) mit nur leichten Anpassungen weiterhin Anwendung findet. Das Modell sieht zunächst eine Vorbereitungsphase vor, in der eine projektverantwortliche Person ausgewählt und eine einrichtungsinterne Arbeitsgruppe gebildet wird. Nach einem empfohlenen Kick-off-Meeting in der Einrichtung erfolgen Informations- und Fortbildungsveranstaltungen zum Thema des jeweiligen Expertenstandards, z.B. im Fall des abgebildeten Expertenstandards zur Erhaltung und Förderung der Hautintegrität zu den adressierten Hautproblemen, Hautmitteln u.a. Intensität und Umfang des Fortbildungsangebots hängen davon ab, welche Vorkenntnisse vorhanden sind. Sie erfordern einrichtungsinterne Entscheidungen. In der zweiten Phase geht es um die Konkretisierung des Expertenstandards hinsichtlich der Bedingungen in den Arbeitsbereichen, in denen die Implementierung stattfinden soll. Dazu ist es erforderlich, sich vertie-

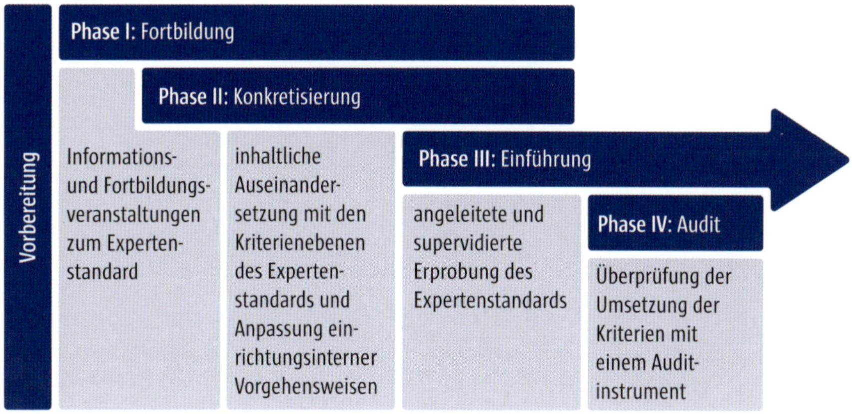

Abb. 2 DNQP-Phasenmodell zur modellhaften Implementierung von Expertenstandards

fend mit den Kriterien des Expertenstandards auseinanderzusetzen und diese mit den üblichen Vorgehensweisen abzugleichen. Vielfach sind Vorgehensweisen aus den Expertenstandards gut anschlussfähig, zum Teil bedarf es aber der Anpassung einrichtungsinterner Verfahren. Nach der Konkretisierung erfolgt die tatsächliche Einführung, während der die Pflegenden in den Implementierungsabteilungen die Gelegenheit haben, den Expertenstandard als Ganzes sowie die einzelnen Kriterien zu erproben. Die Erprobung wird begleitet und supervidiert durch die projektverantwortlichen Personen und Arbeitsgruppen. Nach einem Zeitraum von mindestens acht Wochen, ggf. auch länger, erfolgt ein Audit, mit dem der Zielerreichungsgrad der einzelnen Kriterien des Expertenstandards evaluiert wird. Die dazu benötigten Informationen werden über Befragungen der auf Pflege angewiesenen Menschen, ihrer An- und Zugehörigen, der professionell Pflegenden und die Pflegedokumentation gewonnen. Die Auditergebnisse geben den an der modellhaften Implementierung beteiligten Einrichtungen wertvolle Hinweise, welche Kriterien des Standards gut und welche weniger gut erfüllt wurden. Sie sind somit ein wichtiges Instrument der internen Qualitätssteuerung und -entwicklung.

Vielfach sind Vorgehensweisen aus den Expertenstandards gut anschlussfähig, zum Teil bedarf es aber der Anpassung einrichtungsinterner Verfahren.

3.4 Wissensmanagement und Organisationsentwicklung

Die Expertenstandards erheben den Anspruch, zum Zeitpunkt ihrer Veröffentlichung den aktuellen Stand des Wissens für die Pflege zum jeweiligen Thema zusammengefasst und integriert zu haben. Sie sind in diesem Sinne eine wertvolle Ressource für Gesundheits- und Pflegeeinrichtungen, die Antworten auf die Herausforderungen der bestehenden Qualitätsrisiken in der alltäglichen Versorgung finden müssen. Die Kriterien eines Expertenstandards enthalten Aussagen zum Handeln von Pflegefachpersonen, sie benennen aber auch Aufgaben und Anforderungen, die seitens der Organisationen – Krankenhäuser, ambulante und stationäre Pflegeeinrichtungen – erfüllt sein müssen, um eine gute Pflegequalität zu erreichen. Diese Aufgaben und Anforderungen beziehen sich einerseits auf die Vorhaltung von Materialien und Hilfsmitteln, sie sehen aber bei nahezu allen Expertenstandards auch die Entwicklung von Verfahrensregelungen vor. Verfahrensregelungen dienen dazu, die Vorgehensweisen und Verantwortlichkeiten innerhalb einzelner Arbeitsbereiche oder ganzer Organisationen zu beschreiben und festzulegen. Für diesen Prozess geben die Expertenstandards sehr wichtige Impulse. Zwar beschreiben sie den pflegerischen Beitrag und das pflegerische Handeln, dies findet jedoch in einem administrativen und interprofessionellen Kontext statt. Sie beziehen sich auch auf Themen, die in der Regel einer interprofessionellen Bearbeitung bedürfen. Die interprofessionelle Zusammenarbeit erfolgt keinesfalls selbstverständlich, sondern ist vielfach von Unsicherheiten, fehlenden Abstimmungen oder Machtfragen beeinflusst. Hausinterne Verfahrensregeln, beispielsweise zum Entlassungsmanagement oder zur Förderung der Mundgesundheit, können dazu beitragen, die interprofessionelle Zusammenarbeit konstruktiv zu gestalten und die Handlungssicherheit der professionellen Akteure zu erhöhen. In den Implementierungsprojekten des DNQP hat sich gezeigt, dass es nicht nur um das Vorliegen einer schriftlichen Verfahrensregelung geht, sondern der Prozess der Verständigung über richtige und angemessene Verfahrens- und Vorgehensweisen entscheidend für die Qualitätsentwicklung ist. Diese Verständigungen sind keinesfalls einfach, haben jedoch nachhaltige Wirkung auf die Zusammenarbeit in einer Organisation, wenn sie gelingen. Aus Einrichtungen, die sich an Implementierungs- und Praxisprojekten des DNQP beteiligt haben, ist bekannt, dass die projektorientierte Vorgehensweise und die Orientierung am Phasenmodell zur modellhaften Implementierung von Expertenstandards auch für andere Herausforderungen genutzt wurden.

Neben der Verfahrensregelung spielt das Audit am Ende des Implementierungsprozesses eine wichtige Rolle für die Organisationsentwicklung und das Wissensmanagement. Es ermöglicht den Einrichtungen eine systematische Evaluation hinsichtlich der Zielerreichung der Kriterien des Expertenstandards. Diese werden aus der Perspektive der auf pflegerische Unterstützung angewiesenen Menschen, der Pflegefachpersonen sowie auf Basis der Dokumentation betrachtet. In der Gesamtschau ergibt sich ein gutes Bild, welche Kriterien des Expertenstandards gut umgesetzt werden konnten und welche einer genaueren Analyse bedürfen. Die regelmäßige Durchführung des Audits (halbjährlich oder jährlich) ermöglicht eine kontinuierliche und nachhaltige Beobachtung der Maßnahmen zur Qualitätsverbesserung zu zentralen Versorgungsthemen. Eine gute Ergänzung zum Auditverfahren bietet die Nutzung von Indikatoren für die interne Qualitätsentwicklung und -steuerung, die das DNQP seit 2017 auf der Basis von Expertenstandards entwickelt und erprobt (z.B. DNQP 2022). Die Erkenntnisse aus dem Audit sind grundlegender und umfassender, die aus Datenerhebungen zu Indikatoren ermöglichen fortlaufende Erkenntnisse. Beide Formen der Evaluation des pflegerischen Handelns in der Organisation können wertvolle Hinweise zur Qualitätsentwicklung liefern. Sie können darüber hinaus motivierende Wirkung auf die Pflegende und ihre Arbeit haben, da sie Auswirkungen und Erfolge des Pflegehandelns transparent machen – ein Umstand, der in Zeiten erheblichen Personalmangels von Bedeutung sein kann.

3.5 Expertenstandards digital

Um in der geschilderten Art und Weise genutzt werden und Wirkung entfalten zu können, müssen die Expertenstandards verfügbar und bekannt sein. Bis Anfang 2025 konnten die Expertenstandards lediglich in Papierform erworben werden. Zwar konnten ein Auszug aus der Veröffentlichung sowie das Auditinstrument als PDF-Dokument über die Internetseite des DNQP bezogen werden, eine vollständig elektronische Fassung war jedoch nicht verfügbar. Seit Juni 2025 können die Expertenstandards über eine App bezogen werden, in der sich außerdem viele Informationen über das DNQP und das methodische Vorgehen zur Entwicklung von Expertenstandards finden. Sie stehen damit für die Nutzung auf dem Handy oder Tablet zur Verfügung, Pflegende können unmittelbar darauf zugreifen. Für die Arbeit in Pflegeteams und auf einzelnen Stationen oder Abteilungen steht auch eine Desktop-Version zur Verfügung, weil darüber eine bessere Nutzung durch Pflegeteams erfolgen kann.

Ein leitender Gedanke bei der Entwicklung von App und elektronischer Version der Expertenstandards war das Bemühen um eine hohe Nutzerfreundlichkeit und Steigerung der Nutzungsmöglichkeiten gegenüber der Papierversion. Aus diesem Grund wurde auf eine reine PDF-Fassung verzichtet. In den elektronischen Fassungen der Expertenstandards ist das Navigieren zwischen Standardkriterien, Kommentierung und Literaturstudie deutlich vereinfacht. Zudem sind Glossareinträge zur Klärung zentraler Begriffe unmittelbar verfügbar und tragen somit zu einem besseren Verständnis und höherer Klarheit bei. Berücksichtigt wurden bei der Entwicklung Erfahrungen aus den modellhaften Implementierungen und Praxisprojekten zu den Expertenstandards. Als kommende Herausforderung bleiben Möglichkeiten zur unmittelbaren Datenerfassung sowie die Verknüpfung mit generellen Software-Lösungen, die in den Organisationen der gesundheitlichen und pflegerischen Versorgung Anwendung finden.

Literatur

DNQP (Hrsg.) (2002) Expertenstandard Dekubitusprophylaxe in der Pflege. Entwicklung – Konsentierung – Implementierung. DNQP Osnabrück

DNQP (Deutsches Netzwerk für Qualitätsentwicklung in der Pflege) (Hrsg.) (2025). Methodisches Vorgehen zur Entwicklung und Aktualisierung von Expertenstandards in der Pflege und zur Entwicklung von Indikatoren zur Pflegequalität auf Basis von Expertenstandards

DNQP (Hrsg.) (2022) Praxisprojekt zum Expertenstandard Schmerzmanagement in der Pflege, Aktualisierung 2020. Projektbericht und Ergebnisse. DNQP Osnabrück

DNQP (Hrsg.) (2024) Expertenstandard Förderung und Erhaltung der Hautintegrität in der Pflege. Entwicklung – Konsentierung – Implementierung. DNQP Osnabrück

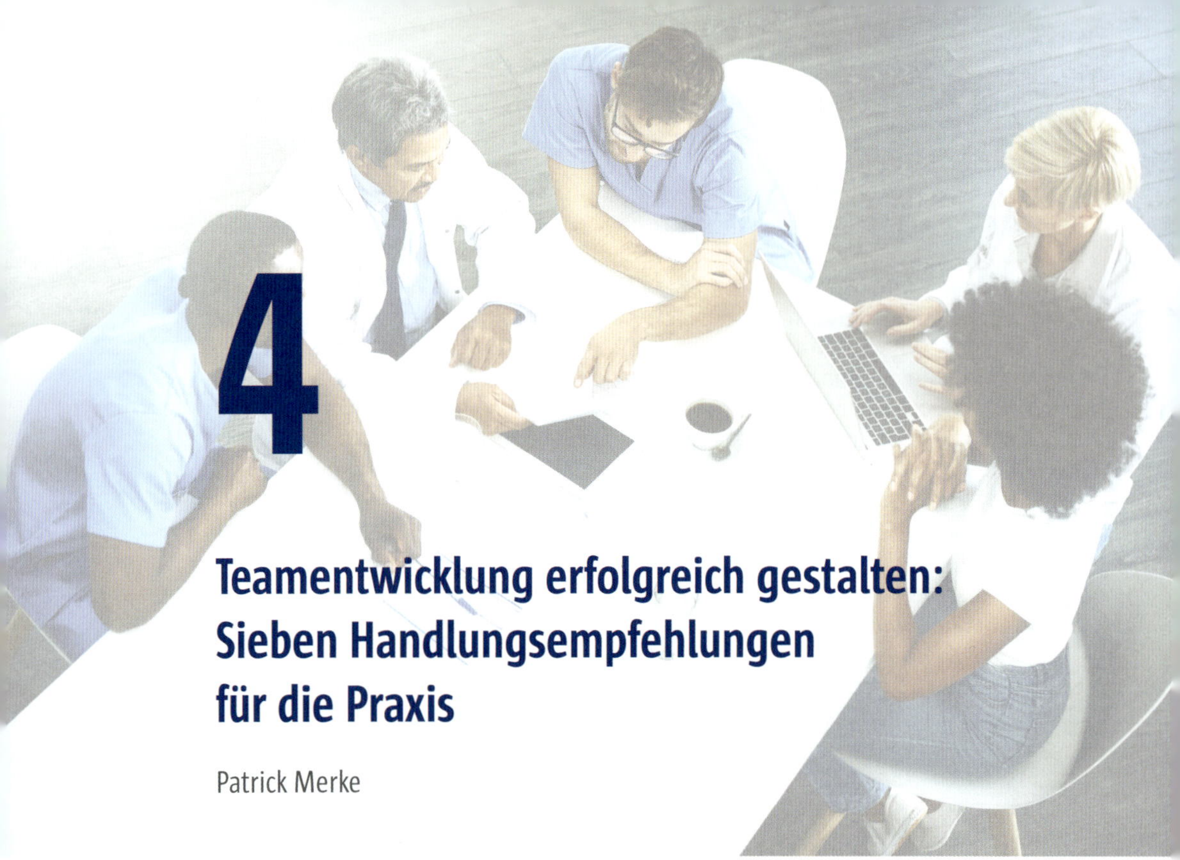

4 Teamentwicklung erfolgreich gestalten: Sieben Handlungsempfehlungen für die Praxis

Patrick Merke

Teamarbeit im Krankenhaus bewegt sich in einem Spannungsfeld zwischen hohen Qualitätsanforderungen, zeitlichem Druck und komplexen zwischenmenschlichen Dynamiken. Gerade daher sind funktionierende Teams und wirksame Teamentwicklung für die Patientensicherheit und Behandlungsqualität unerlässlich. Die sieben Handlungsempfehlungen basieren auf langjährigen Erfahrungen und bieten eine praxiserprobte Orientierung für effiziente und effektive Teamentwicklung. Die Handlungsempfehlungen bauen aufeinander auf und ergänzen sich. Sie können auch selektiv angewendet werden, je nach den spezifischen Herausforderungen und Entwicklungsbedarfen des jeweiligen Teams.

4.1 Wenn alle das Gleiche verstehen

> *Damit Menschen effizient und effektiv im Team arbeiten können, brauchen sie ein gemeinsames (Begriffs-)Verständnis. Ansonsten kann die Zusammenarbeit belastend und ggf. lebensgefährlich werden – gerade im Krankenhaus.*

In den meisten Teams werden teamrelevante Aspekte bzw. Begriffe wie „Team“, „Ziel“, „Werte“, „Prinzipien“ oder „Verantwortung“ unscharf verwendet. Diese begriffliche Unklarheit kann zu Missverständnissen führen und die Zusammenarbeit erschweren.

Nehmen wir z.B. den Begriff „Team": Was ist ein Team und wer gehört dazu? Und wer nimmt dementsprechend an der Teamentwicklung teil? Gehören Reinigungskräfte, Springer-Pflegekräfte, Chefärzt:innen oder Abteilungsleiter:innen dazu? Die Antwort hängt u.a. vom gemeinsamen Ziel und der Arbeitsinterdependenz ab. Wenn diese Personen zur Erreichung der Teamziele unverzichtbar sind und ihre Arbeit eng verknüpft ist, sind sie Teammitglieder. Auch „gemeinsames Ziel" beinhaltet oft eine begriffliche Unklarheit. Ein Team definiert sich primär über das gemeinsame Ziel. Die Praxis zeigt jedoch, dass selbst in etablierten Teams die Mitglieder oft unterschiedliche Vorstellungen über die gemeinsame Zielsetzung haben (so ist z.B. „Patientenversorgung" eine Aufgabe und kein Ziel, da es nicht messbar ist). Zielklarheit und eine regelmäßige Überprüfung und Anpassung der Teamziele sind daher unerlässlich.

Da die strukturierte Teamentwicklung im Gesundheitswesen noch nicht flächendeckend etabliert bzw. standardisiert ist, ist gerade die Klärung der begrifflichen Grundlagen essenziell. Leider wird dies oft vernachlässigt, weil fälschlicherweise angenommen wird, dass alle schon das gleiche Verständnis haben.

4.2 Teamentwicklung ist persönliche Entwicklung

Mahatma Gandhis Erkenntnis „Du musst die Veränderung sein, die du in der Welt sehen willst" gilt auch für die Teamentwicklung. Bevor wir Veränderungen im Team erwarten, müssen wir bei uns selbst beginnen: Was muss ich bei mir verändern, um die Teamarbeit zu verbessern?

Um den eigenen Einfluss- und Wirkungskreis bei der Teamentwicklung zu verstehen, hilft das Modell „Circle of Influence" von Stephen Covey (Covey 2018). Das Modell unterscheidet drei konzentrische Einflussbereiche:

- Im inneren Kreis liegt der direkte Einflussbereich. Dieser umfasst alles, was wir selbst steuern und kontrollieren können – wie das eigene Denken, die persönliche Einstellung, die eigene Kommunikation sowie das eigene Verhalten. Da wir hier die größte Gestaltungsmacht haben, ist dies der Kern der individuellen Teamentwicklung.
- Im mittleren Kreis liegt der indirekte Einflussbereich. Dieser umfasst alles, was wir zwar nicht direkt steuern und kontrollieren, aber durchaus beeinflussen können. Dazu gehören Kolleg:innen, Vorgesetzte sowie Patient:innen und deren Angehörige. Durch unser eigenes Verhalten und unsere Kommunikation können wir diese Beziehungen positiv gestalten. Dies ist der Bereich der kollektiven Teamentwicklung.
- Im äußeren Kreis liegt der Wirkungsbereich, auf den wir selbst an sich keinen direkten oder unmittelbaren Einfluss haben. Hierzu gehören die strukturellen Rahmenbedingungen des Gesundheitssystems, Budgetvorgaben und Personalschlüssel sowie der gesellschaftliche Wertewandel. Diese Bereiche sind kein Thema für die Teamentwicklung.

Teamentwicklung im eigenen persönlichen Einflussbereich beginnt mit Selbstreflexion – im Übrigen eine oft unterschätzte Kompetenz. Die Selbstreflexion ermöglicht es, eigene Denk- und Verhaltensmuster zu erkennen, um diese dann bewusst zu verändern. Hierfür eignet sich z.B. die regelmäßige Selbstbeobachtung, das aktive Einholen von strukturiertem Feedback von Kolleg:innen oder institutionalisierte Reflexions- und Feedbackrunden. Diese Formate müssen über sporadische Maßnahmen hinausgehen und zu einem selbstverständlichen Bestandteil der Team-Arbeitskultur werden.

Die größten Hindernisse für nachhaltige Teamentwicklung sind nicht „die Unternehmenskultur" oder „die Anderen", sondern es sind vor allem die eigenen Gewohnheiten. Eingefahrene Denk- und Verhaltensmuster wirken oft stärker als der Wille zur Veränderung. Dies zeigt sich in automatisierten Kommunikationsmustern während Stresssituationen, in gewohnten Rollenzuschreibungen und hierarchischem Denken oder in habitualisierten Strategien zur Konfliktvermeidung. Diese unbewussten Muster zu erkennen und zu durchbrechen, erfordert eine bewusste Anstrengung.

Die Selbstreflexion ermöglicht es, eigene Denk- und Verhaltensmuster zu erkennen, um diese dann bewusst zu verändern.

4.3 Her mit den Bedürfnissen, Emotionen und Gefühlen

> *Das ausgefeilteste System, der effizienteste Prozess, die fundierteste Ausbildung oder die beste Methode nützt wenig, wenn es zwischen den Teammitgliedern nicht stimmig ist. Exzellente Teamarbeit und nachhaltige Teamentwicklung ohne die Berücksichtigung von Bedürfnissen und Emotionen sind schlichtweg nicht möglich.*

Bedürfnisse bilden die elementare Basis für menschliche Motivation und sind der unsichtbare Motor hinter allem Verhalten. Eine Pflegekraft, deren Bedürfnis nach Anerkennung permanent unerfüllt bleibt, wird langfristig eventuell weniger engagiert arbeiten. Ein Arzt, dessen Bedürfnis nach Autonomie ständig beschnitten wird, könnte möglicherweise Widerstand gegen Teamabsprachen entwickeln. Eine Therapeutin, deren Bedürfnis nach Work-Life-Balance ignoriert wird, kann ggf. nicht dauerhaft ihre volle Leistung abrufen. Emotionen, Stimmungen und Bedürfnisse zu berücksichtigen ist daher nicht nur „nice to have", sondern eine professionelle Notwendigkeit. Emotionen sind wertvolle Informationsträger über den Zustand des Teams und der einzelnen Mitglieder. Sie signalisieren erfüllte oder unerfüllte Bedürfnisse und zeigen Spannungen auf und weisen somit auf Entwicklungspotenziale hin. Wer diese emotionalen Signale ignoriert, verschenkt wichtige Erkenntnisse für die Teamzusammenarbeit.

Ein bewährtes und zugleich sehr einfaches Instrument, um Bedürfnisse und Stimmungen sichtbar zu machen, ist der Check-in zu Beginn von Teambesprechungen oder Schichtübergaben. Dabei teilen Teammitglieder kurz mit, wie es ihnen aktuell geht, welche Emotionen und Stimmung sie mitbringen oder was sie gerade beschäftigt. Diese wenigen Minuten investierte Zeit zahlen sich vielfach aus: Es erleichtert die Zusammenarbeit erheblich, wenn bekannt ist, ob meine Kollegin heute besonders gestresst ist, ob der Kollege private Sorgen hat oder ob jemand nach einem schwierigen Patientengespräch noch emotional belastet ist.

Die Berücksichtigung emotionaler Aspekte schafft zudem psychologische Sicherheit im Team: In einem Umfeld, in dem Emotionen und Bedürfnisse ernst genommen werden, trauen sich Teammitglieder eher, Fehler zuzugeben, Verbesserungsvorschläge zu machen oder um Hilfe zu bitten. Ein Team, das gelernt hat, Emotionen wie Frustration, Angst oder Enttäuschung zu thematisieren und zu bearbeiten, ist resilienter und leistungsfähiger als eines, das diese Aspekte ausblendet.

4.4 Kommunikation, Kommunikation und Kommunikation

> *Mangelnde Kommunikation ist eine der Hauptursachen für unzureichende Behandlungsqualität im Krankenhaus. Diese Erkenntnis macht Kommunikation – neben dem fachlichen Know-how – zur wichtigsten Kompetenz in der Teamarbeit.*

Erfolgreiche Kommunikation in Krankenhausteams ruht auf zwei gleichwertigen Säulen. Die erste Säule bildet die stark strukturierte und präzise Fachkommunikation. Instrumente wie SBAR (*Situation, Background, Assessment, Recommendation*) sorgen z.B. dafür, dass kritische Informationen vollständig, in logischer Reihenfolge und ohne emotionale Verzerrungen übertragen werden. Die zweite Säule umfasst die menschenorientierte, wertschätzende Kommunikation zwischen den Teammitgliedern. Diese beziehungsorientierte Dimension der Kommunikation ist ebenso entscheidend für den Teamerfolg. Denn gerade die Art, wie Teammitglieder miteinander sprechen, entscheidet maßgeblich über Arbeitsklima, Motivation und letztendlich auch über die Qualität der Patientenversorgung.

Wertschätzende Kommunikation zeichnet sich durch verschiedene Kernelemente aus:

- Ich-Botschaften ermöglichen es, eigene Bedürfnisse und Wahrnehmungen zu kommunizieren, ohne den Gesprächspartner anzugreifen oder zu beschuldigen. „Du machst immer alles falsch“ wird zu „Ich fühle mich unsicher, wenn Absprachen nicht eingehalten werden“.
- Das verständnisvolle aktive Zuhören geht weit über passives Zuhören hinaus und wird zum Gesprächsmotor statt zum Gesprächsstörer. Es zeigt sich durch Nachfragen, Paraphrasieren und echtes Interesse an der Perspektive des anderen.
- Die Fähigkeit, effektiv und wertschätzend Feedback zu geben und anzunehmen, bildet einen weiteren Grundpfeiler professioneller Teamkommunikation. Konstruktives Feedback beschreibt konkrete Verhaltensweisen und deren Auswirkungen, ohne die Person zu bewerten. Es ist zeitnah, spezifisch und lösungsorientiert.
- Die Wirksamkeit effektiver Fragetechnik zeigt sich u.a. in kritischen Situationen. Die Art, wie Fragen gestellt werden, entscheidet darüber, ob sie unterstützend oder anklagend wirken. Statt „Wer war das?“ öffnet die Frage „Was ist passiert?“ den Raum für sachliche Problemanalyse ohne Schuldzuweisungen.

Neben der Kommunikationsfähigkeit gibt es weitere sehr wichtige Kompetenzen und Fähigkeiten für Teammitglieder im Krankenhaus. Diese sollten ebenfalls im weiteren Fokus der Teamentwicklung stehen: Zusammenarbeit und Koordination (im Sinne von Organisation und Abstimmung von Aufgaben und Ressourcen), Führungsqualitäten (im Sinne von geteilter und hierarchischer Führung), Situationsbewusstsein, Entscheidungsfindung, Empathie und emotionale Intelligenz, Konfliktmanagement und -lösung, Rollenverteilung und -verständnis sowie Anpassungsfähigkeit, Belastbarkeit und Flexibilität.

4.5 Raum geben und Zeit nehmen

Nachhaltige Teamentwicklung braucht Raum und Zeit. Diese Voraussetzung wird in der Praxis häufig unterschätzt oder vernachlässigt.

Teams benötigen psychologisch sichere Räume für offene Diskussionen und ehrlichen Erfahrungsaustausch. Die Praxis zeigt, dass Team-Probleme – sei es eine suboptimal verlaufende Visite, eine unstrukturierte Übergabe oder wiederkehrende Kommunikationsfehler – meist nur die Spitze des Eisbergs darstellen. Die wahren Ursachen liegen teilweise deutlich tiefer und sind von komplexer Natur: Ungelöste Konflikte zwischen Berufsgruppen, unterschiedliche Wertvorstellungen, mangelndes Vertrauen oder unklare Rollenverteilungen können sich in scheinbar banalen Alltagsproblemen manifestieren. Diese tieferliegenden Dynamiken lassen sich selten in einer einstündigen Schulung oder einem kurzen Workshop aufdecken und effektiv bearbeiten. Sie benötigen häufig mehr Zeit, um ausgesprochen, durchdacht und gelöst zu werden.

„Wir haben dafür keine Zeit, wir müssen uns um die Patienten kümmern" ist eine sehr häufige Aussage im Kontext von Teamentwicklung und Veränderungen. Der Satz wirkt zunächst unangreifbar – schließlich steht die Patientenversorgung zu Recht im Mittelpunkt aller Aktivitäten. Doch diese Argumentation gleicht eher dem Bonmot „Wir haben keine Zeit, den Zaun zu reparieren, weil wir die entlaufenen Hühner einfangen müssen". Bei genauerer Betrachtung geht es auch nicht wirklich um Zeit, sondern um Prioritäten. Jede Führungskraft und jedes Team entscheiden täglich neu, wofür Zeit und Ressourcen eingesetzt werden. Die Aussage „Wir haben keine Zeit" verschleiert eher die tatsächliche Entscheidung, anderen Aktivitäten eine höhere Priorität einzuräumen. Ehrlicher und zielführender wäre die Aussage „Wir haben derzeit andere Prioritäten" oder „Wir sehen den Nutzen von Teamentwicklung noch nicht deutlich genug". Wenn Teamentwicklung tatsächlich als nachrangig betrachtet wird, sollte dies auch offen kommuniziert werden.

Teams benötigen psychologisch sichere Räume für offene Diskussionen und ehrlichen Erfahrungsaustausch.

Die Aussage „Wir haben keine Zeit" verschleiert eher die tatsächliche Entscheidung, anderen Aktivitäten eine höhere Priorität einzuräumen.

4.6 Gerne mit kleinen, aber zügigen Schritten

Die Volksweisheit „Wenn du es eilig hast, gehe langsam" hat sich in der Teamentwicklung bewährt. Während große Veränderungssprünge schneller zum Ziel führen, erweisen sich kleine, kontinuierliche Schritte oft als nachhaltiger.

Große Schritte in der Teamentwicklung haben durchaus ihre Berechtigung. In akuten Krisensituationen wie z.B. nach schwerwiegenden Behandlungsfehlern können umfangreiche Maßnahmen sinnvoll und unvermeidlich sein. Grundsätzlich sollten große Schritte jedoch eher als Notfallmaßnahme verstanden werden, nicht als Standardvorgehen. Bei großen Sprüngen besteht die Gefahr, Teams zu überfordern, sodass ggf. die Motivation für weitere Entwicklungsschritte schwindet. Zudem können große Veränderungssprünge versanden, wenn die tieferliegenden Einstellungen und Gewohnheiten nicht mitverändert wurden.

Kleine Schritte sind dagegen einfacher zu bewältigen, da sie weniger arbeits- und energieintensiv ist. Sie erlauben es dem Team, Veränderungen besser zu verstehen und zu internalisieren, bevor der nächste Entwicklungsschritt erfolgt. Jeder kleine Erfolg baut Vertrauen auf und motiviert für weitere Entwicklungen. Der psychologische Vorteil kleiner Schritte liegt in ihrer geringeren Bedrohlichkeit. Menschen akzeptieren kleine Veränderungen leichter, da sie weniger Angst vor dem Unbekannten auslösen. Gleichzeitig lassen sich kleine Schritte leichter korrigieren als eine große Fehlentscheidung. Kleine Schritte dürfen jedoch keinesfalls mit Langsamkeit verwechselt werden. Sie können durchaus in zügigem Tempo erfolgen. Die Kunst liegt darin, eine kontinuierliche Dynamik zu entwickeln, bei der sich kleine Teaminterventionen in kurzen Abständen aneinanderreihen.

Grundsätzlich sollten große Schritte jedoch eher als Notfallmaßnahme verstanden werden, nicht als Standardvorgehen.

4.7 Speed-Methoden vermitteln

Die Aussage „Wir haben keine Zeit" verdient – trotz der vorherigen Analyse als Prioritätenfrage – eine ernsthafte Betrachtung. Die Arbeitsdichte im Krankenhaus ist hoch. Diese Realität zu ignorieren, wäre realitätsfern und kontraproduktiv für jede Teamentwicklung.

Es ist daher ratsam, Methoden und Tools anzuwenden, die dieser Arbeitsrealität Rechnung tragen, also pragmatische Instrumente und Verfahren bereitzustellen, die sich schnell und nahtlos in den arbeitsintensiven Berufsalltag integrieren lassen. Diese sogenannten „Speed-Methoden" bzw. „Speed-Tools" zeichnen sich dadurch aus, dass sie schnell erlernbar, einfach anwendbar und sofort wirksam sind. Neben dem bereits erwähnten Check-in und SBAR gehören zu den Speed-Methoden auch:

- **„Briefing- und Debriefing-Checklisten"**: Ein kurzes Team-Briefing vor komplexen Eingriffen oder kritischen Situationen stellt sicher, dass alle Beteiligten über Ziele, Rollen und mögliche Risiken informiert sind. Das anschließende Debriefing ermöglicht schnelle Lerneffekte durch die strukturierte Reflexion des Geschehenen.
- **„Call-out und Check-Back-Techniken"**: Beim Call-out werden wichtige Informationen laut und deutlich ausgerufen, sodass alle Teammitglieder sie hören können. Das Check-Back erfordert eine explizite Rückmeldung, um sicherzustellen, dass die Information angekommen und verstanden wurde.
- **KVP (Kontinuierlicher Verbesserungs-Prozess)-Boards und Kanban-Boards**: Diese machen Arbeitsfortschritte und Verbesserungsideen für alle sichtbar. Sie erfordern nur wenige Minuten täglich für die Aktualisierung, schaffen aber Transparenz und Motivation für kontinuierliche Verbesserungen. Teams können auf einen Blick erkennen, welche Probleme bearbeitet werden, welche Lösungen getestet werden und welche Erfolge bereits erzielt wurden.

Damit diese Routinen über den unmittelbaren Teamkontext hinaus wirksam werden, sollten ihre Ergebnisse systematisch ins Wissensmanagement zurückgespielt werden. Das kann etwa durch die strukturierte Ablage von Briefing-/Debriefing-Erkenntnissen, die regelmäßige Aktualisierung von *Standard Operating Procedures* (SOPs) oder die Pflege einer zentralen „Learning Library" bzw. „Pattern Library" erfolgen. Auf diese Weise werden Erfahrungen standardisiert, für andere Teams zugänglich gemacht und das integrierte Wissensmanagement gestärkt.

Fazit: Teamentwicklung erfolgreich gestalten

Erfolgreiche Teamentwicklung im Krankenhaus ist eine strategische Notwendigkeit für Patientensicherheit und Behandlungsqualität. Die sieben Handlungsempfehlungen zeigen, dass nachhaltige Teamarbeit vor allem Beziehungsarbeit ist: Die beste Methodik scheitert ohne emotionale und zwischenmenschliche Dimension. Entscheidend ist die Erkenntnis, dass Veränderung bei jedem Einzelnen beginnt. Der eigene Einflussbereich ist der wichtigste Hebel für Teamverbesserung und gleichzeitig der einzige, den wir vollständig kontrollieren können. Kontinuierliche, kleine Verbesserungen übertreffen dabei spektakuläre, aber unstetige Veränderungsversuche. Der Schlüssel liegt in Regelmäßigkeit und Nachhaltigkeit, nicht in der Größe der einzelnen Schritte. Die zentrale „Paradoxie" der Teamentwicklung besteht darin, dass zunächst Zeit investiert werden muss, um langfristig Zeit zu sparen und die Patientenversorgung zu verbessern. Die vorgestellten Grundprinzipien – gemeinsames Verständnis, Selbstreflexion, emotionale Intelligenz, Kommunikation, Zeit und Raum, kleine Schritte und pragmatische Tools – können einzeln oder kombiniert angewendet werden und bilden das Fundament funktionierender Teams. Und ein wesentlicher Grundstein für die Nachhaltigkeit der vorgestellten Routinen ist dann gelegt, wenn die Ergebnisse nicht nur im Team verbleiben, sondern als strukturierte Lern-

impulse in das organisationsweite Wissensmanagement einfließen. So wird Teamentwicklung zugleich zu einem zentralen Baustein integrierten Wissensmanagements und verkümmert nicht als One-Shot-Teambuildings-Party.

Literatur

Covey SR (2018) Die 7 Wege zur Effektivität – Prinzipien für persönlichen und beruflichen Erfolg, GABAL Verlag GmbH, Offenbach

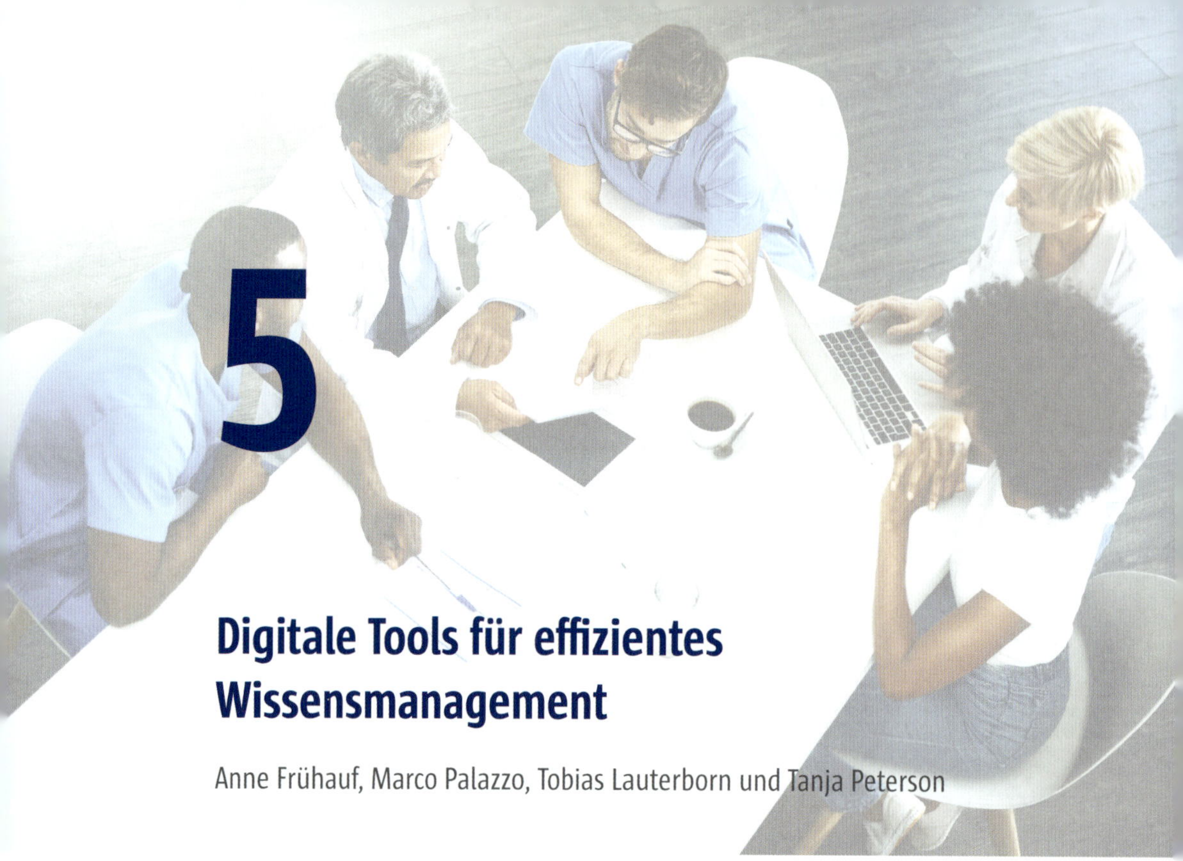

5 Digitale Tools für effizientes Wissensmanagement

Anne Frühauf, Marco Palazzo, Tobias Lauterborn und Tanja Peterson

5.1 Einleitung

5.1.1 Relevanz des digitalen Wissensmanagements im Gesundheits- und Sozialwesen

Der Zugang zu aktuellem, qualitativ gesichertem Wissen ist im Gesundheitswesen essenziell für evidenzbasierte Entscheidungen, Versorgungssicherheit und Qualitätssteigerung.

Digitale Systeme können dabei helfen, Wissen strukturiert bereitzustellen und kontinuierlich zu aktualisieren.

Informationsverluste, Medienbrüche und fragmentierte Kommunikation zählen zu den Hauptursachen für Fehler (Keshtkar et al. 2025). Tools wie Dokumentenmanagement- oder Übergabesysteme können diese Risiken reduzieren. Gleichzeitig stärken sie interne Wissenssicherung und fördern Kompetenzentwicklung – wichtige Faktoren angesichts von Fachkräftemangel und wachsender Komplexität.

5.1.2 Herausforderungen durch Informationsflut und Fragmentierung

Die zunehmende Informationsmenge im Gesundheitswesen erschwert die strukturierte Nutzung im Arbeitsalltag. Besonders in der Versorgungspraxis führt sie zu Überlastung, ineffizienter Kommunikation und Fehleranfälligkeit. Wissen muss heute nicht nur verfügbar, sondern auch so aufbereitet sein, dass es innerhalb weniger Minuten, z.B. zwischen zwei Terminen oder im mobilen Einsatz, nutzbar ist.

Eine zentrale Herausforderung liegt zudem in der Fragmentierung: Inhalte sind über Systeme, Berufsgruppen und Abteilungen verteilt, oft unvollständig dokumentiert oder nicht interoperabel.

Ganz konkret kann implizites Erfahrungswissen bei Schichtübergaben oder Personalwechsel verloren gehen. Entscheidend ist daher, Wissen kontextbezogen zu organisieren, zu vernetzen und gezielt zugänglich zu machen.

5.1.3 Zielsetzung des Beitrags

Ziel dieses Beitrags ist es, praxisorientierte Einblicke in die Auswahl, Integration und erfolgreiche Nutzung digitaler Tools für das Wissensmanagement im Gesundheitswesen zu geben. Dabei liegt der Fokus sowohl auf einer Marktübersicht relevanter Werkzeugkategorien (von Lernmanagementsystemen über digitale Lernbibliotheken bis hin zu KI-basierten Assistenzsystemen) als auch auf den technischen und organisatorischen Rahmenbedingungen für eine nachhaltige Implementierung.

Der erfolgreiche Einsatz digitaler Wissensmanagementlösungen hängt dabei maßgeblich von drei Faktoren ab: Usability, Systemintegration und einem passenden Einführungskonzept, das die Bedarfe der Organisation und ihrer Mitarbeitenden konsequent in den Mittelpunkt stellt.

Anhand konkreter Praxisbeispiele werden Erfolgsfaktoren und Stolpersteine beleuchtet sowie praxisnahe Handlungsempfehlungen für Verantwortliche gegeben, die digitale Wissensmanagementlösungen operativ umsetzen wollen.

5.2 Marktüberblick: Digitale Transformation und Tools im Wissensmanagement

5.2.1 Digitale Transformation

Digitale Wissensprozesse verändern Technologien und die Kultur der Zusammenarbeit. Sie führen weg von isolierten Informationssilos hin zu vernetzten, kontextbezogenen und kontinuierlich lernenden Systemen (Probst et al. 2010). Wissen dort bereitzustellen, wo es im Arbeitsprozess tatsächlich benötigt wird, sollte ein zentrales Prinzip moderner wissensbasierter Organisationen sein. Eine Studie im Intensivbereich zeigte, dass digitale Übergabesysteme wie ein *Electronic Nursing Handover System* (ENHS) die Handover-Effizienz deutlich steigern, was indirekt auf Zeitersparnis pro Schicht hinweist (Tataei et al. 2023). Statt unleserlicher Notizzettel stehen strukturierte, nachvollziehbare Informationen bereit, die den Wissenstransfer signifikant verbessern (German Medical Science). Zugleich bieten digitale Systeme oft eine höhere Transparenz und Sicherheit als Papier: Ein vergessenes Blatt mit sensiblen Mitarbeitenden- oder Patientendaten im Drucker kann leicht in falsche Hände geraten – ein Datenschutz- und Vertraulichkeitsrisiko, das nicht geringer ist als schwache Zugriffskontrollen in digitalen Systemen (Digital Health And Care 2025). Die digitale Transformation ermöglicht effizientere Prozesse und schafft neue Wege, Datenschutz und Governance strukturiert zu realisieren.

5.2.2 Lernmanagementsysteme

Wissen dort bereitzustellen, wo es im Arbeitsprozess tatsächlich benötigt wird, ist ein zentrales Prinzip moderner wissensbasierter Organisationen.

Lernmanagementsysteme (LMS) sind weit mehr als digitale Schulungsplattformen: Systematische Reviews zeigen, dass E-Learning nicht nur Wissen effizient und zielgruppengerecht vermittelt, sondern auch klinische Kompetenzen stärkt (McGee et al. 2024b). In einer Arbeitswelt mit hohem Zeitdruck, häufigem Personalwechsel und wachsender regulatorischer Dichte ermöglichen sie skalierbare Qualifizierungsmaßnahmen, unabhängig von Schichtplänen oder Standorten (Organization 2021). Ein modernes LMS sollte mobil zugänglich und intuitiv bedienbar sein und datenschutzkonform nach DSGVO-Standards arbeiten. Wichtige Funktionen sind etwa rollenbasierte Inhalte, Zielgruppensteuerung, automatische Erinnerungen und eine nachvollziehbare Lernstandsdokumentation (Brönneke u. Debatin 2022). LMS leisten damit einen Beitrag zur Wissensverteilung, zur Revisionssicherheit und zur Risikominimierung: Wer dokumentiert schult, kann Standards und Pflichten transparent nachweisen. Dies stellt einen zentralen Vorteil in Audits und im Qualitätsmanagement (QM) dar (ISO 21001:2025).

5.2.3 Dokumentenmanagementsysteme

Dokumentenmanagement ist weit mehr als digitale Ablage. Es ist ein Schlüsselbaustein zur Sicherung von Governance, Compliance und Risikominimierung (North u. Maier 2018). In vielen Organisationen sind wichtige Informationen zu Standards, Leitlinien oder Zuständigkeiten fragmentiert, veraltet oder schwer auffindbar, mit unmittelbaren Auswirkungen auf die Qualität der Versorgung und die rechtliche Absicherung (Lucas et al. 2019b). Ein professionelles Dokumentenmanagementsystem (DMS) schafft hier Abhilfe: Es ermöglicht den zentralen, rollenbasierten Zugriff auf Standardarbeitsanweisungen (SOPs), Hygienevorgaben, Schulungsnachweise oder Qualitätsrichtlinien – revisionssicher, versioniert und mit klar geregelten Zugriffsrechten (Aljurf et al. 2021). Besonders in Auditsituationen oder bei externen Prüfungen ist es essenziell, über präzise Nachweise zu verfügen. Ein leistungsfähiges DMS kann dazu beitragen, Ordnung und Nachvollziehbarkeit zu bewahren und Organisationen vor vermeidbaren Haftungsrisiken und Reputationsverlusten zu schützen.

5.2.4 Digitale Lernbibliotheken

Digitale Lernbibliotheken ermöglichen den Zugang zu extern kuratiertem Wissen, zu E-Learnings und Erklärvideos bis hin zu Microlearning-Modulen für kurze Lücken zwischen feststehenden Arbeitsabläufen. Angesichts dynamischer regulatorischer Anforderungen, technischer Innovationen und begrenzter interner Kapazitäten scheint es zunehmend herausfordernd, alle Lerninhalte eigenständig zu erstellen und aktuell zu halten. Der Weiterbildungsmarkt bietet mittlerweile hochspezialisierte Anbieter, etwa zu den Themen Datenschutz, interkulturelle Kommunikation oder psychologische Sicherheit. Digitale Lernbibliotheken werden häufig nur für Pflichtschulungen genutzt. Dadurch bleibt ihr Potenzial als Instrument für kontinuierliche Kompetenzentwicklung, Qualitätssteigerung und selbstgesteuertes Lernen weitgehend ungenutzt. Dank Standards wie LTI (*Learning Tools Interoperability*) können externe Inhalte problemlos in bestehende LMS integriert werden, ohne Medienbrüche zu erzeugen.

5.2.5 KI-gestützte Assistenzsysteme

Künstliche Intelligenz (KI) verändert das digitale Wissensmanagement grundlegend – nicht als Ersatz für menschliche Expertise, sondern als smarte Assistenz im Arbeitsalltag (Ethics Guidelines For Trustworthy AI). Mithilfe von KI-Systemen können Informationen effizienter gefunden und kontextbezogen bereitgestellt werden. In der Praxis würde beispielsweise eine einfache Anfrage wie „Was tun bei Sturz?" sofort die relevante SOP ohne langes Durchsuchen von Dokumentenordnern liefern. In der Pflegepraxis ermöglichen KI-gestützte Sprachsysteme die Echtzeit-Dokumentation direkt am Patientenbett – strukturiert, datenschutzkonform und ohne Doppelerfassungen (Newton-Mason et al. 2024). So entstehen messbare Effizienzgewinne: schnellere Entscheidungsfindung, geringere kognitive Belastung der Mitarbeitenden und mehr Zeit für die eigentliche Arbeit. Voraussetzungen sind jedoch ein klar kontrolliertes Umfeld von vertrauenswürdigen Quellen, sorgfältiges Training der Anwendenden und die nahtlose Integration in bestehende Systeme (PricewaterhouseCoopers).

KI wird damit zum „Enabler" für produktives und sicheres Arbeiten, besonders in komplexen und informationsintensiven Bereichen wie im Gesundheitswesen.

5.2.6 Weitere relevante Tool-Kategorien

Wissensmanagement endet nicht bei der Bereitstellung von Inhalten. Auch Tools zur Qualitätssicherung, Feedbackerhebung und Kompetenzentwicklung sind zentrale Bausteine eines wirkungsvollen digitalen Ökosystems (Baumeister 2009). Kompetenz-Tracking-Systeme erfassen, wer welche Schulungen absolviert hat. Sie verknüpfen Qualifikationen mit Aufgaben, etwa bei der Zuweisung von Pflegepersonal zu spezialisierten Patientengruppen (Telieps et al. 2022). Digitale Feedback-Tools ermöglichen es Mitarbeitenden und Patient:innen, kontinuierlich Rückmeldung zu geben. Integriert in Lern- oder Qualitätsmanagementsysteme können sie Verbesserungsprozesse fördern und eine partizipative Organisationskultur stärken. Diese Systeme machen Lernprozesse sichtbar, auditierbar und strategisch steuerbar. Das bringt einen entscheidenden Mehrwert für Personalentwicklung, Qualitätssicherung und regulatorische Anforderungen.

5.3 Technische und funktionale Anforderungen

5.3.1 Usability als Schlüsselfaktor

Usability ist kein „Nice-to-have", sondern eine unabdingbare Anforderung – rechtlich, strategisch und operativ. Der *European Accessibility Act* (EAA) verpflichtet ab 2025 auch Organisationen im Gesundheitswesen zu barrierefreier digitaler Gestaltung (Directive – 2019/882 – EN – EUR-LEX). Doch gute Usability bedeutet mehr als nur Zugänglichkeit, denn sie entscheidet wesentlich über Akzeptanz, Effizienz und Wirkung der digitalen Tools im stressigen Berufsalltag. Klare Navigation, konsistente Layouts und intuitive Oberflächen reduzieren die kognitive Last (Nielsen 2024). Moderne Interfaces integrieren KI-gestützte Suchfunktionen oder Chatbots, die Wissen kontextbezogen bereitstellen – schnell, dialogisch und bedarfsgerecht. Auch der mobile Zugriff wird zentral: Inhalte müssen für kleine Displays, kurze Zeitfenster und schwankende Netze optimiert sein. „Mobile first" ist Alltag (Rohleder u. Bitkom 2018).

Usability wirkt leise, aber sie wirkt nachhaltig.

5.3.2 Schnittstellen und Systemintegration

Digitale Wissensmanagementsysteme entfalten ihren vollen Wert nur, wenn sie nahtlos mit der bestehenden Systemlandschaft kommunizieren. Isolierte Anwendungen, die Inhalte oder Nutzerdaten nicht austauschen können, führen zwangsläufig zu Medienbrüchen, doppelter Datenpflege und unklaren Verantwortlichkeiten. Dies hat Folgen für Qualität, Effizienz und Dokumentationssicherheit.

Ein häufiger Engpass bei der digitalen Transformation besteht in fehlender Schnittstellen-Kompatibilität: Gerade im Gesundheitswesen, wo sensible Daten, regulatorische Anforderungen und verteilte Zuständigkeiten aufeinandertreffen, sind durchdachte Schnittstellen der Schlüssel zu einem funktionierenden Wissensmanagement. Moderne Tools müssen sich flexibel in bestehende Infrastrukturen einfügen, seien es Krankenhausinformationssysteme (KIS), Lernplattformen, Dienstplanlösungen oder Qualitätssicherungssysteme. Offene Standards wie HL7/FHIR im klinischen Bereich oder LTI für Lerninhalte spielen dabei eine zentrale Rolle. Proprietäre, geschlossene Systeme behindern nicht nur die technische Entwicklung, sie hemmen auch strategische Innovationsfähigkeit. Offene Plattform-Architekturen können wesentlich zur digitalen Reife von Einrichtungen beitragen. Entscheidend bleibt: Ob Cloud oder On-Premise, Schnittstellen müssen unabhängig von der Infrastruktur funktionieren, etwa über standardisierte APIs, gesicherte Protokolle und klare Verantwortungsmodelle.

5.3.3 Datenschutz und IT-Sicherheit

Datenschutz und IT-Sicherheit gehören zu den sensibelsten Aspekten digitaler Wissenssysteme im Gesundheitswesen. Die Verarbeitung personenbezogener Daten, insbesondere von Gesundheitsdaten, unterliegt der Datenschutz-Grundverordnung

(DSGVO) sowie branchenspezifischen Regelwerken wie dem Branchenspezifischen Sicherheitsstandard (B3S) für Krankenhäuser (Branchenspezifischer Sicherheitsstandard „Medizinische Versorgung“ 2025b). Verstöße können rechtliche Konsequenzen nach sich ziehen sowie das Vertrauen von Mitarbeitenden, Patient:innen und Partnern nachhaltig beeinträchtigen. Datenschutz ist aber noch mehr als ein Compliance-Thema. Er ist ein strategischer Aspekt guter Systemarchitektur. Systeme, die von Anfang an mit „Privacy by Design“ konzipiert sind, ermöglichen differenzierte Zugriffsrechte, rollenbasierte Sichtbarkeit von Inhalten und eine lückenlose Protokollierung von Zugriffen. Dabei handelt es sich nicht um eine bürokratische Pflicht, sondern um ein Instrument für Transparenz und Revisionssicherheit. Besonders im Wissensmanagement ist nachvollziehbar, wer was gesehen, bearbeitet oder genehmigt hat, etwa bei Schulungsnachweisen, SOP-Änderungen oder QM-relevanten Dokumenten. Dies sichert die Audit-Fähigkeit und Verantwortungsklarheit (Cambronero et al. 2024). Entscheidend ist: IT-Sicherheit muss in der Praxis funktionieren. Wenn Sicherheitsmechanismen zum reibungslosen Standard werden und nicht zur Hürde, wird Datenschutz zur Stärke und nicht zur Bremse der digitalen Transformation.

5.4 Implementierungsstrategien

5.4.1 Analyse des Bedarfs und Auswahlkriterien

Der Ausgangspunkt für die erfolgreiche Einführung einer digitalen Wissensmanagementlösung ist eine strukturierte Bedarfsanalyse. Die Basis dafür ist eine fundierte Anforderungsmatrix, die als Entscheidungsgrundlage für den systematischen Auswahl- und Bewertungsprozess dient. Im ersten Schritt erfolgt hierzu eine Analyse des Ist-Zustands sowohl für bestehende Systeme als auch für formelle und informelle Prozesse. Ziel ist es, zu eruieren, welche Systeme und Prozesse bereits bestehen und wo Wissenslücken, Redundanzen, Informationsverluste oder ineffiziente Prozesse auftreten. Parallel zur Anforderungsmatrix ist eine Bewertungsmatrix zu entwickeln, mit der verschiedene Lösungen anhand definierter Kriterien und Gewichtungen verglichen werden können. Diese strukturierte Vorgehensweise schafft Transparenz und erleichtert Entscheidungen. Wichtige Auswahlkriterien reichen dabei von Interoperabilität und Benutzerfreundlichkeit über mobile Nutzbarkeit und Barrierefreiheit bis hin zur Skalierbarkeit und Integrationsfähigkeit. Dabei sollten funktionale Anforderungen sowie die Einbettung in bestehende Arbeitsprozesse, Pflegeabläufe und Dokumentationspflichten im Vordergrund stehen (Kia et al. 2022).

Entscheidend ist: IT-Sicherheit muss in der Praxis funktionieren.

5.4.2 Stakeholder-Einbindung und Change-Management

Die erfolgreiche Einführung digitaler Wissensmanagementsysteme ist ein tiefgreifender Veränderungsprozess. Sie hängt maßgeblich davon ab, wie die beteiligten Akteure (Stakeholder) in diesen Prozess eingebunden werden. Frühzeitige, strukturierte und zielgruppengerechte Beteiligung von z.B. Pflegedienstleitungen, ärztlichen Führungskräften, Datenschutzbeauftragten, IT-Verantwortlichen sowie Schlüsselpersonen aus Qualitätsmanagement und Fortbildung erhöht die Akzeptanz neuer Systeme, reduziert Umsetzungsrisiken und fördert eine nachhaltige Nutzung. Auf strategischer Ebene trägt sie dazu bei, Fehlentwicklungen frühzeitig zu erkennen, potenzielle Widerstände zu entschärfen und die Implementierungsgeschwindigkeit signifikant zu erhöhen (Hiatt 2006). Studien zeigen, dass der ROI von Change-Projekten signifikant steigt, wenn Akzeptanzmanagement professionell gestaltet wird (Kotter 2012).

Praxistipp: Eine bewährte Methode könnte die Power-Interest-Matrix sein, die gezielte Kommunikations- und Beteiligungsstrategien ermöglicht, von enger Einbindung bis hin zu regelmäßiger Information. Besonders in komplexen Versorgungssystemen kann ein strukturiertes Stakeholdermanagement die Akzeptanz fördern, die Umsetzung beschleunigen und die Qualität im Veränderungsprozess sichern.

5.4.3 Schulung und kontinuierliche Begleitung

Eine nachhaltige Implementierung digitaler Wissensmanagementsysteme setzt eine gezielte und frühzeitige Schulung aller beteiligten Mitarbeitenden voraus. Zentral ist ein praxisorientierter Einführungsworkshop, der Szenarien, Funktionen und konkrete Vorteile im Arbeitsalltag vermittelt. Dabei sollte auf einen starken Anwendungsbezug sowie die Einbindung realer Fallbeispiele geachtet werden. Für Mitarbeitende mit erweiterter Verantwortung, z.B. Multiplikatoren, Administratoren oder Führungskräfte, sind vertiefende Schulungsformate erforderlich. Diese vermitteln sowohl technische Kenntnisse als auch Methoden zur Unterstützung von Kollegen im Implementierungsprozess. Ergänzt wird die Schulungsphase idealerweise durch eine strukturierte kontinuierliche Begleitung. Digitale Lernmodule, FAQs, Schritt-für-Schritt-Anleitungen, Erklärvideos sowie ein internes Supportsystem können dazu beitragen, Wissen nachhaltig zu sichern und weiterzuentwickeln. Zusätzlich sollte gewährleistet sein, dass vom Systemanbieter ein zuverlässiger Kundensupport mit individueller Beratung bereitgestellt wird. Ein effektives Schulungskonzept umfasst darüber hinaus auch die Evaluation der Maßnahmen, um ihre Wirksamkeit zu überprüfen und gegebenenfalls anzupassen. Dies kann etwa durch Umfragen, Feedbackschleifen, Praxistests oder Beobachtung der Anwendungskompetenz im Arbeitsalltag erfolgen. Schulung und Begleitung sollten daher nicht als einmalige Aktivitäten, sondern als integraler Bestandteil einer kontinuierlichen Organisationsentwicklung verstanden werden.

5.4.4 Risikomanagement und Governance

Die Einführung digitaler Wissensmanagement-Lösungen ist vor allem eine organisationale Herausforderung und mit verschiedenen Risiken verbunden, die frühzeitig erkannt und aktiv gemanagt werden müssen. Ein zentrales Element ist die klare Priorisierung von Ressourcen: Zeitfenster, personelle Kapazitäten und technische Infrastruktur müssen realistisch eingeschätzt, verbindlich eingeplant und auch gegenüber anderen Projekten vorgezogen werden. Gleichzeitig darf die Kommunikation nicht erst mit dem Roll-out beginnen: Unklarheiten über Ziele, Nutzen oder Auswirkungen digitaler Veränderungen führen schnell zu Unsicherheiten oder Widerständen.

Ein häufig unterschätzter Erfolgsfaktor ist dabei die konstruktive Zusammenarbeit mit betrieblichen Interessenvertretungen. Ihre Mitwirkung kann die rechtliche Absicherung unterstützen, die Legitimation stärken und die Akzeptanz des Veränderungsprozesses fördern. Auch die technische Umsetzung erfordert klare Governance-Strukturen. Dazu gehören definierte Rollenmodelle, eindeutige Zuständigkeiten, Standards für Datenschutz und Informationssicherheit sowie regelmäßige Audits. Gerade in komplexen, heterogenen Systemlandschaften besteht die Gefahr von Datenverlust, Systeminkompatibilität oder Fehlinterpretationen. Das gilt insbesondere in Fällen, in denen Wissen fragmentiert oder unzureichend gepflegt wird.

Zeitfenster, personelle Kapazitäten und technische Infrastruktur müssen realistisch eingeschätzt, verbindlich eingeplant und auch gegenüber anderen Projekten priorisiert werden.

5.5 Anwendungsbeispiele digitaler Tools für effizientes Wissensmanagement

5.5.1 Einführung eines gruppenweiten ServiceDesks als Grundlage für digitales Wissens- und Prozessmanagement in Pflegeeinrichtungen – berichtet von Tobias Lauterborn

Mit der Einführung eines zentralen Ticketsystems im September 2019 legte die IT-Abteilung eines trägerübergreifenden Gesundheitsunternehmens den Grundstein für ein standortübergreifendes Service- und Wissensmanagement. Aus einem klassischen IT-Helpdesk entwickelte sich rasch ein zentrales Instrument zur digitalen Prozessunterstützung. Anfragen konnten effizient erfasst, den zuständigen Fachbereichen zugewiesen und strukturiert bearbeitet werden, was die Servicequalität und Transparenz deutlich erhöhte. Auf Basis dieser Erfolge wurden abteilungsübergreifende Prozesse integriert, etwa die digitale Meldung neuer Mitarbeitender. Ein besonderer Mehrwert entstand durch die Dokumentation aller Tickets und Lösungen, die in eine interne Wissensdatenbank sowie ein für alle zugängliches FAQ-Portal überführt wurden. Für klinische Bereiche mit Schichtdiensten erwies sich die zeit- und ortsunabhängige Verfügbarkeit praxisnaher Hilfestellungen als entscheidend, denn so konnten Mitarbeitende Probleme auch außerhalb der Supportzeiten selbstständig lösen. Dies beschleunigte Onboarding-Prozesse, erhöhte die Transparenz und entlastete insbesondere die Pflege. Rückmeldungen bestätigten die hohe Akzeptanz des FAQ-Portals. Zentrale Erfolgsfaktoren waren die frühe Einbindung der Endanwender, klare Verantwortlichkeiten für System- und Inhaltsadministration sowie die Unterstützung durch die Führungsebene. Vor Einführung des ServiceDesks waren Anfragen in vielen Einrichtungen nur dezentral und informell organisiert. Die Ausgangssituation war geprägt von heterogenen Prozessen und einer starken Abhängigkeit von individueller Erfahrung. Dies erschwerte die Nachverfolgung, führte zu Doppelarbeiten und ließ wertvolles Erfahrungswissen ungenutzt. Das Projekt setzte genau hier an, um eine einheitliche, für alle zugängliche Lösung zu schaffen und die Effizienz sowie das Wissensmanagement standortübergreifend zu verbessern.

Lessons Learned

Das Projekt zeigt, dass intelligente Systemarchitekturen und kontinuierliche Pflege nachhaltigen Nutzen schaffen. Der Erfolg der Wissensdatenbank hängt wesentlich von regelmäßiger Aktualisierung und Qualitätssicherung ab. Herausforderungen waren die Vereinheitlichung heterogener IT-Strukturen und die Integration bestehender Systeme (z.B. Telefonie, AD, Monitoring). Diese wurden durch schrittweise Einführung, Pilotszenarien und strukturiertes Change-Management gemeistert. Regelmäßige Dialoge mit Endanwendern verdeutlichten, dass auch nach erfolgreicher Implementierung fortlaufende Optimierung nötig bleibt, sowohl in den Prozessen als auch in der Anpassung des Systems an neue Anforderungen.

5.5.2 Einführung eines digitalen Lernmanagementsystems im Gesundheitswesen – berichtet von Tanja Peterson

Im Zuge der zunehmenden Digitalisierung stellt sich für Einrichtungen im Gesundheits- und Sozialwesen verstärkt die Frage, wie Wissensmanagement zukunftsfähig gestaltet werden kann, insbesondere vor dem Hintergrund regulatorischer Anforderungen, personeller Ressourcenknappheit und der Notwendigkeit lebenslangen Lernens. *DR. FONTHEIM Mentale Gesundheit*, eine psychiatrische Komplexeinrichtung mit rund 800 Mitarbeitenden, hat sich dieser Herausforderung gestellt und ein digitales Lernmanagementsystem eingeführt. Vor der Einführung war die Fort- und Weiterbildungsorganisation durch analoge Strukturen und dezentrale Planung geprägt. Anmeldungen erfolgten informell, gesetzlich geforderte Unterweisungen wurden unvollständig dokumentiert: ein Risiko bei externen Prüfungen. Hinzu kamen strukturelle Herausforderungen: Wechselschichten, Fachkräftemangel, individuelle Lebenssituationen der Mitarbeitenden, etwa mit Sorgeverantwortung für Kinder oder Angehörige, verlangten gleichzeitig nach neuen, flexiblen Lernformaten. Die Einführung des Lernmanagementsystems wurde von Beginn an strategisch und interdisziplinär aufgesetzt. Zentrale Voraussetzung für die spätere Akzeptanz war eine umfassende Ausgangsanalyse in allen Bereichen und mit Führungskräften. Die operative Umsetzung übernahm ein bereichsübergreifendes Team mit Vertretungen aus Fortbildung, Personal, IT, Datenschutz, Organisationsentwicklung und Klinikleitung. Die Einführung wurde als systematischer Change-Prozess verstanden und entsprechend geplant: mit Risikoanalyse, Meilensteinplanung, regelmäßigen Statusmeetings, internen Schulungsprogrammen und Evaluation. In einem strukturierten Auswahlprozess wurden Kriterien wie mobile Nutzbarkeit, intuitive Bedienbarkeit, zielgruppenorientierter Content und fundiertes Berichtswesen verfügbarer Lernplattformen bewertet. Die Entscheidung fiel auf eine Plattform mit Spezialisierung auf das Gesundheitswesen. Neben den qualitativ hochwertigen E-Learning-Inhalten überzeugten insbesondere Benutzerfreundlichkeit, mobile Nutzbarkeit, differenzierte Berichtsfunktionen und der kundennahe Support. Ein wesentlicher Erfolgsfaktor lag in der konsequenten Kommunikation und Einbindung der Mitarbeitenden über alle Projektphasen hinweg. Die Einführung wurde nicht als technische Maßnahme vermittelt, sondern als gemeinschaftlicher Veränderungsprozess. Führungskräfte, Mitarbeitende und Interessenvertretungen wurden über verschiedene Formate einbezogen, etwa durch Teamgespräche, Rundmails, Aushänge, Beiträge in der Mitarbeiterzeitung und persönliche Ansprechpartner.

Parallel wurden Schulungskonzepte entwickelt, die sowohl zentrale Präsenzformate als auch dezentrale Unterstützungsangebote zum Kompetenzerwerb für Lernende aber auch Führungskräfte im Umgang mit der digitalen Lernplattform umfassten. Bereits im ersten Jahr nach der Einführung war ein deutlicher Effekt messbar. Die Erfüllungsquote bei Pflichtunterweisungen stieg signifikant von 65% im Jahr 2022 auf über 90% in den Folgejahren. Mittlerweile werden jährlich rund 11.000 Fortbildungsstunden dokumentiert, davon etwa ein Drittel über digitale Lernformate. Die Zufriedenheit der Mitarbeitenden mit den E-Learnings liegt stabil bei 80%. Um die Nachhaltigkeit des Systems zu sichern, wurde ein kontinuierliches Controlling etabliert. Quartalsweise erhalten Führungskräfte Berichte über Teilnahmequoten, offene Schulungen und Fortschritte. Die Einführung bei *DR. FONTHEIM Mentale Gesundheit* zeigt exemplarisch, wie Wissensmanagement im Gesundheitswesen erfolgreich digitalisiert werden kann, vorausgesetzt, es wird nicht als reines IT-Projekt verstanden, sondern als umfassender Veränderungsprozess, der Strukturen, Haltungen und Kommunikation gleichermaßen berücksichtigt.

Lessons Learned

Die Erfahrungen aus der Praxis machen deutlich, dass technische Systeme ihren Nutzen erst dann voll entfalten, wenn sie in eine organisationale Kultur der Beteiligung, der Verbindlichkeit und des gemeinsamen Lernens eingebettet sind. In diesem Sinne steht das Projekt nicht nur für die Digitalisierung von Fortbildung, sondern für ein integriertes Wissensmanagement, das Mitarbeitende befähigt, Führungskräfte unterstützt und die Organisation als Ganzes weiterentwickelt.

5.6 Fazit und praktische Empfehlungen für die operative Umsetzung

Digitales Wissensmanagement im Gesundheitswesen ist ein zentrales Instrument, um den wachsenden Herausforderungen der Informationsflut, Fragmentierung und steigenden Anforderungen an Qualität, Effizienz sowie Versorgungssicherheit zu begegnen. Entscheidend für die Wirksamkeit solcher Systeme ist, dass deren Einführung nicht als isoliertes IT-Projekt, sondern als integraler Bestandteil organisatorischer Veränderungsprozesse verstanden wird. Erst durch die konsequente Einbettung in bestehende Strukturen, Prozesse und die strategischen Zielsetzungen einer Organisation kann der volle Nutzen erschlossen werden. Von besonderer Bedeutung sind dabei die systematische Auswahl der geeigneten Anwendungen, eine klare Governance, die Unterstützung durch die Führungsebene sowie die frühzeitige und kontinuierliche Einbindung der Anwendenden. Nur so lassen sich Akzeptanzbarrieren abbauen und die erfolgreiche Nutzung neuer Tools sicherstellen. Regelmäßige Schulungen und transparente Kommunikationsmaßnahmen tragen dazu bei, die digitale Kompetenz der Mitarbeitenden zu stärken und Unsicherheiten zu reduzieren. Ein kontinuierliches Controlling sowie die Anpassung an sich wandelnde Anforderungen gewährleisten darüber hinaus, dass das Wissensmanagement auch langfristig effektiv bleibt. Praxisbeispiele zeigen, dass der Austausch zwischen Berufsgruppen gefördert und der Arbeitsalltag durch digitale Lösungen spürbar erleichtert wird. Dies erhöht nicht nur die Transparenz von Prozessen, sondern entlastet auch Mitarbeitende, insbesondere in Bereichen mit hoher Arbeitsdichte wie der Pflege.

Letztlich entfalten digitale Tools ihr Potenzial vor allem dann, wenn ihre Einführung eng an den tatsächlichen Arbeitsabläufen und Bedürfnissen der Mitarbeitenden ausgerichtet wird. Durch kontinuierliche Weiterentwicklung, Investitionen in Schulungsangebote und eine offene Feedbackkultur wird aus Wissensmanagement ein fortlaufender Lern- und Verbesserungsprozess, der sowohl die Qualität der Versorgung als auch die Organisationsentwicklung nachhaltig unterstützt.

Literatur

Aljurf M, Snowden JA, Hayden P, Orchard KH, McGrath E (2021) Quality Management and Accreditation in Hematopoietic Stem Cell Transplantation and Cellular Therapy: The JACIE Guide. Springer

Baumeister KM (2009) Kompetenzentwicklung und Wissensmanagement im Kontext des Lebenslangen Lernens und ihre Thematisierung in der Öffentlichkeit. Ludwig-Maximilians-Universität München; von Rosenstiel L, Brosius H-B (Hrsg.)

Brönneke JB, Debatin JF (2022) Digitalisierung im Gesundheitswesen und ihre Effekte auf die Qualität der Gesundheitsversorgung. Bundesgesundheitsblatt – Gesundheitsforschung – Gesundheitsschutz 65(3), 342–347. https://doi.org/10.1007/s00103-022-03493-3

Cambronero ME, Martínez MA, Llana L, Rodríguez RJ, Russo A (2024) Towards a GDPR-compliant cloud architecture with data privacy controlled through sticky policies. PeerJ Computer Science 10, e1898. https://doi.org/10.7717/peerj-cs.1898

Digital health and care (2025) Public Health. URL: https://health.ec.europa.eu/ehealth-digital-health-and-care/digital-health-and-care_en (abgerufen am 17.10.2025)

Directive – 2019/882 – EN – EUR-LEX. (o.J.) URL: http://data.europa.eu/eli/dir/2019/882/oj (abgerufen am 17.10.2025)

Europäische Kommission (o.J.) Ethics guidelines for trustworthy AI. URL: https://digital-strategy.ec.europa.eu/en/library/ethics-guidelines-trustworthy-ai (abgerufen am 17.10.2025)

German Medical Science GMS Publishing House;Düsseldorf. (o.J.) The influence of digital clinical documentation on patient safety in a university hospital | Publisso. journals.publisso.de. https://doi.org/10.3205/mibe000265

Hiatt J (2006) ADKAR: A Model for Change in Business, Government, and Our Community. Prosci.ISO 21001:2025 (o.J.) ISO. URL: https://www.iso.org/standard/21001 (abgerufen am 17.10.2025)

Keshtkar L, Bennett-Weston A, Khan AS, Mohan S, Jones M, Nockels K, Gunn S, Armstrong N, Bostock J, Howick J (2025) Impacts of Communication Type and Quality on Patient Safety Incidents. Annals Of Internal Medicine. https://doi.org/10.7326/annals-24-02904

Kia AS, Beheshti M, Shahmoradi L (2022) Health Information Systems Evaluation Criteria: Overview of Systematic Reviews. Frontiers in Health Informatics 11(1), 120. https://doi.org/10.30699/fhi.v11i1.376

Kotter JP (2012) Leading Change, With a New Preface by the Author. Harvard Business Press

Lucas B, Brammen D, Schirrmeister W, Aleyt J, Kulla M, Röhrig R, Walcher F (2019b) Anforderungen an eine nachhaltige Standardisierung und Digitalisierung in der klinischen Notfall- und Akutmedizin. Der Unfallchirurg 122(3), 243–246. https://doi.org/10.1007/s00113-019-0603-2

McGee RG, Wark S, Mwangi F, Drovandi A, Alele F, Malau-Aduli BS (2024b) Digital learning of clinical skills and its impact on medical students' academic performance: a systematic review. BMC Medical Education 24(1). https://doi.org/10.1186/s12909-024-06471-2

Newton-Mason S, Chui C, Hirani S, Currie LM (2024) Speech Recognition Technology for Nursing Charting: A Literature Review. Studies in Health Technology And Informatics. https://doi.org/10.3233/shti240301

Nielsen J (2024) 10 Usability Heuristics for User Interface Design. Nielsen Norman Group. URL: https://www.nngroup.com/articles/ten-usability-heuristics/ (abgerufen am 17.10.2025)

North K, Maier R (2018) Wissen 4.0 – Wissensmanagement im digitalen Wandel. HMD Praxis der Wirtschaftsinformatik, 55(4), 665–681. https://doi.org/10.1365/s40702-018-0426-6

Organization WH (2021) Global patient safety action plan 2021–2030: towards eliminating avoidable harm in health care. World Health Organization

PricewaterhouseCoopers. (o.J.) AI in healthcare and other essential, emerging technologies. PwC. URL: https://www.pwc.com/us/en/industries/health-industries/library/ai-and-healthcare-emerging-technologies.html (abgerufen am 17.10.2025)

Probst G, Raub, S, Romhardt K (2010) Wissen managen. In: Gabler eBooks. https://doi.org/10.1007/978-3-8349-8597-2

Rohleder B, Bitkom (2018) Digitalisierung in der Pflege. URL: https://www.bitkom.org/sites/main/files/file/import/181023-Digitale-Pflege.pdf (abgerufen am 17.10.2025)

Tataei A, Rahimi B, Afshar HL, Alinejad V, Jafarizadeh H, Parizad N (2023) The effects of electronic nursing handover on patient safety in the general (non-COVID-19) and COVID-19 intensive care units: a quasi-experimental study. BMC Health Services Research 23(1). https://doi.org/10.1186/s12913-023-09502-8

Telieps J, Falkenstern M, Peters M, Saul S (2022) Kompetenzen für die Digitalisierung in der pflegeberuflichen Bildung. BIBB Fachbeiträge zur beruflichen Bildung. Verlag Barbara Budrich

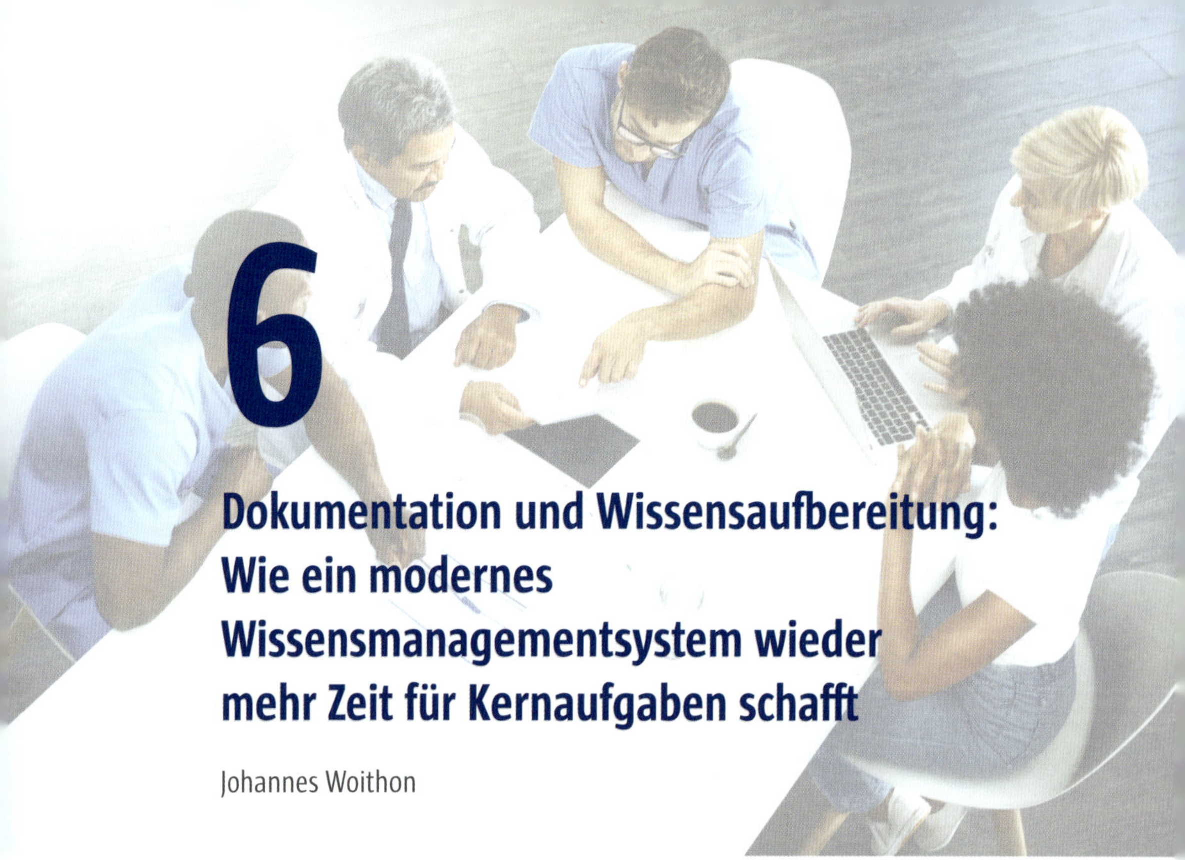

6

Dokumentation und Wissensaufbereitung: Wie ein modernes Wissensmanagementsystem wieder mehr Zeit für Kernaufgaben schafft

Johannes Woithon

6.1 Die Situation im Gesundheitswesen

Das Gesundheitswesen in Deutschland steht unter erheblichem Druck: Neben dem Fachkräftemangel und der hohen Fluktuation, vor allem in der Pflege, stellen Finanzierungsprobleme, eine überbordende Bürokratie und die unzureichende Digitalisierung die größten Herausforderungen dar. Keine Leute, keine Zeit, kein Geld – aber eine Flut von Regeln und veraltete Tools, so lässt es sich auf den Punkt bringen.

Für diejenigen, die in dieser Branche arbeiten, entstehen dadurch hohe Belastungen. Die Arbeit am Menschen erfordert Hingabe und eine agile Herangehensweise, gleichzeitig stellt ein „überformalisiertes System" hohe Anforderungen an alle Beteiligten (Sommerhoff 2023).

Ein Hebel, der aufgrund von Personalmangel genutzt wird, bringt neue Herausforderungen mit sich: Vielfach füllen ausländische Pflegekräfte die personellen Lücken, doch die in diesem Zuge auftretenden Sprachbarrieren erschweren Aufgaben wie Einarbeitung, Qualifizierung und Compliance. Gewonnene Ressourcen kosten damit auch gleich wieder Ressourcen.

Vor allem die aufwendige Suche nach Wissen „frisst" Zeit, was deutsch- und fremdsprachige Mitarbeitende gleichermaßen betrifft. Welchen Zeitverlust im Arbeitsalltag die erfolglose Informationssuche verursacht, belegen Studien wie eine Untersuchung von McKinsey: Laut dieser verbringen Mitarbeitende durchschnittlich 1,8 Stunden pro Tag damit, Informationen zu recherchieren, zu sortieren oder zu validieren (Crawford).

6.2 Die Bedeutung von Wissensmanagement im Gesundheitswesen

Man erkennt: Mehr als ein Problemfeld im Gesundheitswesen basiert auf unzureichender Information und Kommunikation – Hürden, die die moderne Technik schon längst hätte nehmen können, die aufgrund von Investitionsstaus oder Fehleinschätzungen aber nicht genommen wurden.

Einen möglichen Hebel bildet hier ein modernes, software-gestütztes und rollenbasiertes Wissensmanagement. Es erleichtert die gezielte, nutzerspezifische Informationssuche und kann idealerweise in verschiedenen Sprachen adressiert werden. Bei Personalwechseln sorgt es für die systematische Weitergabe von Wissen, es stellt lebenswichtige Informationen einfach abrufbar bereit und zahlt so auf die Patientensicherheit ein. Es eignet sich für die dezentrale Organisation, etwa bei ambulanten Teams in der Pflege. Vor allem aber minimiert es den Verwaltungsaufwand derjenigen, die sich für die Arbeit am Menschen entschieden haben – und nicht am Computer.

Ein modernes Wissensmanagement steht für effizientes, prozesssicheres Arbeiten. Dafür bedarf es einer entsprechenden Unternehmenskultur, die auf kontinuierliche Verbesserung setzt.

6.3 Das Managementsystem als Basis für den Wissenstransfer

Lautet das Ziel, ein modernes, softwaregestütztes Wissensmanagement aufzubauen, ist die erste Frage: Was liegt bereits vor und kann dafür genutzt werden? Schließlich hat das Qualitätsmanagement auch im Gesundheitswesen eine lange Tradition, ist aber oft beschränkt auf ein starres Managementsystem mit wenig Mehrwert für die Mitarbeitenden im Berufsalltag.

Traditionell dienen Managementsysteme in Organisationen eher dem Nachweis als der Information: Der Aspekt „System“ schlägt den Aspekt „Wissen“. Der klassische Zweck ist, über ein System belegen zu können, dass die Organisation mit Informationen (oder Dokumenten) systematisch umgeht. Wichtig ist hier der Nachweis, die Systembeschreibung – weniger die Wirkung, die Wissensvermittlung. Das macht das System unattraktiv für Mitarbeitende.

Solch ein klassisches Managementsystem auch gleichzeitig als „Wissensplattform“ zu etablieren, setzt voraus, dass der Fokus vom Nachweis, von der Systembeschreibung auf die Systemnutzung durch die Mitarbeitenden verschoben wird. Was benötigen diese, um erfolgreich zu sein?

Soll die Plattform der Wissensvermittlung dienen, müssen die Informationen für die Mitarbeitenden entsprechend aufbereitet werden. Die Qualitätsnorm ISO 9001 gibt in Kapitel 7 („Unterstützende Prozesse“), Abschnitt 7.5 an, wie die Lenkung von Informationen (oder Dokumenten) in Organisationen zu erfolgen hat:

Die Organisation muss sicherstellen, dass den Mitarbeitenden wichtige Informationen (beispielsweise Arbeitsanweisungen) im richtigen Moment aktuell zur Verfügung stehen, und zwar für den Gebrauch tauglich: so, dass sie alles verstehen und anwenden können. Dies ist auch relevant für die Compliance und spielt etwa bei Haftungsfragen eine große Rolle (ISO 2015).

Die Organisation muss sicherstellen, dass den Mitarbeitenden wichtige Informationen im richtigen Moment aktuell zur Verfügung stehen.

Wie nun lässt sich Wissen für den Wissenstransfer aufbereiten, wie muss die Information dafür verändert werden?

6.4 Arten von Information im Unternehmen

Betrachten wir zunächst die verschiedenen Informationstypen. Die strukturierte und gelenkte Information bildet die Grundlage vieler Managementsysteme. Sie wird ergänzt durch die unstrukturierte Information, die oftmals ungelenkt und damit schwerer auffind- und nutzbar ist – aber durchaus relevant.

6.4.1 Gelenkte Information

Gelenkte Informationen sind Daten oder Dokumente, deren Lebenszyklus über alle Stationen hinweg klar geregelt sind: Erstellung, Prüfung, Freigabe, Verteilung, Kenntnisnahme, Wiedervorlage und Archivierung. Ziel ist, dass Mitarbeitende nur aktuelle, geprüfte und genehmigte Informationen mit nachvollziehbarer Historie erhalten. Dies betrifft beispielsweise SOPs, Arbeitsanweisungen, Pflegepläne, Berichte oder Formulare. Für gelenkte Informationen werden Verantwortlichkeiten und Prozesse festgelegt.

Dies gewährleistet Qualität, Nachvollziehbarkeit und Patientensicherheit, etwa gemäß den Anforderungen der ISO 9001 oder der ISO 7101. Ebenfalls müssen Organisationen und ihre Organe nachweisen, dass die (veränderte) Information sicher ihre Empfänger:innen erreicht – aus Haftungs- und Compliance-Gründen.

Ziel ist, dass Mitarbeitende nur aktuelle, geprüfte und genehmigte Informationen mit nachvollziehbarer Historie erhalten.

Dazu braucht es auch ein Prozessverständnis. Die Organisation legt fest, welche Informationen für wen relevant sind (z.B. Berufsgruppen) und unter welchen Bedingungen sie geändert werden können.

Die Basis dafür bildet ein Rollenkonzept – und davon abgeleitet ein Rechtekonzept: Damit bestimmt die Organisation, welche Information bzw. welches Wissen welche Mitarbeitenden aufgrund von welcher Rolle benötigen und einsehen können. Ein rollen- und nicht personenbezogenes Vorgehen birgt den entscheidenden Vorteil, dass etwa bei Personalwechseln stets das benötigte Wissen und die Zugangswege für jede Rolle feststehen.

Die Verteilung von Wissen erfolgt nach dem Top-Down-Ansatz als Push-Information und wird durch die Organisation gesteuert. An dieser Stelle kann neben der reinen Wissensvermittlung auch eine unterstützende Wissensvermittlung oder Schulung treten. So wäre eine Querverbindung zu Lernsystemen denkbar.

Weiterhin ist sicherzustellen, dass die aktualisierte Information schnell erfasst wird. Ist sie umfangreicher, gestaltet sich das jedoch schwierig: Was genau hat sich von *Version x* zu *Version y* geändert? Dies nachzuvollziehen, kostet Arbeitszeit. Sinnvollerweise sollten Änderungen daher gekennzeichnet oder herausgestellt werden.

Nun kann es sein, dass die Information die Empfänger:innen zu einem beliebigen Zeitpunkt erreicht – und diese sie als „zu diesem Zeitpunkt nicht relevant" einstufen. Das Risiko: Im Moment der Relevanz wird sie oft nicht wiedergefunden und damit auch nicht genutzt. Sie muss also nicht nur ausgespielt, sondern auch aktiv gesucht und gefunden werden können (Pull-Prinzip).

6.4.2 Strukturierte Information

Strukturierte Information bezeichnet Daten, die nach festen, klar definierten Schemata organisiert sind und dadurch leicht verarbeitet, gesucht und ausgewertet werden können. Dieser Informationstyp folgt einem bestimmten Aufbau, der etwa über ein Template vorgegeben wird, auch um die Lesbarkeit und die Verständlichkeit zu erhöhen. Idealerweise umfasst dieses Template auch Rubriken wie Praxisbeispiele, Zusammenfassungen oder Abschnitte wie „Warum ist das wichtig?“ – Elemente, die den Nutzenden einen echten Mehrwert bieten und die Inhalte „leichter verdaulich“ präsentieren.

Strukturierte Information lässt sich nicht nur klar dokumentieren, sondern dient auch als Grundlage für Qualitätssicherung und Forschung. Im Gesundheitswesen gewährleisten strukturierte Informationen effiziente Abläufe und eine hohe Versorgungsqualität. Typische Beispiele sind elektronische Patientenakten, Medikationslisten, Abrechnungstabellen, standardisierte SOPs, Pflegepläne, Arbeitsanweisungen oder Richtlinien.

Wie bzw. wo sind diese Informationen aufzubewahren? Hier gilt es, eine klare Struktur zu entwickeln, etwa mithilfe von Ordnern auf einem Netzlaufwerk oder über eine Dokumentations-Software. Diese Struktur sollte nachvollziehbar und möglichst selbsterklärend aufgebaut werden, um das Auffinden von Informationen zu erleichtern (s. auch Abschnitt III.6.5.2).

6.4.3 Unstrukturierte Information

Unstrukturierte Information liegt nicht in vorgegebener, organisierter Form vor. Sie besteht aus unterschiedlichsten Formaten und umfasst Inhalte, für die kein Schema oder Datenmodell hinterlegt wurde. Beispiele sind Texte in E-Mails oder Dokumenten, Audiodateien, Fotos, Social-Media-Posts, Webseiten-Inhalte, Videos, Meeting-Protokolle, Lernmaterialien, Flyer, Patientenfeedback oder Essenspläne.

Ein Managementsystem bildet von Hause aus lediglich strukturierte Informationen ab – für das Wissensmanagement aber sind auch unstrukturierte Informationen notwendig. Große Teile des Unternehmenswissens liegen schließlich nur in unstrukturierter Form vor – als Wissen in den Köpfen, aber auch als Videos oder in anderen digitalen Medienformaten. Dieses Wissen sollte systematisch in das bestehende Firmenwissen integriert werden.

Von der Anreicherung durch unstrukturierte Informationen profitiert ein Managementsystem: Das Nebeneinander von beiden Informationstypen ist nicht nur machbar, sondern empfehlenswert. Oft ermutigt es die Mitarbeitenden, sich mit (unstrukturierten) Inhalten aus ihrem Arbeitsalltag aktiv am Wissensaustausch zu beteiligen.

Warum aber sollte unstrukturierte Information überhaupt gelenkt, also Teil des Managementsystems werden? Weil auch Wissen in Form von z.B. Videos oder Webseiten korrekt und aktuell vorgehalten werden muss – und rechtssicher.

Die unstrukturierte Information in strukturierte umzuwandeln, fällt vielen Mitarbeitenden schwer. Hilfestellung gibt einerseits ein Template (s.o.), aber auch Künstliche Intelligenz wie *ChatGPT*, *Gemini* oder *Perplexity* kann mit den entsprechenden Prompts bei der Erstellung von strukturierter Information helfen.

Tab. 1 Strukturierte vs. unstrukturierte Information

Kriterium	strukturierte Information	unstrukturierte Information
Format/Schema	festes Datenmodell (z.B. Templates, Tabellen, Spalten)	kein festes Format, keine vorgegebene Organisation
Beispiele	Excel-Tabellen, Datenbanken	PDF-Dateien, Bilder, Audio, Social-Media-Posts
maschinelle Verarbeitung	einfach automatisierbar und maschinell auswertbar	komplex, oft Vorverarbeitung oder KI nötig
Speicherform	Datenbank, Managementsystem	Dateisysteme, Content-Management-Systeme
Zugänglichkeit	leicht durchsuchbar, schnell filterbar	schwer durchsuchbar, kaum automatische Filterung
Flexibilität	eingeschränkt	sehr flexibel bezüglich Inhalt und Struktur

Sollten sich Informationen gar nicht strukturieren lassen (z.B. Videos), lassen sie sich auch nicht innerhalb einer herkömmlichen Kapitelstruktur, etwa über ein Netzlaufwerk abbilden. Dennoch muss sichergestellt werden, dass das Video gefunden wird. Eine Suchfunktion umgeht die selbsterklärende Kapitelstruktur. Dies erfordert aber, die Information zuvor klug und korrekt zu verschlagworten – oder im Falle des Videos mit Transkripten zu arbeiten.

KI-basierte Suchfunktionen hingegen benötigen nicht zwingend eine Struktur, da sie Synonyme erkennen und nicht auf ein korrektes Schlagwort angewiesen sind. Künstliche Intelligenz kann deshalb den Zugang zur Wissensplattform und speziell zu unstrukturierten Informationen deutlich erleichtern.

Tabelle 1 zeigt die wichtigsten Unterschiede zwischen strukturierter und unstrukturierter Information.

6.5 Informationen nutzbar machen

6.5.1 Informationen verständlich aufbereiten

Essenziell für eine erfolgreiche Wissensvermittlung, aber vielfach nicht umgesetzt: Beim Erstellen der Inhalte sollte darauf geachtet werden, die jeweiligen Empfänger:innen in den Mittelpunkt zu stellen. Attraktiv gestaltete Informationen erinnern und beachten Mitarbeiter:innen nämlich mit weit höherer Wahrscheinlichkeit.

Dies betrifft den Schreibstil, der klar und verständlich sein sollte – das berüchtigte Bürokratendeutsch erschwert die Rezeption unnötig. Bilder, Videos und eine attraktive grafische Gestaltung ebnen ebenfalls den Weg in die Köpfe der Zielgruppe. Wiederkehrende Rubriken innerhalb der Wissensplattform (Beispiel: „Warum ist das wichtig?“) fassen Inhalte so zusammen, dass sie gut und schnell erfasst werden. Mit Methoden wie Storytelling lassen sich unterhaltsame Elemente einbauen, um für noch höhere Aufmerksamkeit und Akzeptanz zu sorgen.

Beim Erstellen der Inhalte sollte darauf geachtet werden, die jeweiligen Empfänger:innen in den Mittelpunkt zu stellen.

Jeder Mensch besitzt zudem hinsichtlich der Aufnahme und Verarbeitung von Informationen individuelle Präferenzen. Sinnvoll ist es daher, Inhalte gleichzeitig auf mehreren Kanälen anzubieten. Im Bereich Prozessdarstellung etwa kann die textliche Prozessbeschreibung durch ein Ablaufdiagramm und ein Video zum Prozessablauf ergänzt werden.

6.5.2 Informationen auffinden

Informationen werden häufig innerhalb einer Struktur abgelegt, etwa als Ordner auf einem Server. Das Gesuchte ist im Kontext auffindbar, das heißt: Wer die Struktur kennt, wird fündig. „Strukturfremde" hingegen finden die Info oft nicht oder nicht auf Anhieb. Häufig ist eine Information auch nicht für einen eindeutigen Kontext relevant, sondern für mehrere – und müsste dann folgerichtig an mehreren Stellen hinterlegt werden.

Hilfreich ist hier eine sinnvolle Verschlagwortung oder ein „Tagging": So kann gezielt nach Schlagworten, einem Text, einer Arbeitsanweisung, einem Prozess, einzelnen Nutzer:innen oder einem Thema gesucht werden. Dies setzt voraus, dass verstanden wurde, wie die Suchfunktion technisch funktioniert und welche Suchkriterien existieren.

Was aber, wenn das korrekte Schlagwort nicht bekannt ist? Folgt die Struktur einer klaren, selbsterklärenden Logik, besteht die Möglichkeit, dass Suchende den korrekten Pfad selbstständig finden und sich über mehrere Unterordner hinweg zum Ziel klicken.

Gleichzeitig sollte diese Struktur als Grundlage für ein sinnvolles und effizientes Rechtemanagement gedacht werden: Es sollten sich gezielt Benutzer- und Zugriffsrechte vergeben und verwalten lassen, etwa auf Dokumenten-, Ordner- oder Serverebene.

Gegenüber der Schlagwortsuche schafft eine Volltextsuche Erleichterung, da sie die Wissensplattform nicht nur nach Dokumentennamen durchsucht, sondern nach Textstellen in sämtlichen Inhaltselementen. Eine Volltextsuche stellt meist eine Kernfunktion in einer Software für Qualitäts- oder Wissensmanagement dar. Auch sie muss gewährleisten, dass Zugriffsrechte berücksichtigt werden und nur Zugriff auf aktuelle Informationen möglich ist.

6.5.3 Informationen und Wissen mithilfe der KI nutzen

Ist die Wissenssammlung aufgebaut und im Einsatz, birgt eine wachsende Datenmenge neue Herausforderungen: Welche Information von den vielen ist die richtige – und zudem aktuell?

Hier kann eine KI-gestützte Suche innerhalb einer Software für Wissensmanagement deutlich bessere Antworten liefern als herkömmliche Methoden:

- Sie versteht Synonyme (z.B. Wundabdeckung und Verband) und natürliche Sprache, sodass nicht das exakte Schlagwort bekannt sein muss. Folgefragen sind möglich („Chat"-Gedanke).
- Man kann der Suche Kontext mitgeben, also z.B. Informationen speziell zugeschnitten auf den eigenen Standort oder das eigene Arbeitszeitmodell erfragen.

- Eine KI-Suche beachtet unterschiedliche Quellen und Kapitel gleichzeitig und erstellt daraus eine Zusammenfassung.
- Wird die Dokumentationssprache nicht oder nur ungenügend beherrscht, etwa im Falle ausländischer Fachkräfte, versteht und liefert die KI Inhalte auch in Fremdsprachen.

Für qualitativ hochwertige KI-Antworten ist zu beachten: Innerhalb der durchsuchten Dokumentation sollten keine widersprüchlichen Informationen vorliegen. Und auch eine KI-Suchfunktion muss gewährleisten, dass Nutzerrechte berücksichtigt werden und nur Zugriff auf aktuelle, freigegebene Informationen besteht.
Beim Einsatz KI-gestützter Suchfunktionen ist auf einige Risiken hinzuweisen:

- KI-Modelle können sogenannte Halluzinationen erzeugen, also falsche oder unvollständige Informationen liefern, die möglicherweise zu Fehlentscheidungen führen.
- Zudem bestehen rechtliche Herausforderungen: Haftungsfragen entstehen, wenn Mitarbeitende aufgrund von KI-generierten Inhalten handeln und Fehler auftreten.
- Ebenso ist der Datenschutz zu beachten: Personenbezogene Daten dürfen nicht ungeschützt in externe KI-Dienste gelangen. Durch die Anonymisierung von Prompts – also das Entfernen oder Verschlüsseln sensibler Angaben – lassen sich Datenschutzrisiken minimieren.

Aufgrund der Funktionsweise der KI sollte diese stets nur als unterstützendes Werkzeug und nicht als alleinige Entscheidungsinstanz dienen.

6.6 Weitere Anforderungen an ein modernes Wissensmanagement

6.6.1 Wissen aktuell halten

Wie können Nutzer:innen sichergehen, dass Informationen regelmäßig geprüft wurden und damit aktuell und verlässlich zur Verfügung stehen? Diese Aufgabe übernimmt eine Software, die den gesamten Lebenszyklus einer Information abbildet, von der Prüfung und Freigabe über die Veröffentlichung und Aktualisierung bis hin zur Löschung – inklusive Versionshistorie.
Hierfür sind klare Verantwortlichkeiten und Prozesse essenziell: Veröffentlichung, Kenntnisnahme und Wiedervorlage zur Überprüfung der Information – die zentrale Funktion, um Wissen aktuell zu halten – müssen sauber geregelt sein, auf Rollenbasis.
Weiterhin sind Themen- oder Ordner-Verantwortliche zu etablieren, die ihre jeweiligen Bereiche pflegen und aktualisieren. Diese können unterstützt werden, indem Mitarbeitende an den einzelnen Inhalten Hinweise oder Verbesserungsvorschläge hinterlassen – und indem auch Transparenz in Bezug auf deren Umsetzung herrscht. Dieser „bidirektionale Wissenstransfer“, also hin zu den Endnutzer:innen und von diesen wieder zurück ans System, dient als wichtiges Werkzeug für den kontinuierlichen Verbesserungsprozess (KVP).

6.6.2 Bidirektionaler Wissenstransfer

Bidirektionaler Wissenstransfer bedeutet, dass auch Rückmeldungen von den Informationsempfänger:innen an die Organisation im Sinne des KVP vorgesehen sind – etwa in Form von Kommentaren direkt in der Dokumentation.

Denkbare Rückmeldungen sind: Ist die Information verständlich und aktuell? Kann ein Prozess inhaltlich optimiert werden? Wurde ein fachlicher Fehler gefunden?

Diese Einladung zur Teilhabe birgt nicht nur die Chance, die Wissensplattform durch „Schwarmintelligenz" in ihre bestmögliche Form zu bringen. Sie dient auch als Beleg einer modernen, partizipativen und transparenten Unternehmenskultur, was sich positiv auf Motivation und Engagement auswirkt.

6.6.3 Erfolgsmessung

„Was man nicht messen kann, kann man nicht lenken." Dieses bekannte Management-Zitat von Peter Drucker gilt auch im Wissensmanagement (Drucker). Erfolgsmessung setzt voraus, dass im Vorfeld Ziele und Wirkungen definiert werden – und Messmethoden.

Wie kann der Effekt der (strukturierten) Dokumentation auf das Wissensmanagement in Zahlen ausgedrückt und damit gemessen werden? Idealerweise werden Vorher-Nachher-Messungen zum Vergleich vorgenommen. Hier einige Beispiele:

- **Nutzerstatistiken der Wissensplattform** (MAU = *Monthly Active Users* [monatlich aktive Nutzer:innen], Nutzung der Suchfunktion, Bewertung der Antworten durch die Fragenden)
- **Mitarbeiter-Befragungen**
- **Messung der Zeit,** die benötigt wird, um eine Information (sicher) zu bekommen
- **Messung der Prozesszeit,** um eine Information zu aktualisieren und sicher (nachvollziehbar) an die Adressaten zu verteilen
- **Messung der Zeitersparnis,** wenn die Information schneller zur Verfügung steht bzw. schneller verarbeitet werden kann – etwa durch KI-gestützte Suche oder optisch hervorgehobene Änderungen; inkl. ROI-Berechnung

6.6.4 Compliance sicherstellen

Die Wissensplattform oder Dokumentation, also das Managementsystem mit seinen Vorgaben, beschreibt einen Soll-Zustand. Wie aber die Realität aussieht, also ob wirklich Compliance mit den Vorgaben besteht, stellt ein Audit fest. Gibt es hier Abweichungen, ist zu klären, wie erreicht werden kann, dass das „Ist" sich dem „Soll" annähert – und kontinuierlich verbessert wird.

In puncto Wissensvermittlung lässt sich fragen, ob eine Information die Empfänger:innen erreicht hat. Dies beantwortet eine dokumentierte Kenntnisnahme bzw. Lesebestätigung, die idealerweise automatisiert von der entsprechenden Software für Wissens- oder Qualitätsmanagement eingeholt wird.

Wissenstransfer anhand von strukturierter Dokumentation benötigt jedoch idealerweise auch eine Überprüfung: Es gilt festzustellen, ob die Information verstanden wurde – und das Wissen korrekt angewendet wird. Wer haftet zudem, wenn dies alles nicht der Fall ist?

Um diese Lücke zu schließen, braucht es neben der QM-Software weitere Tools. Hier ist eine Verschränkung mit Lern- und Schulungssystemen denkbar: Kombinieren wir die Wissensplattform mit der für die Wissensvermittlung, entsteht eine Einheit aus „Kopf und Hand". Zeitgleich mit der Wissensübermittlung wird per Schulung überprüft, ob dieses auch ins Handeln „transferiert" wurde.

Es gilt festzustellen, ob die Information verstanden wurde – und das Wissen korrekt angewendet wird.

6.6.5 Erfolgreiche Einführung eines Wissensmanagementsystems

Um die Vorteile eines digitalen Wissensmanagements nutzen und eine entsprechende digitale Lösung erfolgreich einführen zu können, sind einige Faktoren zu beachten. Abschließend stellt diese Liste Erfahrungen und Tipps aus der Praxis zusammen.

1. Ziele definieren

Ein erfolgreiches Wissensmanagementsystem (WMS) erfordert klare Ziele, die mit den Unternehmenszielen abgestimmt sind und mit denen sich sowohl die Führungsebene als auch die Mitarbeitenden identifizieren. Hier sollten alle Beteiligten reflektieren, welchen Mehrwert das Wissensmanagement für sie selbst, ihr Team und das Unternehmen bringt.

2. Den ersten Eindruck nutzen

Der erste Kontakt ist entscheidend: Informationsveranstaltungen wie Roadshows helfen, die Mitarbeiterakzeptanz für ein WMS zu erhöhen. Idealerweise stellen Multiplikator:innen wie Führungskräfte das System überzeugend vor. Unterhaltsame Inhalte erhöhen die Attraktivität.

3. Durch Teilhabe begeistern

Partizipation stärkt die Akzeptanz: Eine Kultur des Vertrauens und der Fehlerfreundlichkeit fördert die Bereitschaft der Teams, am WMS mitzuwirken. Methoden wie Wettbewerbe, Belohnungen oder Gamification erhöhen ihre Motivation.

4. Einen leichten Zugang schaffen

Das WMS sollte schneller, bequemer und zuverlässiger Informationen liefern als alle anderen informellen Wege. Alle Mitarbeitenden sollten dazu Zugang haben, im Sinne einer offenen Unternehmenskultur. Ein barrierefreier Zugang, etwa über *Single Sign-on*, erleichtert die Nutzung.

5. Usability berücksichtigen

Benutzerfreundlichkeit ist entscheidend für die Akzeptanz eines Wissensmanagementsystems. Es sollte intuitiv bedienbar sein, auch für technisch weniger versierte Nutzer:innen oder Menschen, die nicht Deutsch als Muttersprache sprechen.

6. Ansprechend gestalten

Die Gestaltung des Systems sollte Orientierung geben. Eine attraktive Oberfläche fördert die Akzeptanz, visuelle Elemente wie Grafiken und Videos erhöhen die Verständlichkeit.

7. Für Interaktion sorgen

Kommentar- und Feedbackfunktionen in einer Software verbessern die Inhalte, stärken die Aktualität der Wissensplattform und fördern die Zusammenarbeit. Eine Studie belegt zudem Effizienzgewinne durch Social-Collaboration-Tools (TU Darmstadt/Campana u. Schott 2018).

8. Push- und Pull-Prinzip beachten

Pflichtinformationen werden aktiv „gepusht", freiwilliger Wissensaustausch erfolgt „per Pull": Ein WMS unterstützt beide Prinzipien, erleichtert die Dokumentation von Kenntnisnahmen und motiviert zur Nutzung durch fortwährende Relevanz.

9. Transparent und aktuell bleiben

Veraltete Inhalte führen zu Vertrauensverlust, eine gepflegte Plattform hingegen stärkt die Produktivität: Klare, nachvollziehbare Strukturen und aktuelle Informationen sind hierfür entscheidend. Versionierungen zeigen auf, was gilt – und was wann galt.

10. Klein anfangen

Bei der Einführung eines Wissensmanagementsystems beugt ein schrittweiser Einstieg einer möglichen Überforderung durch die Nutzenden vor. Einzelne Erfolgserlebnisse – z.B. erste Beiträge – schaffen Vertrauen. Kleine Fortschritte sollten sichtbar gemacht und wertgeschätzt werden.

11. Regelmäßig evaluieren

Ein WMS stellt kein statisches Projekt dar: Regelmäßige Reviews helfen, die Zielerreichung zu überprüfen und notwendige Anpassungen vorzunehmen. Nur durch kontinuierliches Feedback und Analyse bleibt das System lebendig und wirksam.

6.7 Fazit

Das Gesundheitswesen in Deutschland steht vor der Herausforderung, den zunehmenden Fachkräftemangel, bürokratische Hürden und die unzureichende Digitalisierung zu bewältigen. Ein wesentliches Problem: die zeitaufwendige Suche nach relevanten Informationen, die Prozesse verlangsamt und Ressourcen unnötig stark bindet.

Ein modernes, softwaregestütztes WMS bietet hier den entscheidenden Hebel: Es erleichtert und beschleunigt nicht nur die effiziente Informationssuche und -bereitstellung, sondern trägt auch zu höherer Prozess- und Patientensicherheit bei. Als die *eine* „Source of Truth" stellt es alle strukturierten Informationen bereit, dient aber auch als Speicher für unstrukturiertes Wissen im Unternehmen. Nicht nur werden Informationen schnell gefunden, auch andere Systeme (z.B. für Mitarbeiterunterweisungen, Schulungen oder auch das Qualitätsmanagement und andere Managementsysteme) lassen sich über Schnittstellen intelligent integrieren.

Die Einführung eines WMS verlangt jedoch einen Kulturwandel hin zu einer nutzerzentrierten Wissensvermittlung durch Benutzerfreundlichkeit, Barrierefreiheit und eine ansprechende Gestaltung. Informationen müssen verständlich, aktuell und situationsgerecht aufbereitet werden – in Text, Bild, Video und gegebenenfalls in mehreren Sprachen. Künstliche Intelligenz kann dabei unterstützen, insbesondere bei der Suche nach unstrukturierten Informationen und bei der sprachlichen Barrierefreiheit.

Ein weiteres zentrales Element ist der bidirektionale Wissenstransfer. Mitarbeiter:innen sollten nicht nur Informationen empfangen, sondern die Wissensplattform auch inhaltlich mitgestalten – ganz im Sinne der kontinuierlichen Verbesserung. Klare Ziele für das Wissensmanagement und eine regelmäßige Erfolgsmessung sind unerlässlich, um Akzeptanz und Wirksamkeit des WMS langfristig zu sichern.

Zusammengefasst kann ein modernes WMS viel dazu beitragen, die Effizienz und Qualität der Arbeit im Gesundheitswesen erheblich zu steigern. Es entlastet Fachkräfte, die sich dadurch stärker auf ihre Kernaufgabe konzentrieren können: die Arbeit am Menschen.

> Der Autor hat KI zur Unterstützung bei der Erstellung des Beitrags verwendet.

Literatur

Crawford H (o.J.) Research Shows that Searching for Information at Work Wastes Time and Money. URL: https://www.articlecube.com/research-shows-searching-information-work-wastes-time-and-money (abgerufen am 30.07.2025), sich beziehend auf: Chui, Manyika (2012) The social economy: Unlocking value and productivity through social technologies (McKinsey Global Institute). URL: https://www.mckinsey.com/industries/technology-media-and-telecommunications/our-insights/the-social-economy (abgerufen am 30.07.2025)

Drucker PF (o.J.) [Wirtschaftszitate]. URL: https://www.wirtschaftszitate.de/autor/drucker-peter-f/ (abgerufen am 30.07.2025)

International Organization for Standardization ISO (2015) ISO 9001:2015 Qualitätsmanagementsysteme – Anforderungen, Abschnitt 7.5

Schwarz S (2023) Agiles QM: Interview mit Benedikt Sommerhoff (DGQ). URL: https://www.orgavision.com/blog/ueber-agiles-qm-ein-interview-mit-benedikt-sommerhoff (abgerufen am 30.07.2025)

TU Darmstadt/Campana, Schott (2018) Deutsche Social Collaboration Studie (2018) Technische Universität Darmstadt, Fachgebiet Wirtschaftsinformatik, Software & Digital Business und Campana, Schott. URL: https://digital-business-hub.de/deutsche-social-collaboration-studie-2018/ (abgerufen am 30.07.2025)

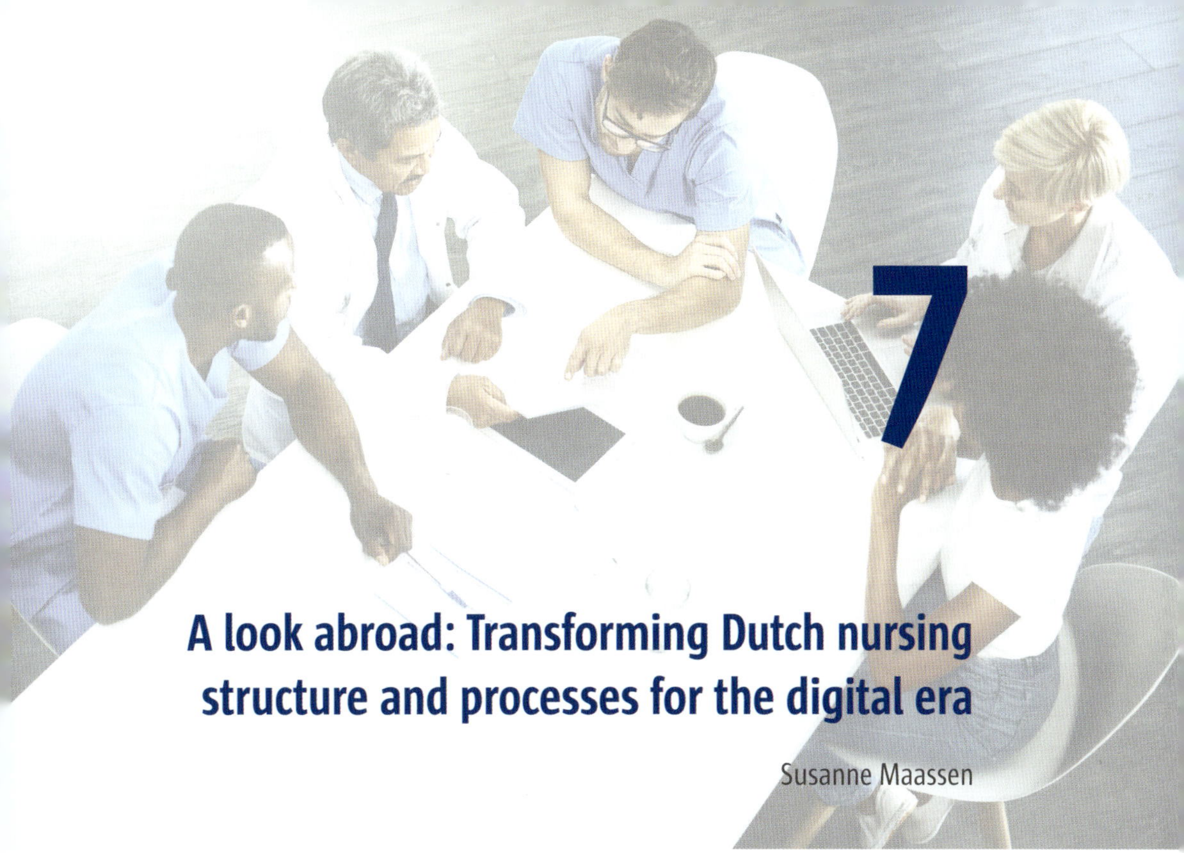

7

A look abroad: Transforming Dutch nursing structure and processes for the digital era

Susanne Maassen

The Dutch healthcare system faces major challenges. In 2021, 32.5% of Dutch citizens were diagnosed with two or more chronic conditions and this number is expected to rise (Ministerie van Volksgezondheid, Welzijn en Sport 2022). Additionally, projections indicate that by 2040, approximately 25% of the Dutch population will be aged 65 or older, further increasing both the demand for and complexity of care (CBS 2025). At the same time, the sector is grappling with a persistent shortage of healthcare professionals. Without targeted interventions, it is estimated that by 2034 the Dutch healthcare sector will face a workforce shortfall of approximately 288,600 employees (Ministerie van Volksgezondheid, Welzijn en Sport 2025). In its search for solutions, the Netherlands has embraced digital transformation – not merely as a technological upgrade, but as a strategic reconfiguration of healthcare structures and workflows.

This shift significantly affects healthcare professionals and their work environments. The following article explores how digital innovation is reshaping organizational structures, nursing roles and care delivery in Dutch hospitals.

7.1 Adapting organizational structures

Amid workforce shortages and rising demands, digital innovation is a driving force behind the reshaping of nursing organizational models in Dutch hospitals. Understanding the professional role of Dutch nurses is key to grasping this shift. For decades, the organizational structure of Dutch hospitals has been characterized by a hierarchical model in which physicians held decision-making authority and nurses primarily executed orders. Unlike most European healthcare systems, Dutch nurses have been absent from board and executive levels since the 1980s. During this period, which is marked by technological innovation and expanding treatment possibilities, the focus of hospital management in the Netherlands shifted toward efficiency and cost-effectiveness and leadership positions became dominated by business administrators and medical professionals (Martini et al. 2022). This excluded nurses from key decisions, resulting in policies and workflows that often overlooked bedside realities. The disconnect led to inefficiencies, increased administrative burdens, and reduced autonomy – all factors known to reduce job satisfaction and negatively impact nurse retention (Wei et al. 2018). In the 2010s, nurses and executives increasingly recognized the impact of limited influence and autonomy in nursing. A striking example of this concern was the 2020 advisory statement "*Not about us, without us*" (V & VN 2020) issued by then-government *Chief Nursing Officer* (CNO), in collaboration with the national *Professional Association for Nurses and Caregivers in the Netherlands* (V & VN). Since then, Dutch hospitals have taken steps to strengthen nursing's organizational position (NFU 2024; NVZ 2023). To close existing gaps and give nurses a stronger voice in hospital governance, most have launched key initiatives:

- **Establishing nursing advisory councils** that serve as a linking pin between the bedside and the boardroom, ensuring that nursing perspectives are represented in strategic decision-making.
- **Reinstating chief nursing officers (CNO)** as vital position representing the nursing profession at hospital chief executive level. The CNO's act as key points of contact and drivers of professional content and development aligning nursing policy, innovation, science and education.
- **Introducing the role of Chief Nursing Information Officer (CNIO)** a formal position designed to align IT applications and technical innovations within hospitals more closely with nursing practice. The CNIO focuses on improving and innovating nursing workflows through the use of data, information, and technology (V & VN 2024).

Together, these organizational changes mark a decisive shift toward embedding nursing expertise in hospital governance, ensuring nurses help shape the future of care in the digital era.

7.2 Changing nursing roles

As digital technologies become more integrated into hospital care, the role of nurses is expanding significantly. Nurses are no longer limited to traditional bedside care; they are increasingly involved in tasks such as remote patient monitoring, managing digital triage systems, and contributing to care planning through data-driven insights (Booth et al. 2021). These new responsibilities require new knowledge and skills, such as digital skills, the ability to interpret large volumes of data, and operating complex equipment.

> Example: The evolution of infusion therapy over the past twenty years
> Infusion pumps, once used mainly for critically ill patients, are now standard practice in Dutch university hospitals and integrated with electronic health records. This enables real-time fluid monitoring and closed-loop medication

> administration, improving safety and reducing errors (Borrelli et al. 2025; Van-Horn et al. 2024). While beneficial, these technological advances have made manual IV drip setting – a core nursing skill – largely obsolete.

This example illustrates that digital technologies demand new knowledge and skills of nurses. Hospitals must invest in training, often navigating generational differences – while younger nurses adapt quickly to digital systems, older colleagues may rely on manual techniques learned earlier in their career (Sanches et al. 2024). Flexible education is key, as uniform training doesn't meet diverse needs. In the Netherlands, this is reflected in the redesign of advanced nursing education using *Entrusted Professional Activities* (EPAs), which support tailored, practice-based learning (Pool et al. 2024). As technical capabilities grow, questions arise about which traditional skills should be retained. Technology also introduces a new degree of dependency – on electricity, for example. If the power goes out, can nurses still operate an infusion therapy manually? It is important to engage in a dialogue about this evolution both within the profession as with surrounding professional groups and stakeholders.

Flexible education is key, as uniform training doesn't meet diverse needs.

When new tasks and responsibilities reshape a profession, it is important to assess whether existing job descriptions and legal frameworks still reflect actual practice. Since 2021, all seven Dutch university medical centers have collaborated on updated job profiles that align with current nursing responsibilities and scope of practice. These profiles aim to match qualification levels, reflect modern roles, and ensure that nurses recognize themselves in the descriptions – even when working in emerging roles such as virtual wards or telemonitoring centers.

As skills shift and technical capabilities expand, fundamental questions arise about nurses' roles and responsibilities. Addressing these questions requires ongoing dialogue within the profession and with key stakeholders to ensure nursing practice evolves in step with technological change.

7.3 Improving care delivery processes

Digital transformation is fundamentally altering the delivery of care in Dutch hospitals, boosting efficiency and patient-centeredness. For example, smart hospital beds, now considered standard equipment, facilitate patient mobility, help prevent pressure ulcers, and contribute to the prevention of back problems among nurses (Tak et al. 2023). Electronic patient records, including nursing documentation, have been implemented in all Dutch hospitals over the past decade. This is a foundational prerequisite for data-driven care and the development of AI models. AI models offer significant potential benefits for both patients and healthcare professionals.

Digital transformation is fundamentally altering the delivery of care in Dutch hospitals, boosting efficiency and patient-centeredness.

> A successful example of AI improving care in the Netherlands is its use in supporting nurses with pressure ulcer prevention. To improve pressure ulcer detection, a machine learning prediction model was developed to estimate a

patient's risk during hospitalization, categorizing them into 'low,' 'at risk,' or 'high' groups. The prediction is automatically generated every 24 hours using electronic health record data, including age, mobility, expected length of stay, medication use, lab results, and surgical details (Greup et al. 2024). Automatically generating risk assessments contributes to reducing administrative burden and lowering workload for nursing staff. However, it remains essential that identified risks are followed up with appropriate nursing intervention and this still requires human action. To ensure the connection between prediction and practice, the follow-up step – creating the nursing problem 'pressure ulcer' along with an associated care plan in the nursing record – was included as part of the implementation process. Nurses and data scientists co-designed the tool and to ensure successful implementation, clinical nurses and the nursing council were actively involved in developing the AI model to support clinical decision-making (Greup et al. 2024). This collaboration highlights the growing potential of AI to enhance and extend nurses' cognitive and decision-making capacities resulting in better patient outcomes.

7.4 Recommendations

Nursing is undergoing a profound transformation due to the rise of digital technologies. While these innovations offer significant opportunities, their rapid introduction sometimes outpaces the readiness of nurses, affecting the successful adoption of new technologies. Insights from Dutch hospitals highlight several key strategies to support the transition:

- **Actively involve nurses** in the digital transformation at operational, tactical, and strategic levels
- **Co-develop innovations** with bedside nurses from the very beginning of the design process
- **Support the development of new competencies** across all generations
- **Adapt legislation and job descriptions** to reflect the evolving nature of the nursing profession. This not only ensures alignment with current practice but also fosters recognition and professional identity among nursing staff.

Despite the growing integration of digital technologies in healthcare, nurses continue to represent the human element, delivering compassionate care. However, the profession must critically reflect on its evolving role, required knowledge, and relationship with both technology, patients and other stakeholders to remain fully prepared for future practice.

References

Booth RG, Strudwick G, McBride S, O'Connor S, Solano López AL (2021) How the nursing profession should adapt for a digital future. Bmj 373, n1190. https://doi.org/10.1136/bmj.n1190

Borrelli EP, Lucaci JD, Wilson NS, Taneja A, Weiss M, Beer I (2025) Evaluating the Impact of Smart Infusion Pump Interoperability on Reducing Medication Administration Errors: A Systematic Literature Review. Med Devices (Auckl) 18, 247–260

CBS (2025) Bevolking in de toekomst. Centraal Bureau voor de Statistiek. URL: https://www.cbs.nl/nl-nl/visualisaties/dashboard-bevolking/bevolkingsgroei/toekomst (accessed on August 31, 2025)

Greup S, Spoon D, de Vroed A, Werkhoven B, Timmerman E, Ista E, van Dijk M (2024) Dynamic pressure ulcer risk predictions for hospitalized patients: development and validation of a machine learning model with an expert group of nurses. medRxiv, 2024.2012.2016.24319086. https://doi.org/10.1101/2024.12.16.24319086

Martini KD, Van Bokhorst PM, Spits J, Smid GAC, Lalleman PCB (2022) De verpleegkundige als directeur – over verlangen, veranderen en vergezichten. Een leergeschiedenis naar het werk en de betekenis van de verpleegkundig directeur. RN2Blend

Ministerie van Volksgezondheid, Welzijn & Sport (n.d.) https://prognosemodelzw.nl/ (accessed on August 31, 2025)

Ministerie van Volksgezondheid, Welzijn en Sport (2022) Integraal Zorg Akkoord: Samen werken aan gezonde zorg. Den Haag

NFU (2024) Zeggenschap in de zorg. Nederlandse Federatie van Universitair Medische Centra. URL: https://www.nfu.nl/themas/de-professional-van-de-toekomst/zeggenschap-de-zorg (accessed on August 31, 2025)

NVZ (2023) Positionering van de verpleegkundige beroepsgroep. Nederlandse Vereniging van Ziekenhuizen. URL: https://nvz-ziekenhuizen.nl/sites/default/files/2023-10/Positionering%20van%20verpleegkundige%20beroepsgroep.pdf?form=MG0AV3&form=MG0AV3 (accessed on August 31, 2025)

Pool IA, van Zundert H, ten Cate O (2024) Facilitating flexibility in postgraduate nursing education through entrustable professional activities to address nursing shortages and career prospects. International Nursing Review 71(3), 419–423. https://doi.org/https://doi.org/10.1111/inr.12892

Sanches D, Pereira S, Castro S, Mendes M, Santos E, Ribeiro O (2024) Generational diversity in nursing practice environments – scoping review. BMC Nurs 23(1), 928

Tak SH, Choi H, Lee D, Song YA, Park J (2023) Nurses' Perceptions About Smart Beds in Hospitals. CIN: Computers, Informatics, Nursing 41(6), 394–401. https://doi.org/10.1097/cin.0000000000000949

V & VN (2020) Advies Bianca Buurman over zeggenschap: 'niets over ons, zonder ons. V & VN. URL: https://www.venvn.nl/nieuws/advies-bianca-buurman-over-zeggenschap-niets-over-ons-zonder-ons (accessed on August 31, 2025)

V & VN (2024) CNIO netwerk. Verpleegkundigen en Verzorgenden Nederland. URL: https://www.venvn.nl/professionele-zeggenschap/cnio-netwerk (accessed on August 31, 2025)

VanHorn T, Harris J, Mayes S, Infanti LM, Kennedy A (2024) Evaluation of the Effect of Smart Pump Interoperability on Infusion Errors in the Pediatric Hospital Setting. J Pediatr Pharmacol Ther, 29(3), 323–330

Wei H, Sewell KA, Woody G, Rose MA (2018) The state of the science of nurse work environments in the United States: A systematic review. Int J Nurs Sci 5(3), 287–300

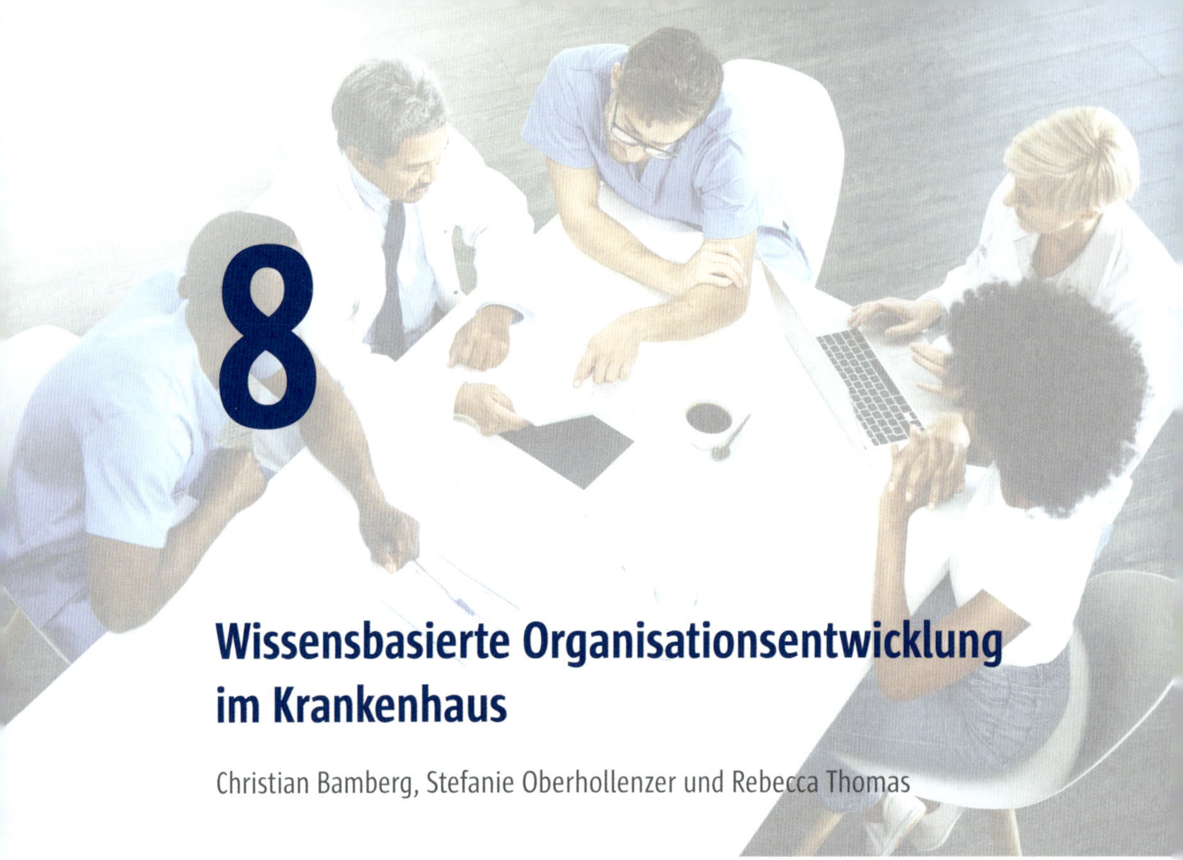

8 Wissensbasierte Organisationsentwicklung im Krankenhaus

Christian Bamberg, Stefanie Oberhollenzer und Rebecca Thomas

8.1 Vom individuellen Wissen zur lernenden Klinik

Das deutsche Gesundheitswesen steht seit Jahren unter einem enormen Veränderungsdruck, der auch in absehbarer Zukunft nicht geringer werden wird. Der Fachkräftemangel, der Wandel hin zu sektorübergreifenden, vernetzten Versorgungsangeboten und die zunehmende Komplexität der Behandlungen im Sinne einer „personalisierten Medizin“ sowie der Ruf nach mehr Qualität und Effizienz machen beispielhaft deutlich, dass sich Krankenhäuser nicht nur strukturell, organisatorisch und prozessual, sondern insbesondere auch kulturell wandeln müssen. Krankenhäuser haben sich im Zusammenhang mit der Behandlung ihrer Patient:innen in der Vergangenheit zu ausgeprägten Expertenorganisationen entwickelt. Das *explizite Fachwissen* bündelte sich dabei lange Zeit bei der traditionell einzigen akademischen Berufsgruppe des Ärztlichen Dienstes, welche stark vom rasanten medizinischen (Wissens-)Fortschritt profitierte. Die gesamte Krankenhausorganisation entwickelte sich in der Folge arztzentriert. Erst später und bis in die heutige Zeit hinein bauten dann auch andere Berufsgruppen, allen voran der Pflegedienst, eigenes Expertenwissen auf akademischem Niveau auf. Im Ergebnis verstärkt diese Entwicklung die Ausbildung der Berufsgruppensäulen mit der Gefahr, dass das Expertenwissen miteinander in Konkurrenz tritt und Abgrenzungsbestrebungen die gemeinsame Sicht auf den Behandlungsprozess erschweren.

Auch der Medizin-Begriff selbst wird sich absehbar deutlich wandeln und ausweiten: An die Stelle des „Mediziners“, der die Behandlung im Kern verantwortet und dabei von anderen Berufsgruppen, insbesondere Pflegedienst und Therapeutischem Dienst, unterstützt wird, tritt ein interdisziplinäres und interprofessionelles Expertenteam

„auf Augenhöhe“ – die individualisierte Behandlung der Patient:innen wird zum gemeinsamen „Projekt“, zu dem sich temporär die unterschiedlichen Expertenteams zusammenfinden.

Eine zentrale Ressource, die in allen oben aufgeführten Aspekten von Wandel leicht übersehen wird, ist das implizite Wissen – also jenes Wissen, das Mitarbeitende im Arbeitsalltag unbewusst erwerben und anwenden.

Das implizite Wissen ist gleichsam wie ein verborgener Schatz nur schwer greifbar. Es äußert sich in Routinen, Intuition und einem „Gespür“ für Situationen. Gerade Pflegekräfte, Ärzt:innen und andere Mitarbeitende im Klinikalltag verfügen über einen reichen Fundus an Erfahrungswissen, der jedoch selten systematisch genutzt wird. Ein anderer Effekt, der die Nutzung von implizitem Wissen für andere Personen, für das Team oder für die Organisation insgesamt verhindert, ist der Gebrauch des individuellen Wissens zur Machtausübung („Wissen ist Macht“) oder für die Begründung der eigenen Unersetzbarkeit („Ohne mich läuft nichts“). Und nicht zuletzt: Die traditionelle Wissenshierarchie in Krankenhäusern, in der explizites Expertenwissen (z.B. in Form von Standards, Leitlinien, Studien) höher bewertet wird als Erfahrungswissen „aus der Praxis“, behindert oft die produktive Nutzung von implizitem Wissen.

Abbildung 1 zeigt den Wechsel von Wissen und Lernen über alle Ebenen der Organisation über eine Hierarchie im Sinne eines Bottom-up-Ansatzes: Daten – Information – Wissen – Lernen.

Wissen wird primär auf der individuellen Ebene (über die Verarbeitung von Daten und Informationen) angeeignet und aufgebaut. Nur Individuen besitzen die Fähigkeit zur Selbstreflexion, zur Auseinandersetzung mit sich, ihrem Handeln und ihrer Umwelt. Dabei machen sie persönliche Erfahrungen, indem sie ihr Wissen in der Praxis anwenden und dabei – in der Regel via „Versuch und Irrtum“ – lernen.

Im ersten Schritt kommt es nun darauf an, aus dem *impliziten individuellen Wissen* und den persönlichen Lernerfahrungen ein *explizites Wissen* für das (Experten-)Team zu machen.

Im zweiten Schritt gilt es, eine Lernumgebung zu gestalten, in der Teams ihr Wissen und ihre Erfahrungen teilen, um so ein gemeinsames Wissen zu generieren und über dessen Anwendung gemeinsame Lernerfahrungen zu sammeln. Dazu beleuchten wir im weiteren Verlauf drei Aspekte:

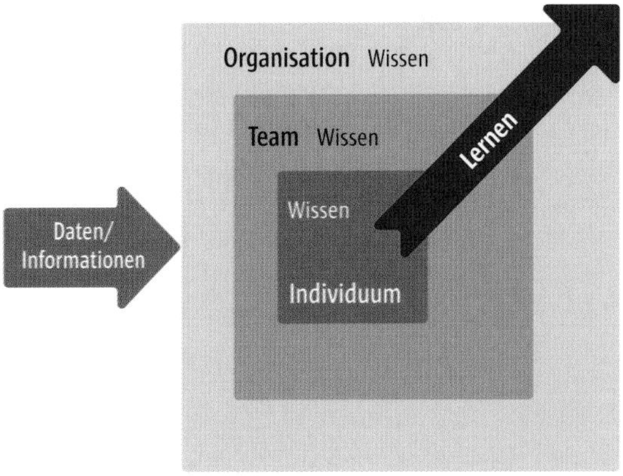

Abb. 1 Hierarchie vom individuellen Wissen zum organisationalen Lernen

1. wie Lernkultur im Klinikalltag konkret verankert werden kann,
2. welche Rolle Führung dabei spielt und
3. wie Wissen schließlich zu gelebter Veränderung wird.

Die Herausforderung für eine lernende Organisation in einem dritten Schritt besteht nun darin, Kernwissen (auch im Sinne von „best practices") zu identifizieren, den Erfahrungstransfer zwischen einzelnen Teams zu ermöglichen, Innovation zu fördern sowie das hierzu bereits gewonnene Wissen zu sammeln, zu speichern, für neue Problemlösungen zur Verfügung zu stellen und in die Organisation zu integrieren („neue Routinen"). Wissen allein genügt jedoch nicht – entscheidend ist die Fähigkeit zur Umsetzung: Lernen wird damit zu einer strategischen Kernkompetenz!

Um den Schatz des impliziten Wissens zu heben, braucht es eine neue Lernkultur: das organisationsgeleitete, *agile Lernen*, bei dem Wissen nicht nur individuell angeeignet, sondern gemeinsam generiert und genutzt wird. Zentral ist dabei die Anerkennung, dass nicht nur medizinische Innovationen oder neue Technologien den Wandel antreiben, sondern auch das alltägliche Erfahrungswissen der Beschäftigten.

Agiles Lernen bietet einen methodischen Rahmen, um implizites Wissen sichtbar zu machen. Mit *Learning Sprints* – also kurzen, strukturierten Lernphasen mit klaren Zielen – können interdisziplinäre und interprofessionelle Teams gezielt Problemstellungen bearbeiten, etwa in der Prozessoptimierung oder der Patientenkommunikation. Dabei wird implizites Wissen durch Austausch, Beobachtung und Reflexion allmählich explizit gemacht und kann so in die wissensbasierte Organisationsentwicklung einfließen.

Einen rasch wachsenden, gravierenden Einfluss auf die wissensbasierte Organisationsentwicklung wird auch die Künstliche Intelligenz (KI) gewinnen. Dabei gelangt schon heute die KI mit großer Geschwindigkeit in die Behandlungs-Routinen: Weltweit verfügbares explizites Wissen, z.B. aus Leitlinien oder Studien, ist schon via KI in Sekundenbruchteilen abrufbar – Muster, beispielsweise in radiologischen oder dermatologischen Aufnahmen, lassen sich durch KI bereits mit gleichbleibender Qualität 24/7 befunden. Hier ist absehbar, dass die KI dem Menschen überlegen sein wird. Implizites Wissen und Intuition beim Menschen basieren im Grunde genau wie KI auf Mustererkennung und Erfahrung. Während Menschen jedoch diese Fähigkeiten mit Emotion, Kontext und Körperwissen verbinden, lernt KI durch Daten, Algorithmen und Wahrscheinlichkeiten. Sie kann – in absehbarer Zeit – Teile menschlicher Intuition *nachbilden*, aber *nicht ersetzen*. Eine wissensbasierte Organisationsentwicklung muss als Folge davon sowohl explizites Wissen als auch implizites Wissen miteinander verknüpfen.

Agiles Lernen bietet einen methodischen Rahmen, um implizites Wissen sichtbar zu machen.

Die Aktivierung von implizitem Wissen gelingt besonders dann, wenn Führungskräfte die Rolle von Lernbegleiter:innen einnehmen, statt nur direktiv, anleitend oder steuernd zu agieren. Gerade in diesem Prozess zeigt sich die Schlüsselrolle der Führung, deren Haltung und Verhalten maßgeblich darüber entscheiden, ob Lernen tatsächlich stattfindet. Sie fördern somit eine Kultur des Teilens und der Reflexion, schaffen Räume für den interdisziplinären und interprofessionellen Austausch, eine offene Fehlerkultur, die das Lernen aus „Versuch und Irrtum" ermöglicht, und unterstützen damit evidenzbasiertes Lernen – also die Kombination aus wissenschaftlicher Erkenntnis und praktischer Erfahrung. Das agile, organisationale Lernen liefert einen entscheidenden Beitrag für die Zukunftsfähigkeit und Resilienz der Organisation Krankenhaus. Wie aber kann eine solche Lernkultur im anspruchsvollen Klinikalltag konkret gestaltet werden? Der folgende Abschnitt zeigt, wie organisationales Lernen im Alltag verankert werden kann, jenseits theoretischer Konzepte.

8.2 Wie organisationales Lernen in der Klinikpraxis verankert wird

Damit organisationales Lernen im stressbelasteten Klinikalltag nicht untergeht, muss es integraler Bestandteil der täglichen Arbeit sein. Lernen darf nicht als Zusatzaufgabe verstanden werden, sondern muss in bestehende Routinen eingebettet werden.

Zunächst wird deutlich, dass Lernen nicht ausschließlich individuell verläuft, sondern wesentlich im sozialen Austausch entsteht. In Krankenhäusern, wo Berufsgruppengrenzen, Rollenverständnisse und Versorgungslogiken aufeinandertreffen, liegt ein großes Potenzial für *kollektive Lernprozesse*. Dieses Potenzial bleibt jedoch häufig ungenutzt, weil *interprofessionelles Lernen* nur selten systematisch gefördert wird. Stattdessen verhindern starre Hierarchien und berufsgruppenspezifische Wissenssilos oft den Transfer von Erfahrungswissen.

Damit organisationales Lernen im stressbelasteten Klinikalltag nicht untergeht, muss es integraler Bestandteil der täglichen Arbeit sein.

Ein zentrales Hindernis für gemeinsames Lernen ist das Fehlen von *psychologischer Sicherheit*. Darunter wird ein Teamklima verstanden, in dem sich Mitarbeitende emotional sicher fühlen, ihre Perspektiven einzubringen – ohne Angst vor Bloßstellung, Ablehnung oder Sanktionen. Lernen ist nur dort möglich, wo Mitarbeitende keine negativen Konsequenzen fürchten müssen, wenn sie Fehler zugeben, Fragen stellen oder Unsicherheiten äußern (Edmondson 1999). In vielen Kliniken fehlt jedoch noch eine etablierte *Fehlerkultur*, die Fehler als Lernanlässe begreift. Stattdessen dominiert eine Kultur der Kontrolle, in der Fehler mit Schuldzuweisungen, persönlichem Versagen oder Rechtfertigung verknüpft werden. Organisationales Lernen setzt hier einen Paradigmenwechsel voraus: Irrtümer müssen als Teil von Entwicklungsprozessen verstanden werden – nicht als Ausnahme.

Wie kann Lernen aber konkret im Alltag integriert werden – trotz Zeitdruck und hoher Auslastung? Besonders wirkungsvoll sind niedrigschwellige Lernformate: alltags-

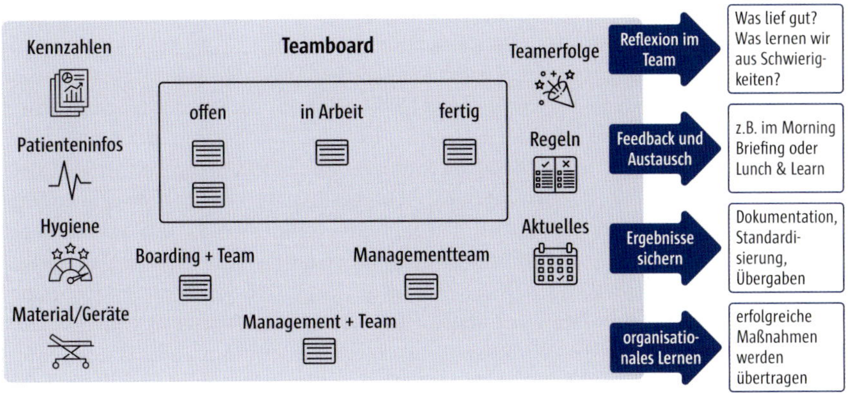

Abb. 2 Teamboard als Lernanker im Stationsalltag

nahe Lerngelegenheiten, die wenig Zeit erfordern, aber systematisch angelegt sind. Beispiele hierfür sind kurze Reflexionsrunden am Schichtende oder -anfang, Teamboards, an denen ein täglicher Austausch stattfinden kann, informelle *Lunch & Learn-Formate*, bei denen in 20 Minuten ein Fall, ein Thema oder eine Innovation im Team diskutiert wird, oder gezielte Hospitationen über Berufsgruppengrenzen hinweg. Auch strukturierte *Morning-Briefings* lassen sich als Lerngelegenheiten nutzen, wenn sie nicht nur dem Informationsaustausch dienen, sondern zur Reflexion anregen: Was lief gut? Was lernen wir aus Schwierigkeiten?

Das Teamboard (s. Abb. 2), wie es etwa in unseren Organisations- und Change-Projekten in Kliniken zum Einsatz kommt, ist mehr als ein Tool zur Aufgabenkoordination. Richtig genutzt wird es zum täglichen Lernanlass: Informationen zu Personal, Patient:innen oder Hygiene werden dort strukturiert eingebracht, reflektiert und gemeinsam bearbeitet. So entsteht ein kontinuierlicher Verbesserungsprozess, der individuelles Erfahrungswissen in kollektives Teamwissen überführt – und dieses im besten Fall in organisationales Lernen übersetzt.

Diese Lernformate im Klinikalltag zeigen, dass organisationales Lernen keine zusätzlichen Ressourcen binden muss, sondern durch kluge Integrationsstrategien in bestehende Routinen integriert werden kann. Entscheidend ist, dass Lernen nicht als Ausnahme, sondern als Normalität erlebt wird – eingebettet in vertraute Abläufe, getragen durch eine lernförderliche Haltung der Führungskräfte.

Besonders wirksam sind Lernformen, die den Austausch über Bereichs- und Berufsgrenzen hinweg ermöglichen. Ein bewährtes Konzept sind hier die *Communities of Practice*, wie sie von Wenger (1998) beschrieben wurden. Solche Gemeinschaften entstehen rund um ein geteiltes Praxisinteresse – etwa im Bereich Schmerztherapie, Wundmanagement oder Delirprävention – und ermöglichen informellen, aber strukturierten Austausch. Sie fördern nicht nur fachlichen Dialog, sondern stärken auch das Verständnis für andere Berufsgruppen und die gemeinsame Verantwortung für Versorgungsqualität. Entscheidend ist, dass diese Communities nicht „verordnet" werden, sondern sich entlang realer Bedarfe entwickeln, selbstorganisiert arbeiten und von Führung aktiv unterstützt werden.

Damit solche Formate nachhaltig wirken, braucht es eine *Strategie-Lern-Verzahnung*. Lernen muss mehr sein als ein einzelnes Projekt oder eine Fortbildungsmaßnahme. Es sollte als Querschnittsaufgabe gedacht werden, die mit den übergeordneten Zielen der Organisation verknüpft ist. Nur durch eine bewusste Einbindung in Zielvereinbarungen, Qualitätsindikatoren oder regelmäßige Entwicklungsdialoge kann das Thema dauerhaft sichtbar und wirksam bleiben.

Ein häufig unterschätzter Aspekt ist die Erfolgsmessung organisationaler Lernprozesse. Zwar lassen sich die Wirkungen von Lernkultur schwer in Zahlen fassen, doch es gibt qualitative und quantitative Ansätze, die als Orientierung dienen können. Auf der qualitativen Ebene zählen unter anderem Rückmeldungen aus Mitarbeiterbefragungen, dokumentierte Veränderungsvorschläge oder die regelmäßige Beteiligung an Reflexionsformaten. Quantitativ können etwa die Reduktion vermeidbarer Fehler, die Beteiligung an Communities of Practice oder die Übertragung gelungener Lösungen auf andere Bereiche Hinweise auf Lernerfolg geben. Wichtig ist dabei weniger die exakte Zahl als die bewusste Reflexion darüber, wie Lernen im Alltag sichtbar und wirksam wird (Argyris u. Schön 1996).

Nicht zuletzt stellt sich die Frage, wie Erfahrungswissen gesichert werden kann – gerade in einem System, das durch Personalwechsel und hohe Fluktuation geprägt ist. Implizites Wissen droht hier schnell verloren zu gehen. Um dem entgegenzuwirken, ist es sinnvoll, gezielt Wissensträger:innen zu identifizieren, Lernteams aufzubauen und den Wissenstransfer fest in Einarbeitungs-, Übergabe- und Übergangsprozesse zu integrieren. Auch hier können Communities of Practice helfen, Wissen zu institutionalisieren und über den individuellen Verbleib hinaus für die Organisation nutzbar zu machen.

Organisationales Lernen entsteht nicht von selbst – es muss gestaltet, gepflegt und abgesichert werden. Gerade im Krankenhausalltag ist es kein Luxus, sondern ein Mittel zur Bewältigung von Komplexität, zur Sicherung von Qualität und zur Förderung von Resilienz. Lernen beginnt nicht erst im Studium oder der Ausbildung, sondern überall dort, wo Erfahrung reflektiert, Wissen geteilt und Veränderung möglich gemacht wird.

Lernen im Alltag zu ermöglichen ist der erste Schritt. Doch wie wird daraus eine Veränderungsfähigkeit, die Kliniken stärkt und langfristig trägt?

8.3 Wie aus Wissen Veränderung wird

Wissen ist heute in Kliniken reichlich vorhanden – doch es wird nur selten zur Grundlage echter Veränderung. Lernen beginnt erst dort, wo Wissen nicht nur gesammelt, sondern reflektiert, geteilt und in gemeinsames Handeln übersetzt wird. Denn erst, wenn Wissen nicht nur vorhanden ist, sondern gemeinsam reflektiert, geteilt und in Handlungen übersetzt wird, kann Lernen zur Triebkraft organisationaler Entwicklung werden.

Ob Lernen gelingt, entscheidet sich an der Haltung, die Führung im Alltag zeigt. Wer Entwicklung nicht delegiert, sondern selbst vorlebt, schafft Vertrauen, Orientierung und somit Raum für Veränderung.

Ein Schlüssel dazu liegt in den Reflexionsschleifen, wie sie Chris Argyris (1977) mit dem Konzept des *Double-Loop Learning* beschreibt. Dabei geht es nicht nur um die Korrektur von Fehlern, sondern um die grundsätzliche Infragestellung bestehender Denkmodelle, Annahmen und Routinen. Hierbei werden tiefere Formen der Veränderungen unterstützt, beispielsweise in interprofessionellen Filmbesprechungen oder kritischen Reflexionsrunden, in denen nicht nur das Wie, sondern auch das Warum thematisiert wird. Im Klinikalltag, der von Hierarchien und zentralisiertem Wissen geprägt ist, bleibt dafür selten Zeit. Doch genau hier sind *Räume für kollektive Reflexion* entscheidend. Reflexionsräume sind nicht nur organisatorische Formate, sondern Ausdruck einer lernorientierten Haltung. Gerade im eng getakteten Klinikalltag ermöglichen sie einen Perspektivwechsel, nicht, um Abläufe zu dokumentieren, sondern um Denkweisen zu hinterfragen. Schon kleine, bewusst gesetzte Anlässe können den Unterschied machen. Lernen wird damit mehr als reiner Wissensaustausch. Es wird zu einem Prozess, der bestehende Denk- und Handlungsmuster aufbricht und Veränderungen möglich macht.

Damit Lernen im Klinikalltag wirksam wird, braucht es mehr als gut gemeinte Einzelmaßnahmen. Auch Formate mit geringem Ressourceneinsatz, etwa Mikro-Lerneinheiten oder informelle Lernimpulse, entfalten ihre Wirkung nur dann, wenn sie nicht als freiwillige Zusatzangebote behandelt werden. Entscheidend ist, ob sie strategisch eingebettet sind, Verbindlichkeit erzeugen und

Es liegt an der Organisation, Lernen nicht nur zu ermöglichen, sondern gezielt zu fördern.

von der Führung sichtbar unterstützt werden. Denn selbst niedrigschwellige Angebote benötigen Zeitfenster, Anerkennung und klare Zuständigkeiten, um sich gegen die Dynamik des Alltags zu behaupten. Es liegt an der Organisation, Lernen nicht nur zu ermöglichen, sondern gezielt zu fördern, durch Strukturen, Haltung und konsequente Prioritätensetzung.

Darüber hinaus gewinnt die Idee der *lernenden Strategieentwicklung* an Bedeutung. Strategien werden nicht als starre Vorgaben verstanden, sondern als dynamische Prozesse, die durch Lernen interaktiv weiterentwickelt werden. So können Organisationen flexibler auf neue Herausforderungen reagieren und Widersprüche zwischen erfahrungsbasiertem Handeln und Leitlinien konstruktiv nutzen. Auch die *Innovationsdiffusion* im Krankenhaus profitiert davon: erfolgreiche Ansätze werden schneller erkannt, verbreitet und angewendet. Wissensarbeit sichtbar zu machen, z.B. durch digitale Plattformen oder strukturierte Feedbackprozesse, kann diesen Effekt verstärken und die organisationale Transformation unterstützen. In der Praxis zeigen sich zwei Hürden: die Nutzung bleibt oft gering und die Qualität der Inhalte ist nicht immer konsistent. Es braucht daher klare Strukturen und Anreize für aktiven Austausch. Wichtig ist, dass hierbei der Raum für die Belegschaft geschaffen wird. Moderation, gezielte Anreize und nutzerfreundliche Gestaltung können helfen, diese Hürden zu überwinden.

Doch Lernprozesse sind keine Selbstläufer. Kliniken müssen auch mit Risiken umgehen. Die wachsende Integration von KI verändert die Wissenslandschaft rasant. KI kann enorme Datenmengen analysieren und evidenzbasiertes Wissen bereitstellen. Sie ersetzt jedoch nicht das implizite Erfahrungswissen der Menschen, also jene kontextgebundene Intuition im Umgang mit komplexen Situationen, wie sie Nonaka (1995) beschreibt. Hier gilt es, ein Gleichgewicht zwischen technischer Effizienz und menschlicher Entscheidungsfähigkeit zu finden. Aktuelle Studien wie die von Davenport und Miller (2022) zeigen, dass KI in bestimmten Bereichen, etwa bei der bildbasierten Diagnoseunterstützung, Wissen sinnvoll ergänzen kann, vorausgesetzt, sie ist in ein menschenzentriertes System eingebettet. Hinzu kommt der drohende Verlust von Erfahrungswissen durch Personalfluktuation. Tandemmodelle, strukturierte Übergaben und gezielte Wissenssicherung können helfen, diesen Abfluss einzudämmen. Wissensproduktivität (Kessels u. Keursten 2002) wird so zu einem entscheidenden Faktor für die Resilienz und Veränderungsfähigkeit der Organisation.

Für Kliniken heißt das, Lernen muss denselben Stellenwert erhalten wie die Sicherung medizinischer Qualität. Führungskräfte sind dabei mehr als Begleiter, sie prägen mit ihrem Verhalten die Lernkultur im Alltag. Um Fortschritte sichtbar zu machen, braucht es eine kontinuierliche und zielgerichtete Evaluation, sowohl durch qualitative Rückmeldungen wie Mitarbeiterfeedback als auch über quantitative Indikatoren, etwa die Reduktion vermeidbarer Fehler.

Veränderung gelingt, wenn Lernen Haltungen verändert und neue Handlungsräume schafft. Wird individuelles Wissen in kollektive Routinen überführt, entwickeln Kliniken die Fähigkeit, sich stetig anzupassen. Lernen ist damit keine nachgeordnete Aufgabe, sondern die Basis nachhaltiger Veränderung. Gerade im Spannungsfeld zwischen explizitem Expertenwissen und implizitem Erfahrungswissen zeigt sich: Veränderung beginnt dort, wo Lernen zur gemeinsamen Praxis wird.

> Die Autor:innen haben KI zur Unterstützung bei Erstellung des Beitrages genutzt.

Literatur

Argyris C (1977) Double Loop Learning in Organizations. Harvard Business Review 55(5)

Argyris C, Schön DA (1996) Die lernende Organisation: Grundlagen, Methode, Praxis. Stuttgart: Klett-Cotta

Davenport TH, Miller S (2022) Working with AI: Real Stories of Human-Machine Collaboration. MIT Press

Edmondson AC (1999) Psychological safety and learning behavior in work teams. Administrative Science Quarterly 44(2), 350–383

Kessels JWM, Keursten P (2002) Creating a knowledge productive work environment. Lifelong Learning in Europe

Nonaka I, Takeuchi H (1995) The Knowledge-Creating Company: How Japanese Companies Create the Dynamics of Innovation. Oxford: Oxford University Press

Senge PM (2006) Die fünfte Disziplin. Kunst und Praxis der lernenden Organisation. 6. Auflage. Stuttgart: Klett-Cotta

Wenger E (1998) Communities of Practice: Learning, Meaning, and Identity. Cambridge: Cambridge University Press

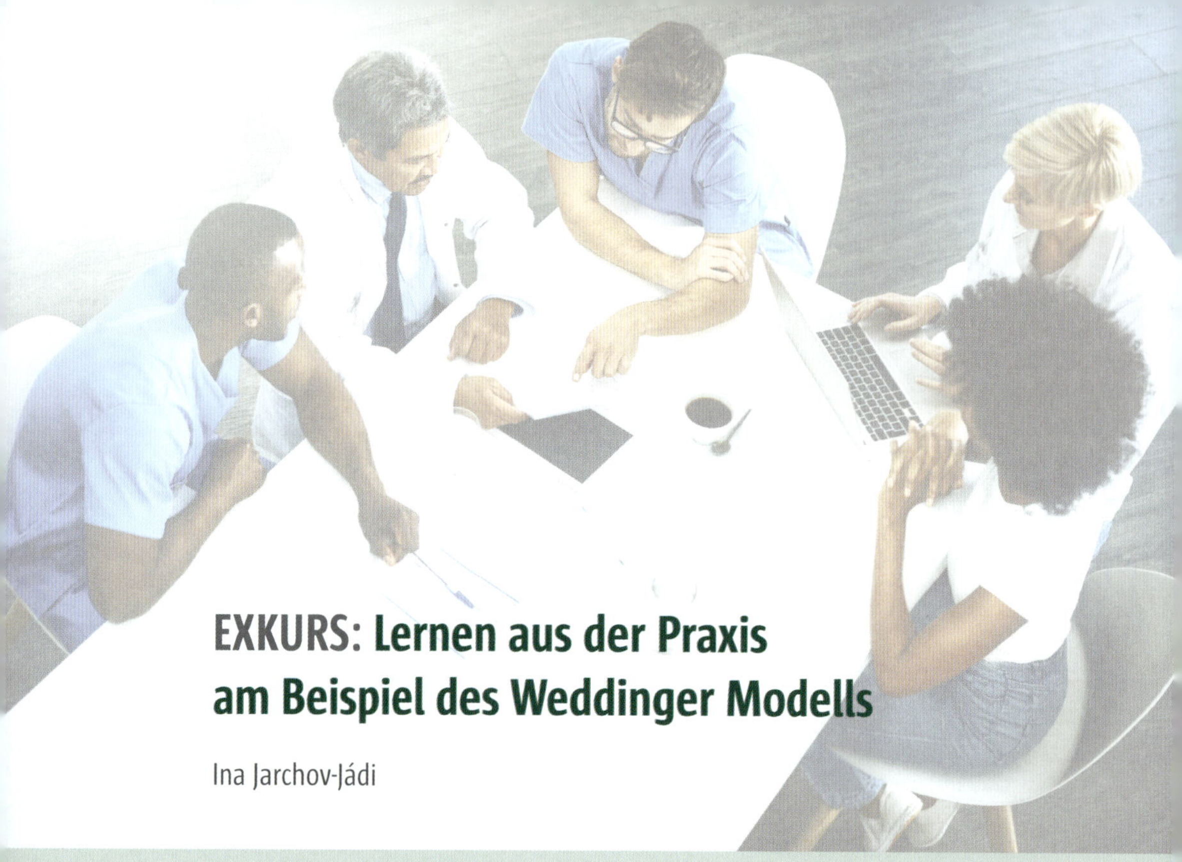

EXKURS: Lernen aus der Praxis am Beispiel des Weddinger Modells

Ina Jarchov-Jádi

Ausgangssituation

Veränderungsprozesse in Organisationen entstehen selten aus reiner Innovationsfreude. Viel häufiger sind sie die Folge gravierender, nicht länger zu ignorierender Probleme – so auch vor 15 Jahren in der Psychiatrischen Universitätsklinik der Charité im St. Hedwig-Krankenhaus (PUK im SHK). Trotz einer grundsätzlich sozialpsychiatrischen Ausrichtung und moderner Konzepte wie der Bezugspflege und dem Prinzip der „offenen Tür" verhinderten veraltete Strukturen und eine paternalistisch-defizitäre Hierarchiekultur deren konsequente Umsetzung (Mahler 2024).

Das Ergebnis war ein System mit hohen inneren Widersprüchen: Gut ausgebildete und engagierte Mitarbeitende trafen auf uneinheitliche Abläufe, widersprüchliche Erwartungen und einen durch den universitären Kontext bedingten häufigen Personalwechsel. Innovative Ansätze verschwanden häufig mit den Personen, die sie eingeführt hatten (Jarchov-Jádi 2024). Besonders in der Akutpsychiatrie traten diese Spannungen deutlich zutage: Überlastung, Misstrauen, mangelhafte Kommunikation und ein wiederholtes Gefühl des Scheiterns prägten den klinischen Alltag aller Beteiligten (Jarchov-Jádi 2022).

In dieser angespannten Ausgangslage setzte L. Mahler als Ideengeberin des Weddinger Modells einen ersten Impuls: Sie veränderte Strukturen in ihrem eigenen Bereich, förderte interprofessionelles Arbeiten und gewann die Pflegedirektorin als Mitinitiatorin. Das gemeinsam entwickelte Vorkonzept wurde mit der ärztlichen Leitung sowie der Geschäftsführung abgestimmt und zur Umsetzung freigegeben. Eine zentrale Voraussetzung war die wissenschaftliche Begleitung des gesamten Prozesses (Montag 2024). Innerhalb eines Jahres entstand daraus – getragen von einer interprofessionell und hierarchieübergreifend besetzten Arbeitsgruppe – ein konsentiertes Behandlungskonzept: das Weddinger Modell (Mahler et al. 2024).

Entwickelt wurde ein praxisnahes, recovery-orientiertes Konzept, das auf Partizipation, Transparenz und Individualisierung basiert. Im Sinne zentraler sozialpsychiatrischer Prinzipien – wie Empowerment, Trialog und bedürfnisangepasster Therapie – zielte es darauf ab, die Behandlungsqualität zu verbessern und die interprofessionelle sowie interdisziplinäre Kommunikation zu stärken (Amering u. Schmolke 2012; Mahler 2022). Die Einführung dieses ganzheitlichen Ansatzes machte tiefgreifende Veränderungen bestehender Strukturen und Haltungen erforderlich. Damit wurde nicht nur ein Veränderungs-, sondern ein umfassender Transformationsprozess und Lernprozess angestoßen, der bis heute den Alltag der Klinik prägt (Mahler et al. 2024).

Vorgehen

Aus der Praxis für die Praxis

Die Entwicklung des Weddinger Modells erfolgte aus der Praxis heraus. Ziel war es, die realen Bedingungen, vorhandenes Wissen und spezifische Versorgungsanforderungen aktiv einzubeziehen (Mahler 2024; Jarchov-Jádi 2024) Dieser Grundsatz sollte auch bei den Implementierungsstrategien Berücksichtigung finden. Ein *kontingenztheoretischer Ansatz* erwies sich als geeignet, da er Flexibilität und Systembezug erlaubt (Dierig 2007; Patanakul 2023).

Ist- und Machbarkeitsanalysen

Eine *präzise Ist-Analyse* ermöglichte, sowohl ungenutzte Potenziale als auch verborgene Barrieren aufzudecken. Auf diesem Weg konnten realistische Ziele gesetzt und vorhandenes Wissen effektiv eingebunden werden. Eine *ergänzende Machbarkeitsanalyse* bewertete, ob und in welchem Umfang Veränderung möglich war – ein zentraler Schritt, um tragfähige Strukturen zu schaffen (Jarchov-Jádi 2024).

Both-Directions-Ansatz

Der *Gegenstromansatz* – also *Bottom-up- und Top-down-Verzahnung* – war methodisches Kernprinzip. Beteiligung aller Berufsgruppen und Hierarchieebenen förderte Akzeptanz und Sichtbarkeit von Expertise (Jarchov-Jádi 2024; Ebner u. Krammer 2013). Dabei wurde deutlich, dass professionelles Wissen bislang nur bruchstückhaft genutzt wurde – eine zentrale Erkenntnis für das Wissensmanagement der Organisation.

Eine präzise Ist-Analyse ermöglichte, sowohl ungenutzte Potenziale als auch verborgene Barrieren aufzudecken.

Umgang mit Widerständen

Die repräsentative Zusammensetzung der Arbeitsgruppe ermöglichte im komplexen System der PUK im SHK eine breite Beteiligung. So konnten unterschiedliche Perspektiven eingebracht werden – ein wichtiger Faktor, um Vertrauen aufzubauen und Ängste abzubauen (Jarchov-Jádi 2022).

Widerstände entstehen häufig durch mangelnde Kommunikation, persönliche Vorbehalte oder fehlendes Vertrauen (Vahs 2003). Sie können rationaler, emotionaler oder politischer Natur sein. Viele reagieren emotional auf Veränderungen – mit realistischen oder diffusen Ängsten. Auf politischer Ebene fürchten einflussreiche Mitarbeitende Machtverlust (Beyer 2022).

Deshalb war es entscheidend, sich ernsthaft mit diesen Sorgen auseinanderzusetzen und sicherzustellen, dass die oberste Führungsebene den Prozess nicht nur mitträgt, sondern sichtbar Verantwortung übernimmt – z.B. durch ein konsequentes Vorleben von Transparenz, Partizipation und geteilter Verantwortung, wie es im Weddinger Modell umgesetzt wird. Dort führt die interprofessionelle Zusammenarbeit auf Augenhöhe zu einer Abflachung von Hierarchien – ein Prozess, der nur gelingt, wenn die Führungsebene Widerstände erkennt, adressiert und notfalls klare Konsequenzen zieht, um die vereinbarten Veränderungen nachhaltig durchzusetzen (Dierig et al. 2007; Jarchov-Jádi 2022; Jarchov-Jádi 2024).

Parallelschaltung von Teilprojekten

Komplexe Veränderungsprozesse erfordern ein schrittweises Vorgehen. Aus der Hauptarbeitsgruppe wurden mehrere Teilprojekte mit klaren Zielen und Zeitplänen definiert. Sie befassten sich mit Strukturveränderungen, Schulungsplanung, Dokumentationsanpassung und wissenschaftlicher Begleitung.

Dies erhöhte die Effizienz, erleichterte Steuerung und Erfolgskontrolle und ermöglichte die laufende Integration von Erkenntnissen. Gleichzeitig wurden Mitarbeitende frühzeitig inhaltlich eingebunden und als zukünftige Multiplikator:innen vorbereitet (Jarchov-Jádi 2024).

Multiplikator:innen und Verantwortlichkeiten

Das Modell setzte gezielt auf eine breite Einbindung von Multiplikator:innen: Mitarbeitende, die durch ihre Mitwirkung in der Haupt- oder in den Teilarbeitsgruppen bereits vertieft mit dem Thema vertraut waren, wurden anschließend als Multiplikator:innen eingesetzt. Sie trugen fachliches Wissen und eine reflektierte Haltung in Grundlagenseminare sowie in ihre jeweiligen Arbeitsbereiche und unterstützten so aktiv die nachhaltige Verankerung des Wandels im Arbeitsalltag.

Zugleich wurden klare Verantwortlichkeiten definiert und bewusst auf mehrere Schultern verteilt. Aus Erfahrung galt ein häufiger Personalwechsel als eines der größten Risiken für den Verlust von Konzepttreue. Durch die verbindliche Benennung mehrerer Verantwortlicher konnte diesem Risiko wirksam begegnet werden (Jarchov-Jádi 2024).

Das Modell setzte gezielt auf eine breite Einbindung von Multiplikator:innen.

Symposium und interprofessionelle Grundlagenseminare

Ein trialogisches Symposium sorgte für Sichtbarkeit. Interprofessionelle Seminare vermittelten Haltung – als gelebte Erfahrung (Jarchov-Jádi 2024).

Das Konzept sah eine stärkere Vernetzung der Klinik mit dem „Außen“ vor. Unter dem Titel „Patientenzentriertes Arbeiten“ wurde ein trialogisch besetztes Symposium mit Vorträgen und Podiumsdiskussion durchgeführt.

Parallel fanden verpflichtende interprofessionelle Grundlagenseminare für alle Mitarbeitenden statt. Sie vermittelten Grundprinzipien des Weddinger Modells, sozialpsychiatrisches Wissen und praktische Übungen. Sie dienten nicht nur der Wissensvermittlung, sondern auch der Haltungstransformation und förderten eine neue Teamkultur (Jarchov-Jádi 2024).

Implementierung und Haltung als Prozess

Bei der Umsetzung des Modells wurde die Expertise aller Berufsgruppen ernst genommen und bedarfsorientiert eingebunden. Dies führte zu einer verstärkten Nachfrage nach Fort- und Weiterbildungen, die – meist interprofessionell – regelmäßig angeboten werden.

Die Erfahrung zeigte: *Haltung verändert sich nicht durch Anordnung, sondern durch einen dauerhaft begleiteten Prozess* (Winkler 2011; Hekele 2011). *Strukturen beeinflussen Haltung* – und umgekehrt. Durch Supervision, Evaluation, Reflexion und Wissenstransfer entstand ein flexibles, gut begleitetes System, das auch neue Herausforderungen bewältigt (Mahler 2024).

Ergebnisse

Die Ergebnisse sind heute – nach 15 Jahren – deutlich sichtbar. Das Weddinger Modell ist fester Bestandteil des Klinikalltags geworden. Es prägt *sowohl Strukturen als auch Kultur* (Jarchov-Jádi 2022).

Strukturelle Veränderungen

- klare Verantwortlichkeiten
- partizipative Entscheidungsstrukturen
- regelhafte Fortbildungen, Supervision und Evaluation
- verbindliche Prozesse, die verlässliche Zusammenarbeit ermöglichen

Kulturelle Transformation

- Gemeinsame Werte und Haltungen wurden entwickelt und institutionalisiert.
- Rollenverständnisse wurden im multiprofessionellen Team geklärt.
- Die Konfliktkultur veränderte sich von verdeckter Eskalation zu offener, lösungsorientierter Kommunikation.

Therapeutische Praxis

- trialogische Zusammenarbeit mit Patient:innen und Angehörigen
- recovery-orientierte Planung, die auf individuelle Ziele und Sinnstiftung fokussiert (Amering u. Schmolke 2012)
- Integration moderner sozialpsychiatrischer Konzepte in allen Bereichen

Besonders wichtig: Die Klinik ist heute ein *lernendes System*, das Veränderungen kontinuierlich reflektiert und anpasst. Das Modell ist dabei kein statisches Korsett, sondern ein flexibler Rahmen, der Innovation und Anpassung erlaubt.

Lessons Learned

1. ***Analyse statt Bauchgefühl:*** *Eine gründliche Ist- und Machbarkeitsanalyse ist unverzichtbar. Sie deckt Potenziale auf und ermöglicht realistische Planungen (Jarchov-Jádi 2024).*
2. ***Strukturen verändern Haltung:*** *Professionelle Haltung lässt sich nicht befehlen. Aber sie kann über Rahmenbedingungen beeinflusst werden (Mahler 2024).*
3. ***Partizipation ist essenziell:*** *Partizipation reduziert Ängste und fördert Motivation. Sie ist kein „Bonus", sondern Voraussetzung erfolgreicher Veränderung (Jarchov-Jádi 2022; Jarchov-Jádi 2024).*
4. ***Both-Directions-Ansatz als Schlüssel:*** *Veränderungen brauchen Top-down-Rahmen und Bottom-up-Beteiligung. Nur so wird Veränderung tragfähig und akzeptiert (Ebner u. Krammer 2013; Jarchov-Jádi 2024).*
5. ***Haltung ist ein Prozess:*** *Haltung muss immer wieder neu reflektiert, eingeübt und angepasst werden. Wissen bildet die Grundlage. Supervision, Fortbildungen und Teamdialoge sind unverzichtbar (Hekele 2011; Winkler 2011).*
6. ***Ressourcen müssen nachhaltig sein:*** *Veränderungsprozesse hören nicht mit der Projektphase auf. Sie brauchen langfristige Ressourcen und Strukturen (Jarchov-Jádi 2024).*
7. ***Probleme sind der Anfang, nicht das Ende:*** *Ernstzunehmende Probleme sind die Triebfeder für Veränderung. Sie müssen benannt und bearbeitet werden, um nachhaltige Lösungen zu ermöglichen (Jarchov-Jádi 2022).*
8. ***Kliniken wirken als „Haltungsfilter":*** *Jede Klinik prägt die professionelle Haltung ihrer Mitarbeitenden. Ein klar definiertes Konzept wie das Weddinger Modell bietet Orientierung und fördert eine gemeinsam getragene Haltung (Jarchov-Jádi 2023).*

Fazit

Das Weddinger Modell zeigt praxisnah, wie Kliniken Veränderungsprozesse gestalten können, die über eine reine Strukturreform hinausgehen. Es bietet einen Weg, wie Haltung – schwer definierbar und noch schwerer zu verordnen – tatsächlich entwickelt und gefestigt werden kann.

Die Erfahrung in der PUK im SHK belegt: Veränderung ist möglich, wenn sie auf Partizipation, Transparenz, eine ehrliche Problemanalyse und eine langfristig angelegte Prozessbegleitung setzt. Ein entscheidender Erfolgsfaktor war dabei das systematische Wissensmanagement: Durch kontinuierliche Dokumentation, den gezielten Einsatz von Multiplikator:innen, verbindliche Fort- und Weiterbildungen, ein vorausschauendes Risikomanagement sowie regelmäßige Reflexions- und Evaluationsschleifen konnte Wissen nicht nur gesichert, sondern dauerhaft in der Organisation verankert werden.

So entstand ein System, das nicht nur auf aktuelle Herausforderungen reagiert, sondern vorhandenes Wissen effizient nutzt, weiterentwickelt und sich als lernende Organisation kontinuierlich anpasst. Damit macht das Weddinger Modell deutlich, dass nachhaltige Transformation immer auch mit einem strukturierten Umgang mit Wissen verbunden ist.

Literatur

Amering M, Schmolke M (2012) Recovery: Das Ende der Unheilbarkeit. Psychiatrie Verlag Köln

Beyer HT (2022) Online Lehrbuch BWL. Kapitel 3: Geschäftsprozesse – Changemanagement. URL: https://www.online-lehrbuch-bwl.de/lehrbuch/kap3/change.htm (abgerufen am 27.08.2025)

Dierig S, Witschi U, Wagner R (2007) Welches Projekt braucht welches Management? Sechs Dimensionen zur Projektdifferenzierung. In: 24. Internationale Deutsche PM-Forum 2007 vom 16.–17.10.2007

Ebner G, Krammer Ch (2013) Veränderungsmanagement im öffentlichen Dienst. Journal für Psychologie 21(3), Psychosozial-Verlag, 5

Hekele K (2011) Das Konzept „sich am Jugendlichen orientieren" – revisited. In: Düring D, Krause HU (Hrsg.) Pädagogische Kunst und professionelle Haltungen. Walhalla-Fachverlag Regensburg, 90–108

Jarchov-Jádi I (2022) Verankerung von Recovery-Orientierung in den klinischen Strukturen. In: Mahler L, Vandamme A, Jarchov-Jádi I, Colle C, Junghans J (2022) Das Weddinger Modell: Einfluss eines Recovery-orientierten Konzepts auf die Zwangsmaßnahmen. Psych Pflege Heute 28, 300–303

Jarchov-Jádi I (2023) Veränderungsprozess in der Klinik oder: Wie lernt man Haltung? Erfahrungen mit dem Weddinger Modell. Sozialpsychiatrische Informationen 53(2)

Jarchov-Jádi I (2024) Implementierung des Weddinger Modells. In: Mahler L, Jarchov-Jádi I, Montag C, Gallinat J (Hrsg.) Das Weddinger Modell. Ein recoveryorientiertes Psychiatriekonzept (2., vollständig überarb. Aufl.). Psychiatrie Verlag Köln, 200–252

Jarchov-Jádi I (2024) Personengebundene Transformation? Wie sieht es mit der Nachhaltigkeit von Transformationsprozessen aus? Was, wenn „Lichtgestalten" nicht mehr da sind? Sozialpsychiatrische Informationen 54(3), 33–36

Mahler L (2022) Wie Recovery in psychiatrischen Strukturen ermöglicht werden kann. In: Mahler L, Vandamme A, Jarchov-Jádi I, Colle C, Junghans J (2022) Das Weddinger Modell: Einfluss eines Recovery-orientierten Konzepts auf die Zwangsmaßnahmen. Psych Pflege Heute 28, 298

Mahler L (2024) Weddinger Modell: Entstehung, Herangehensweise und Zielsetzung. In: Mahler L, Jarchov-Jádi I, Montag C, Gallinat J (Hrsg.) Das Weddinger Modell. Ein recoveryorientiertes Psychiatriekonzept (2., vollständig überarb. Aufl.). Psychiatrie Verlag Köln, 18–34

Montag C (2024) Ergebnisse der Wissenschaftlichen Begleitstudie In: Mahler L, Jarchov-Jádi I, Montag C, Gallinat J (Hrsg.) Das Weddinger Modell. Ein recoveryorientiertes Psychiatriekonzept (2., vollständig überarb. Aufl.). Psychiatrie Verlag Köln, 253–266

Mührel E (2019) Verstehen und Achten: Professionelle Haltung als Grundlegung Sozialer Arbeit (4. Aufl.). Beltz Juventa, Weinheim

Patanakul P (2023) Contingency theory and its applications to complex project organizing. In: Winch G, Brunet M, Cao D (Hrsg.) Research Handbook on Complex Project Organizing. Edward Elgar Publishing, 60–69

Vahs D (2003) Organisation: Einführung in die Organisationstheorie. Schäffer-Poeschel, Stuttgart

Winkler M (2011) Haltung bewahren – sozialpädagogisches Handeln unter Unsicherheitsbedingungen. In: Düring D, Krause HU (Hrsg.) Pädagogische Kunst und professionelle Haltungen. Walhalla-Fachverlag Regensburg, 14–34

Thomas Althammer

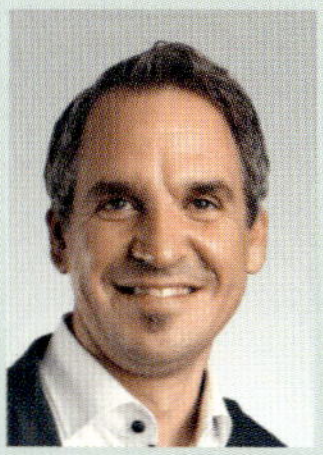

Thomas Althammer ist Geschäftsführer des Beratungshauses Althammer & Kill. Das 40-köpfige Team ist bundesweit an der Schnittstelle von Recht und Technik mit den Beratungsschwerpunkten Datenschutz, Informationssicherheit, KI und Compliance tätig. Vor der Gründung von Althammer & Kill war der gelernte Wirtschaftsinformatiker (Int. MBI) zunächst viele Jahre als Software-Architekt im Gesundheits- und Sozialwesen aktiv und verbindet so tiefe IT-Kenntnisse mit den Anforderungen von Recht und Regulierung mit der Praxis.
Mit Einführung der DSGVO hat Althammer & Kill die Lernplattform „LearnBase" entwickelt, die heute eigenständig am Markt aktiv ist und von zahlreichen Organisationen für Pflichtschulungen und unternehmensweite Lernbedarfe genutzt wird.

Prof. Dr. Volker E. Amelung

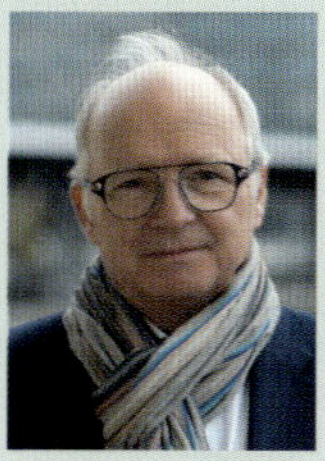

Volker Amelung hat seit 2001 eine Professur für Internationale Gesundheitssystemforschung an der Medizinischen Hochschule Hannover. Er studierte Betriebswirtschaftslehre an der Hochschule St. Gallen sowie an der Universität Paris-Dauphine und promovierte an der Universität St. Gallen. Von 2007 bis 2022 war er Vorstandsvorsitzender des Bundesverbandes Managed Care e.V. (BMC).
Volker Amelung hat langjährige Erfahrung als Berater für internationale und nationale Unternehmen im Gesundheitswesen sowie für die Weltgesundheitsorganisation (WHO). 2011 gründete er das inav – privates Institut für angewandte Versorgungsforschung GmbH. Über seine Tätigkeiten kann er auf ein breites Netz an Expertinnen und Experten zurückgreifen und ist in Wissenschaft, Praxis und Politik etabliert.
Die Arbeits- und Forschungsschwerpunkte von Volker Amelung liegen in den Bereichen Managed Care und Integrierte Versorgung, der Beratung von Stakeholdern im Gesundheitswesen, der Evaluation von Versorgungskonzepten sowie in der Entwicklung innovativer Versorgungskonzepte.

Dr. Christian Bamberg

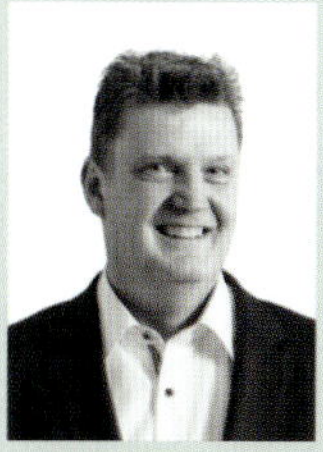

Christian Bamberg ist seit 1996 Unternehmensberater und verfügt seit 2004 als Berater bei ZEQ über mittlerweile mehr als 20 Jahre Berufserfahrung im Gesundheitswesen. Nach seiner Chemiepromotion an der Universität Bonn war er zunächst Laborleiter in der pharmazeutischen Forschung und anschließend mehrere Jahre Organisationsberater, zuletzt im Managementteam der Akademie Fresenius als Experte für Prozess- und Lean Management. Sein Fokus liegt auf der strategischen Weiterentwicklung von Kliniken sowie der Optimierung und Digitalisierung des Kernprozesses der Patientenversorgung einschließlich sekundärer und tertiärer Prozesse. Zu seinen Beratungsschwerpunkten zählen insbesondere das Management von Ambulanzen und Notaufnahmen, Operations- und Funktionsbereichen und Verwaltungsstrukturen. Darüber hinaus berät er Krankenhäuser bei der Führungskräfte- und Teamentwicklung.

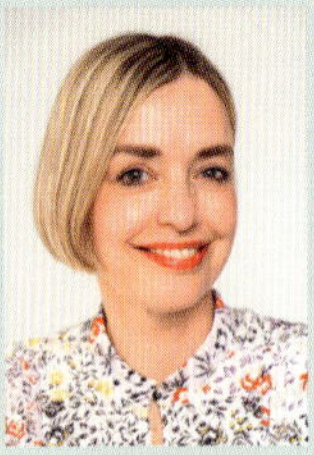

Inga Bergen

Inga Bergen ist Unternehmerin, Autorin und Podcasterin an der Schnittstelle von Gesundheit, Innovation und Technologie. Sie gilt als Vordenkerin für die digitale Transformation im Gesundheitswesen und beschäftigt sich mit der Frage, wie Künstliche Intelligenz, digitale Möglichkeiten und menschliche Bedürfnisse unsere Gesellschaft verändern. Als Gründerin und CEO mehrerer Unternehmen, Gastgeberin des Podcasts „Visionäre der Gesundheit" und Mit-Initiatorin der Future Health Academy verbindet sie wissenschaftliche Erkenntnisse mit praktischen Erfahrungen. Ihr Fokus liegt darauf, Innovationen so zu gestalten, dass sie nicht nur technologischen Fortschritt ermöglichen, sondern auch das Menschliche in den Mittelpunkt stellen.

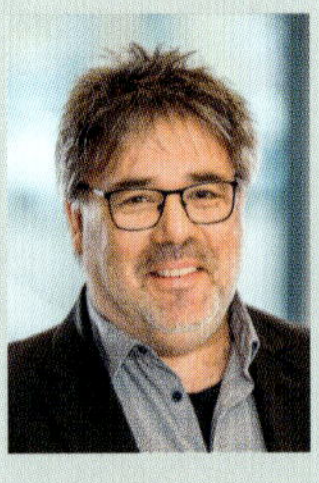

Prof. Dr. Dr. h.c. Andreas Büscher

Andreas Büscher ist Krankenpfleger und Pflegewissenschaftler, seit 2011 Professor für Pflegewissenschaft an der Hochschule Osnabrück und seit 2012 wissenschaftlicher Leiter des Deutschen Netzwerks für Qualitätsentwicklung in der Pflege (DNQP). Seit 2020 ist er Fakultätsmitglied der Fakultät für Gesundheit der Universität Witten/Herdecke. Seine Arbeitsschwerpunkte liegen in der Qualitätsentwicklung in der Pflege, der häuslichen pflegerischen Versorgung und Fragen der Umsetzung der Pflegeversicherung.

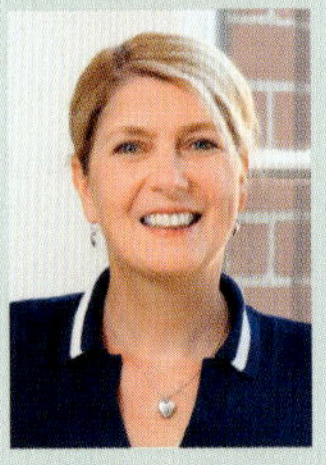

Carla Eysel

Carla Eysel ist seit November 2020 als Vorstand Personal und Pflege Mitglied des Vorstandes der Charité – Universitätsmedizin Berlin. Bevor sie zur Charité kam, machte Carla Eysel Karriere in den Bereichen der Entsorgungs- und Kreislaufwirtschaft und der technischen Überwachung. Zuletzt war sie Chief Executive Officer der ALBA Europe Holding und Teil des Verwaltungsrates der ALBA SE.
Ihr beruflicher Schwerpunkt liegt im Bereich Personal, Tarifrecht, in Themen der Strategieentwicklung und -umsetzung und im Change-Management.
Carla Eysel hat Rechtswissenschaften an den Universitäten Tübingen und Regensburg studiert und hat einen Masterabschluss in International Management der University of East London. Sie wohnt in Berlin, ist verheiratet und hat eine Tochter.

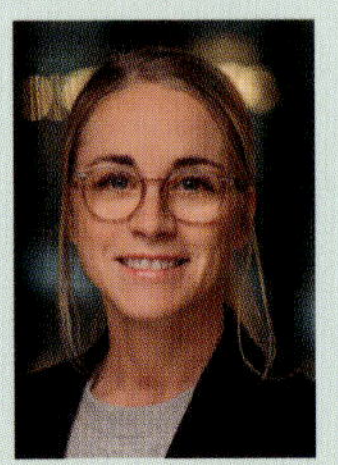

Anne Frühauf

Anne Frühauf ist Director Client Care bei Relias. Seit über 14 Jahren gestaltet sie digitale Lösungen für das Gesundheits- und Sozialwesen. Sie entwickelt Customer-Success-Teams und Customer-Experience-Strukturen, die Organisationen dabei unterstützen, diese Lösungen wirksam einzusetzen und messbare Ergebnisse zu erzielen. Durch einen klaren Fokus auf Zielerreichung und partnerschaftliche Zusammenarbeit fördert sie nachhaltige Veränderungsprozesse und stärkt langfristige Kundenbeziehungen.

Dr. Heidemarie Haeske-Seeberg

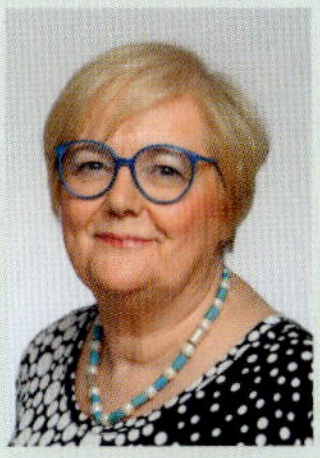

Heidemarie Haeske-Seeberg war von 2001 bis 2022 Bereichsleiterin Qualitätsmanagement und klinisches Risikomanagement der Sana Kliniken AG Ismaning. Bis Ende 2025 leitete sie dort die Stabsstelle Qualitätsnetzwerke. Sie ist Vorsitzende der Gesellschaft für Qualitätsmanagement in der Gesundheitsversorgung e.V. und war Mitglied der Regierungskommission für eine moderne und bedarfsgerechte Krankenhausversorgung.

Dr. Malte Haring

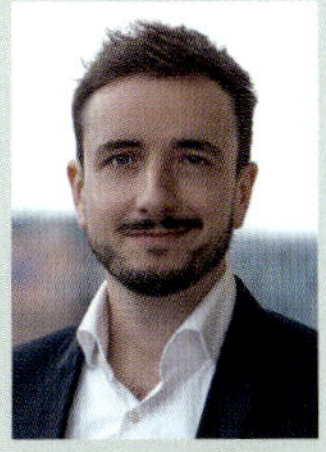

Malte Haring ist Geschäftsführer des inav – Institut für angewandte Versorgungsforschung GmbH. Er studierte Health Communication an der Universität Bielefeld und Medizinmanagement an der Universität Duisburg-Essen. Seine Promotion erlangte er an der Medizinischen Hochschule Hannover im Bereich Public Health. Die fachliche Expertise von Malte Haring liegt im Bereich der digitalen Transformation sowie in der Konzeption, Umsetzung und Evaluation von Innovationen im Gesundheitswesen. Darüber hinaus beschäftigt er sich mit dem Thema organisatorische Spannungen im Zusammenspiel unterschiedlicher Stakeholder-Interessen sowie den damit verbundenen Risiken und Chancen in Versorgungsprojekten. Zudem leitet Malte Haring die BMC Regionalinitiative Mitte/Ost des Bundesverbandes Managed Care e.V.

Ina Jarchov-Jádi

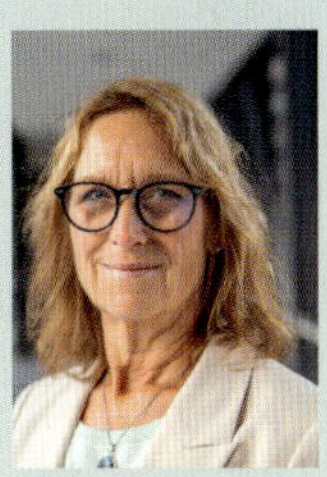

Ina Jarchov-Jádi, Dipl.-Pflegewirtin (FH), ist seit 2012 Pflegedirektorin am Alexianer St. Hedwig-Krankenhaus Berlin. Nach ihrer Ausbildung zur examinierten Krankenschwester in Heidelberg übernahm sie verschiedene Leitungsfunktionen in der psychiatrischen Versorgung, zuletzt als Abteilungsleiterin der Psychiatrischen Universitätsklinik der Charité im St. Hedwig-Krankenhaus. Sie absolvierte ein Pflegemanagementstudium an der HFH Potsdam mit dem Abschluss Diplom-Pflegewirtin. Ihr fachliches Engagement umfasst die Mitinitiierung des „Weddinger Modells", die Mitveranstaltung des Praxisforums Akutpsychiatrie sowie die Implementierung innovativer Pflege- und Führungsmodelle. Ein besonderer Schwerpunkt ihrer Arbeit liegt auf dem Wissenstransfer zwischen Wissenschaft und Praxis, der Entwicklung neuer Arbeitsmodelle sowie der Förderung von Interprofessionalität, Integration akademischer Pflegekräfte und Digitalisierung.

Julia Korte

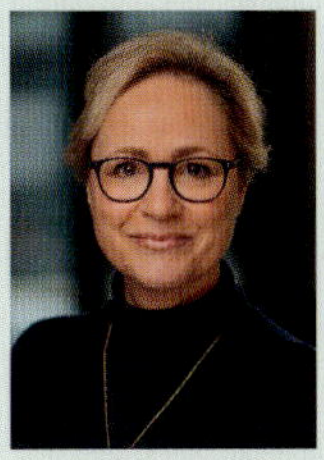

Julia Korte (Kinderkrankenschwester, B.A. Medizinalfachberufe/Gesundheitspädagogik) blickt auf über 25 Jahre Berufserfahrung im Gesundheits- und Sozialwesen zurück: von der direkten Patientenversorgung über Leitungsfunktionen bis hin zur internationalen Projektarbeit in den Bereichen Disease Management und Patientenedukation. Seit 2016 verantwortet sie bei Relias Deutschland die E-Learning-Inhalte für das Gesundheits- und Sozialwesen.

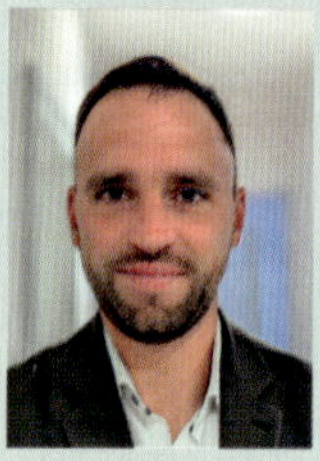

Tobias Lauterborn

Tobias Lauterborn ist Inhaber von Healthcare Consulting Lauterborn. Der studierte Medizininformatiker war zuletzt Konzernbereichsleiter IT und Digitalisierung bei den varisano Kliniken Frankfurt-Main-Taunus sowie Senior Berater Healthcare bei der Bodensee Beratung BI GmbH. Zuvor verantwortete er als Konzernbereichsleiter IT die Digitalisierung der Dernbacher Gruppe Katharina Kasper und unterstützte als IT-Projektmanager die Stiftung kreuznacher diakonie. Heute begleitet er mit seiner Firma Healthcare Consulting Lauterborn Krankenhäuser bei der Umsetzung von IT- und Digitalisierungsstrategien sowie Informationssicherheits-, KHZG- und Transformationsfonds-Projekten.

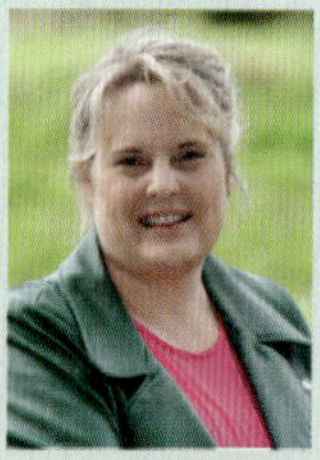

Dr. Susanne Maassen

Susanne Maassen is a nurse, scientist, and strategic advisor at Erasmus MC University Medical Center in Rotterdam, the Netherlands. She applies insights from nursing and social sciences to improve professional nursing practice and strengthen the position of nurses within hospital organizations. With extensive expertise in nursing and international healthcare developments, project management, change processes, and research, she successfully drives transformation from clinical practice to executive strategy.

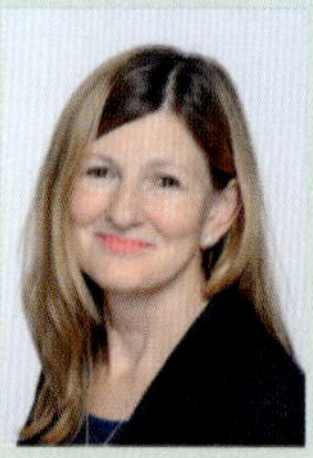

Dr. Helene Maucher

Seit 2020 ist Helene Maucher die Leitung der Unternehmensstrategie Pflege der Sana Kliniken AG. Seit 2013 ist sie als Pflegedirektorin der Universitäts- und Rehabilitationskliniken Ulm (RKU) tätig, seit 2020 in Doppelspitze. Zuvor war sie über 30 Jahre an den Sana Kliniken (früher Kreiskliniken) im Landkreis Biberach in verschiedenen Positionen in der Pflege tätig. 2018 wurde sie zur Pflegemanagerin des Jahres gewählt. Über das Hospitationsprogramm der Robert Bosch Stiftung hat sie als Stipendiatin bereits u.a. an der UF Health Florida hospitiert. Zudem ist Helene Maucher Dozentin an der Akkon-Hochschule für Humanwissenschaften in Berlin.
Gemeinsam mit dem RKU-Team hat sie als erste Klinik in Deutschland erfolgreich den Magnet®-Application-Prozess abgeschlossen und wird im August 2026 die Dateneinreichung vornehmen. Damit setzt das RKU einen Maßstab für pflegerische Exzellenz und hat sehr gute Chancen, als erstes Magnet®-Krankenhaus Deutschlands anerkannt zu werden – auf Grundlage evidenzbasierter, patientenorientierter Pflege und einer nachhaltigen Qualitätskultur.
Helene Maucher hat berufsbegleitend studiert und 2025 mit dem Dr. rer. cur. ihre Dissertation abgeschlossen.

Patrick Merke

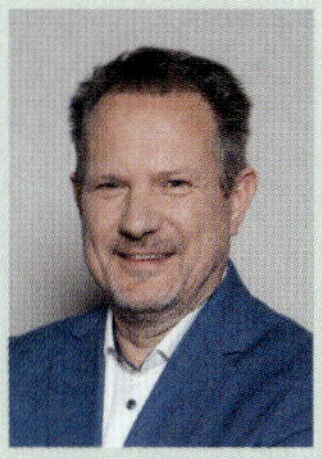

Als Gründer und Leiter der frankfurter akademie für neue arbeitskultur und neue führung entwickelt und begleitet Patrick Merke Organisationen, Teams und Führungskräfte beim Wandel in eine zeitgemäße Arbeits- und Führungskultur. Seine Themenschwerpunkte sind Empowerment, Change-Management, Kommunikation, New Work, Selbstorganisation und Teamentwicklung. Mit der Gründung der Fit für KI GmbH im Jahr 2024 erweiterte er seinen Arbeitsbereich um generative Künstliche Intelligenz und unterstützt in diesem Bereich Unternehmen, Teams und Führungskräfte durch praxisorientierte Schulungen, Workshops und Vorträge.

Prof. Dr. Michael Müller

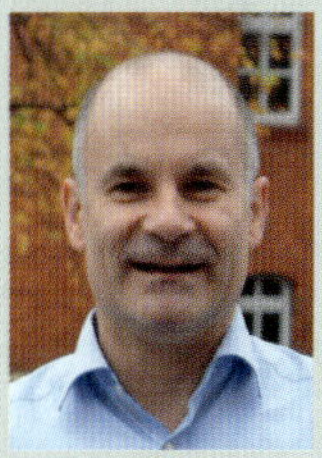

Michael Müller lehrt seit 2012 an der Hochschule Ansbach als Professor für „Organisation und Management, insbesondere Wissensmanagement" in den Studiengängen „Betriebswirtschaftslehre" (Bachelor) und „Angewandte KI und Digitale Transformation" (Master). Im Zertifikatslehrgang „Leadership im Gesundheitswesen" hält er seit vielen Jahren den Kurs „Wissensmanagement" mit engen Kontakten zu den KKB-Kliniken. Er ist Forschungseinstiegsprofessor für „Smart Expert Debriefing" und betreibt angewandte Forschung zur Nutzung generativer KI für die Wissenssicherung. Seit seinem vor über 30 Jahren abgeschlossenen Informatikstudium mit Schwerpunkt KI beschäftigt sich Michael Müller praxisnah mit der Sicherung des impliziten Wissens ausscheidender oder wechselnder Wissensträger angesichts des demografischen Wandels.

Stefanie Oberhollenzer

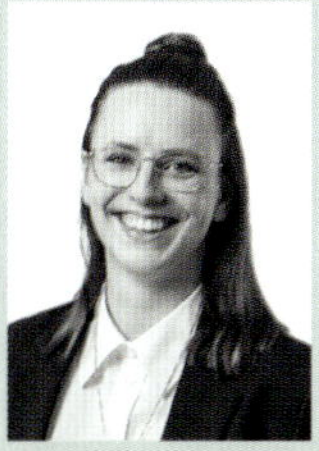

Stefanie Oberhollenzer ist seit 2023 bei ZEQ tätig und bringt über fünf Jahre Berufserfahrung im Gesundheitswesen mit. Nach einem Masterabschluss in Wirtschaftspsychologie sammelte sie umfassende Erfahrungen in der Personalentwicklung, im Recruiting und im Personalmarketing, unter anderem am Universitätsklinikum Heidelberg und bei der Labor Berlin – Charité Vivantes GmbH. Ihr Schwerpunkt als Beraterin bei ZEQ liegt auf der strategischen Personalentwicklung im Krankenhaus sowie insbesondere auch im Bereich Change-Management und Führungskräfteentwicklung. Ebenso konzipiert und begleitet sie Befragungsprojekte und unterstützt Organisationen bei der gezielten Ableitung und Umsetzung wirksamer Veränderungsimpulse.

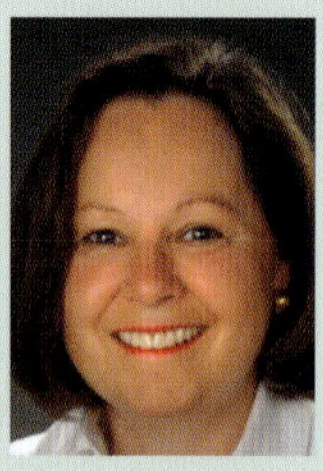

Dr. Martina Oldhafer MBA

Martina Oldhafer ist Medizinsoziologin mit umfassender Expertise im Change-Management. Sie bekleidet unterschiedliche Führungspositionen im ambulanten und stationären Gesundheitswesen. Martina Oldhafer baute das erste Change-Management in einem Universitätsklinikum (UKSH) auf und leitet es. Aktuell unterstützt sie die Gesundheit Nord gGmbH im Rahmen der Restrukturierung und der damit verbundenen Transformation.

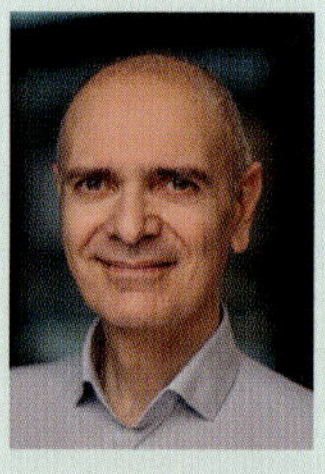

Marco Palazzo

Marco Palazzo ist Director of Product Management bei Relias. Nach Jahren in Produktteams und einer unternehmerischen Tätigkeit gestaltet er heute leidenschaftlich die Zukunft digitaler Gesundheitslösungen. Mit einem tiefen Verständnis für Product Sense und der strategischen Nutzung von KI treibt er Innovation voran und baut Produkt- und Tech-Teams auf, die messbaren Outcome und Mehrwert für Nutzer schaffen.

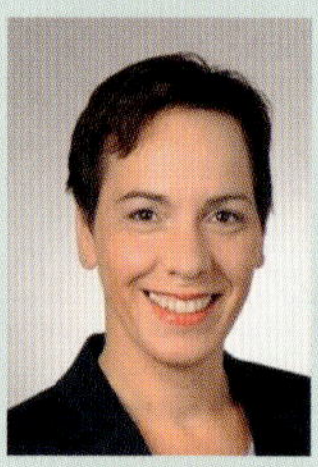

Tanja Peterson

Tanja Peterson ist seit 2021 Referentin der Geschäftsführung der psychiatrischen Komplexeinrichtung DR. FONTHEIM Mentale Gesundheit in Niedersachsen. Zuvor war sie als Organisationsentwicklerin und Leiterin der Fort- und Weiterbildung im Unternehmen tätig und begleitete die zentrale Reorganisation des Fortbildungsmanagements. Als Health Care Consultant begleitete sie bundesweit Kliniken und Gesundheitseinrichtungen bei umfassenden Changeprojekten. Ergänzend ist sie weiterhin als Dozentin und Moderatorin mit Schwerpunkt im Gesundheitswesen tätig. Ihr Studium des Pflegemanagements ergänzte sie durch ein Studium mit Fokus auf Health Administration an der Universität Bielefeld.

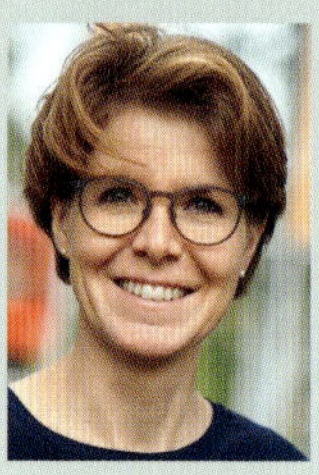

Dr. Katharina Roos

Katharina Roos ist Expertin für Organisationsdiagnostik, promovierte Pädagogin, systemischer Coach, Mediatorin und führende Expertin für datengetriebene Organisationsentwicklung und kollaborative Mitarbeiterbefragungen. Schon sehr früh hat sie sich auf das Thema Befragungen spezialisiert, hierzu geforscht und als Führungskraft und Prokuristin in Unternehmensberatungen anspruchsvolle Befragungsprojekte begleitet. Als Unternehmerin und Geschäftsführerin der Netzwert Partner GmbH entwickelt sie innovative Beteiligungsprozesse für die Arbeitswelt der Zukunft.

Stephan Rotthaus

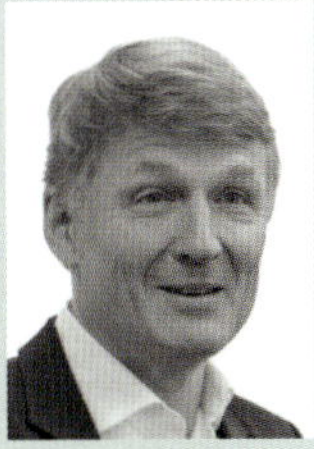

Stephan Rotthaus ist internationaler Experte für Personalstrategien und Autor des Buches „Total Recruiting". Als geschäftsführender Gesellschafter der Strategieberatung rotthaus.com berät er seit vielen Jahren Kliniken und Unternehmen im Gesundheitsmarkt zu innovativen Recruiting- und Onboarding-Konzepten. Er ist Initiator des renommierten Branchenpreises KlinikAward und Präsident des Internationalen Kongresses Klinikmarketing. Lehrtätigkeiten an der Hochschule Neubrandenburg und der Universität St. Gallen ergänzen seine praktische Erfahrung. Stephan Rotthaus verbindet ökonomischen Sachverstand mit gesellschaftlichem Engagement und gilt als Impulsgeber für nachhaltige Personalprozesse. Seine Projekte und Publikationen setzen Maßstäbe für modernes Onboarding und erfolgreiche Mitarbeiterintegration.

Dr. iur. Christian Rybak

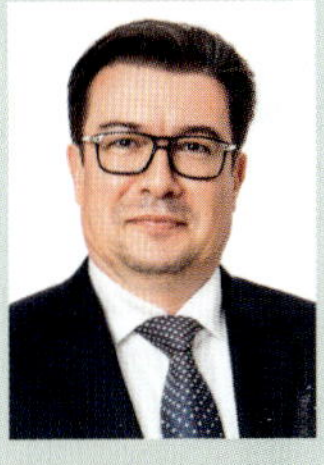

Christian Rybak ist Partner und Chair der deutschen Healthcare- und Life Sciences Praxis bei Greenberg Traurig. Er ist ein führender Spezialist im Medizin- und Gesundheitsrecht, in der gesundheitspolitischen sowie Public-Policy-Beratung für die Healthcare- und Life-Sciences-Branche. Mit über zwei Jahrzehnten Erfahrung verbindet er juristische Expertise, umfassende Marktkenntnis und strategischen Weitblick, um Unternehmen, Institutionen, Regierungsorganisationen und Leistungserbringer bei der Bewältigung rechtlicher, regulatorischer und wirtschaftlicher Herausforderungen ganzheitlich zu beraten. Zu seinen Mandanten gehören namhafte pharmazeutische Unternehmen und Medizinproduktehersteller, Lebensmittel- sowie Kosmetikhersteller, Behörden und Ministerien.
Zu seinen Schwerpunkten gehören neben den Bereichen Market Access und Erstattung auch gesundheitspolitische Themen, regulatorische Angelegenheiten und Compliance, Aspekte des Wettbewerbs- und Heilmittelwerberechts sowie die strategische und regulatorische Rechtsberatung.

Prof. Dr. Volker Schulte

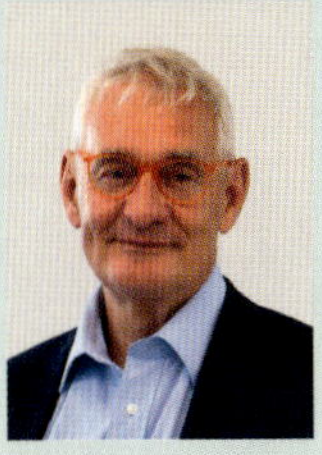

Volker Schulte studierte Rechtswissenschaften, Sozialwissenschaften, Geschichte, Pädagogik und Theologie und war Fulbright Scholar an der New York University. Er war Mitglied der Geschäftsleitung von Gesundheitsförderung Schweiz und arbeitete in der Direktion für Gesundheitserziehung der WHO in Genf. Davor war er im Eidgenössischen Departement für Auswärtige Angelegenheiten sowie im Eidgenössischen Departement des Innern für Gesundheitsprogramme tätig. Er ist Autor zahlreicher Fachartikel und Fachbücher in den Bereichen Mindful Leadership, Gesundheitsmanagement und Resilienz.

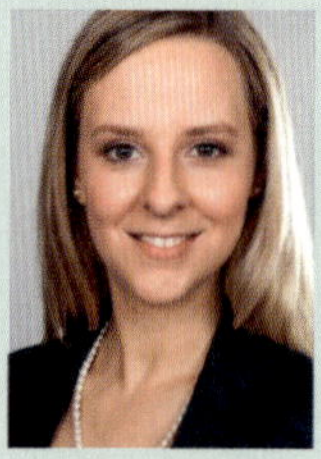

Anne Schwarz

Anne Schwarz ist seit 2019 an der Charité tätig – zunächst als Klinikmanagerin und seit 2023 als Ressourcen- und Projektmanagerin in der Pflegedirektion im Vorstandsbereich Personal und Pflege der Charité. Zuvor war sie Verwaltungsleitung von zwei Rehabilitationskliniken.

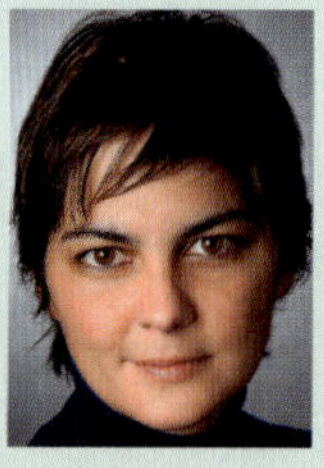

Vera Starker

Vera Starker ist Wirtschaftspsychologin und Spiegel-Bestseller-Autorin. Als Co-Founderin des Berliner Thinktanks „Next Work Innovation" forscht und berät sie zu Unternehmenstransformationen und Wertschöpfung im digitalen Zeitalter. In ihren Büchern „Endlich wieder konzentriert arbeiten" und „Stop Bullshit Work" beschreibt sie das im Thinktank entwickelte Focused-Company-Modell zur Einführung täglich konzentrierten Arbeitens. Zudem beteiligt sich Vera Starker publizistisch an Debatten zwischen Wirtschaft und Gesellschaft, unter anderem in BrandEins, Harvard Business Manager und dem Manager Magazin.

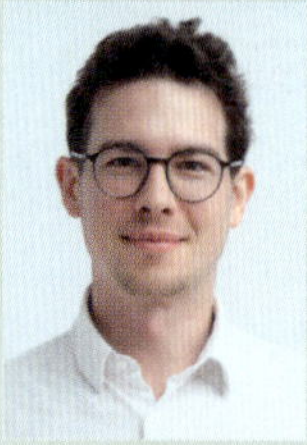

Adrian Thiessen

Adrian Thiessen führt als Geschäftsführer die Relias Learning GmbH von einem reinen E-Learning-Anbieter zu einer umfassenden Plattform für Compliance- und Wissensmanagement im Gesundheits- und Sozialwesen. Zuvor war er bei der Bertelsmann Education Group als Director Strategy & Business Development tätig und verantwortete Strategie-, M&A- und Integrationsprojekte. Er ist Fellow der Association of Chartered Certified Accountants und hält einen MBA der Universität St. Gallen.

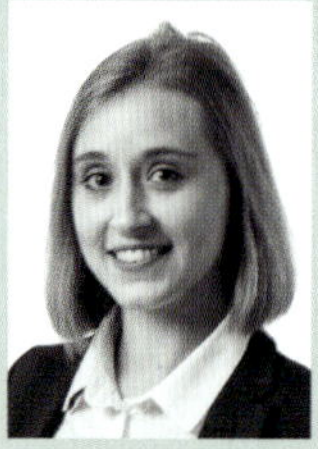

Rebecca Thomas

Rebecca Thomas begann 2017 als Werkstudentin bei ZEQ, wurde 2023 als Consultant übernommen und war zuletzt Projektmanagerin. Mit einem Masterabschluss in Soziologie der TU Darmstadt bringt sie fundierte methodische Kompetenzen in qualitativer und quantitativer Erhebung mit. Ihr Schwerpunkt liegt in der Konzeption, Durchführung und Auswertung von Mitarbeiterbefragungen, insbesondere in komplexen Konzernstrukturen im Gesundheitswesen. Darüber hinaus verantwortet sie Projekte im Bereich Interviewführung, Analyse und Umsetzungsbegleitung.

Christine Vogler

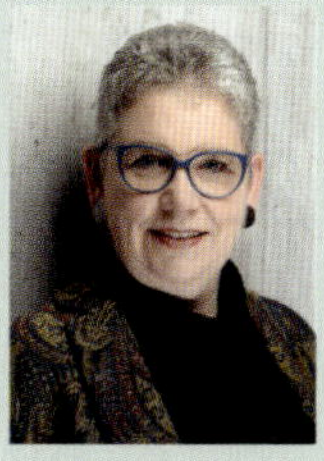

Christine Vogler, gelernte Krankenschwester, Pflegepädagogin und Managerin, ist Präsidentin des Deutschen Pflegerates und Geschäftsführerin des Berliner Bildungscampus für Gesundheitsberufe gGmbH. Seit 35 Jahren im Gesundheitssystem beruflich verortet, ist sie bereits seit vielen Jahren ehrenamtlich für die Anerkennung der Pflegeberufe berufspolitisch engagiert.

Luis von Weitershausen

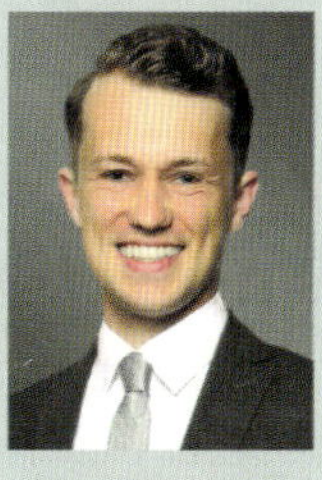

Luis von Weitershausen ist Rechtsanwalt im Medizinrecht bei Greenberg Traurig Germany, LLP, in München und berät deutsche und internationale Unternehmen im Pharma-, Medizin- und Wirtschaftsrecht sowie im Life-Sciences-Bereich. Er erwarb 2018 einen Bachelor of Science in Volkswirtschaftslehre an der Ludwig-Maximilians-Universität (LMU) und absolvierte 2024 das Zweite Juristische Staatsexamen in München.

Prof. Dr. Maximiliane Wilkesmann

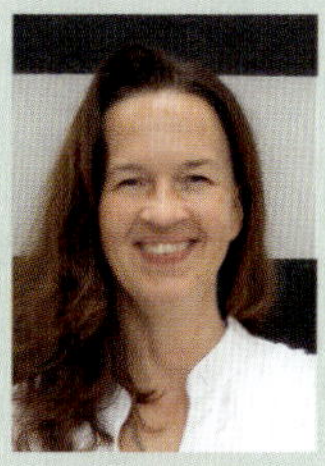

Maximiliane Wilkesmann ist Heisenberg-Professorin für Arbeits- und Organisationssoziologie an der Fakultät Sozialwissenschaften der Technischen Universität Dortmund und Scientific Board Member des Colleges for Social Sciences and Humanities. Ihre Arbeitsschwerpunkte sind Organisationen und Akteure des Gesundheitswesens, Digitalisierung von Arbeit und Organisationen, Wissens- und Innovationsforschung, Professionssoziologie.

Prof. Dr. Uwe Wilkesmann

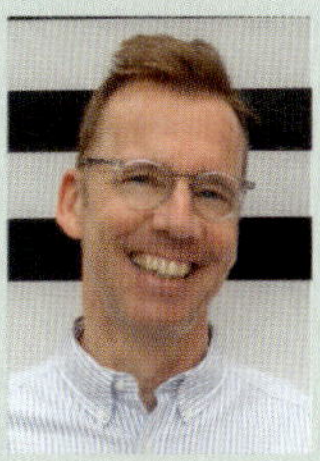

Uwe Wilkesmann ist seit 2006 Inhaber des Lehrstuhls für Organisationsforschung und Weiterbildungsmanagement an der Technischen Universität Dortmund und gleichzeitig Direktor des Zentrums für Hochschulbildung. Von 2008 bis 2015 war er außerdem adj. Professor an der Hong Kong Polytechnic University. Seine Hauptforschungsgebiete sind Organisationsforschung, Wissensmanagement, Hochschulforschung.

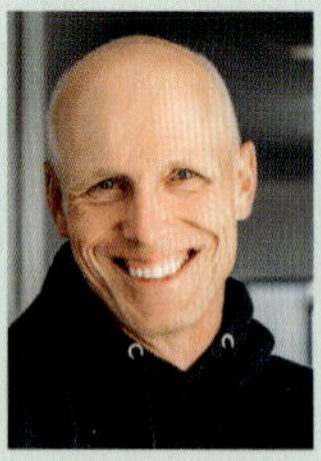

Johannes Woithon

Johannes Woithon berät seit über 25 Jahren Unternehmen im strategischen Management, in der Organisationsentwicklung und bei komplexen Projekten. Mit der Idee, das Qualitäts- und Dokumentenmanagement effizienter und wirkungsvoller zu gestalten, gründete er 2008 die orgavision GmbH. Die gleichnamige Softwarelösung unterstützt derzeit mehr als 220.000 Nutzer dabei, Unternehmensdokumentation, Wissensmanagement und Integrierte Managementsysteme auf einer Plattform einfach und attraktiv zu verzahnen. Neben seiner Beratertätigkeit ist Woithon Experte für agile Unternehmensführung.

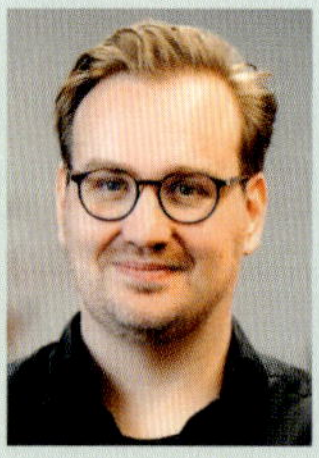

Felix Wunderlich

Felix Wunderlich ist Gründer und Geschäftsführer der Lingoda GmbH, einem marktführenden Bildungsträger im Bereich Sprach- und Kompetenztraining. Darüber hinaus ist er Mitbegründer der Match Initiative, die Gesundheitsträger, den öffentlichen Sektor und andere Akteure miteinander vernetzt. Die Initiative berät Gesundheitseinrichtungen im Integrationsmanagement und fördert die Zusammenarbeit von Akteuren, die kulturelle Vielfalt als Chance für gemeinsame Entwicklung verstehen.